ALEXANDRA MOLINA

Soul fulness

Aus ganzer Seele leben

Entdecke die Liebe, die in dir wohnt

W0400113

Schirner Verlag

Die Ratschläge in diesem Buch sind sorgfältig erwogen und geprüft. Sie bieten jedoch keinen Ersatz für kompetenten medizinischen Rat, sondern dienen der Begleitung und der Anregung der Selbstheilungskräfte. Alle Angaben in diesem Buch erfolgen daher ohne Gewährleistung oder Garantie seitens der Autorin oder des Verlages. Eine Haftung der Autorin bzw. des Verlages und seiner Beauftragten für Personen-, Sach- und Vermögensschäden ist ausgeschlossen.

Wir verzichten auf das Einschweißen unserer Bücher – **UNSERER UMWELT ZULIEBE!**

ISBN Printausgabe 978-3-8434-1466-1
ISBN E-Book 978-3-8434-6456-7

Alexandra Molina:
Soulfulness –
aus ganzer Seele leben
Entdecke die Liebe, die in dir wohnt
© 2021 Schirner Verlag,
Darmstadt
Umschlag: Simone Fleck, Schirner,
unter Verwendung von #1146140957
(© More Images) und #475212322
(© Olga_C), www.shutterstock.com
Layout: Simone Fleck, Schirner
Lektorat: Kerstin Noack-Zakel, Schirner
Printed by: Ren Medien GmbH, Germany

www.schirner.com

1. Auflage April 2021

Alle Rechte der Verbreitung, auch durch Funk, Fernsehen und sonstige Kommunikationsmittel, fotomechanische oder vertonte Wiedergabe sowie des auszugsweisen Nachdrucks vorbehalten

Inhalt

Kapitel 2
Dein Ego & deine Seele

Kapitel 3
Dein Weg

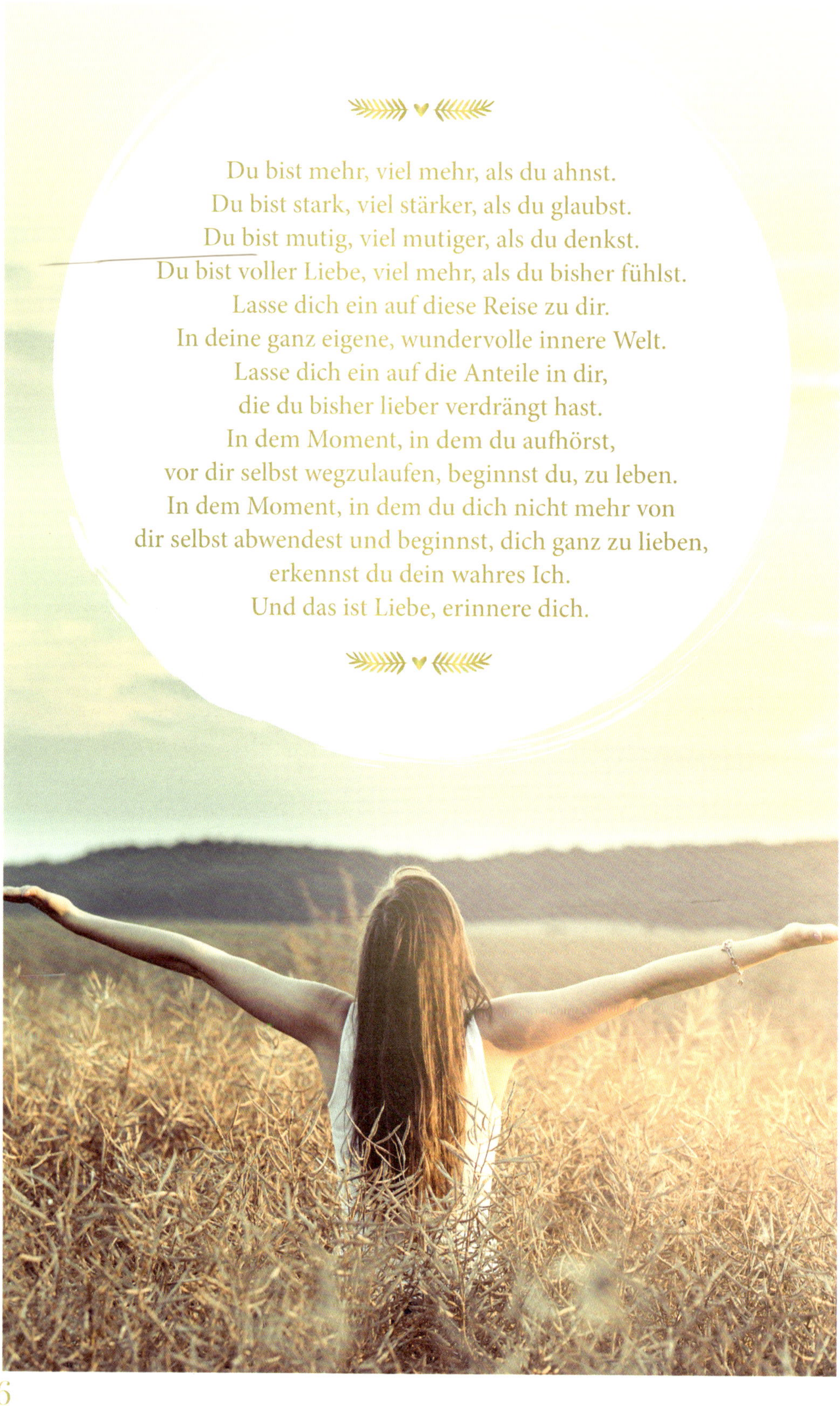

Du bist mehr, viel mehr, als du ahnst.
Du bist stark, viel stärker, als du glaubst.
Du bist mutig, viel mutiger, als du denkst.
Du bist voller Liebe, viel mehr, als du bisher fühlst.
Lasse dich ein auf diese Reise zu dir.
In deine ganz eigene, wundervolle innere Welt.
Lasse dich ein auf die Anteile in dir,
die du bisher lieber verdrängt hast.
In dem Moment, in dem du aufhörst,
vor dir selbst wegzulaufen, beginnst du, zu leben.
In dem Moment, in dem du dich nicht mehr von
dir selbst abwendest und beginnst, dich ganz zu lieben,
erkennst du dein wahres Ich.
Und das ist Liebe, erinnere dich.

Einleitung

Wir sind ständig auf der Suche. Auf der Suche nach Glück. Nach Anerkennung. Nach Bestätigung. Nach Liebe. Nach Erfüllung. Nach Sinn. Doch suchen wir meist am falschen Ort. Wir suchen all das außerhalb von uns. In Menschen, in Beziehungen, in der Partnerschaft, in der Familie, im Job, im Freundeskreis, in Hobbys. Wir suchen an so vielen Orten, und doch finden wir es nicht. Und ganz gleich, was wir tun, in uns bleibt ein stumpfes Gefühl, eine Leere, eine Sehnsucht, eine Melancholie. Ein Verlangen, zurückzukommen. Zurück zu uns. Nach Hause. Anzukommen. In uns. Doch wir haben vergessen, was alles in uns steckt. Wir haben vergessen, dass wir so viel mehr sind als unser Körper, unser Aussehen, unser Image, unsere Gedanken, unser Verstand, unsere Ängste, unsere Gefühle. Wir haben vergessen, dass wir alles in uns haben, was wir suchen. Dass wir alles in uns haben, was wir brauchen, um wirklich und aus vollem Herzen tief erfüllt zu leben und glücklich zu sein. Dass wir alles in uns haben, um die Leere, die Melancholie, die Sehnsucht zu stillen.

Mit diesem Buch möchte ich dich daran erinnern, wer du wirklich bist hinter all den Masken, den Geschichten über dich und dein Leben, den falschen Identifikationen. Mit diesem Buch möchte ich dir helfen, wieder Zugang zu dir selbst zu bekommen. Zu deinem wahren Selbst. Dem Selbst, das zeitlos, endlos, grenzenlos ist. Das sich nicht über Äußerlichkeiten definiert und verbunden ist mit dem universellen Bewusstsein, mit deiner inneren Weisheit. Mit deiner Seele. Denn wenn du wieder Zugang zu deiner wahren Essenz hast, zu deiner Intuition, die die Stimme deiner Seele ist, findest du alle Antworten, findest du alles, was du gerade suchst. In dir.

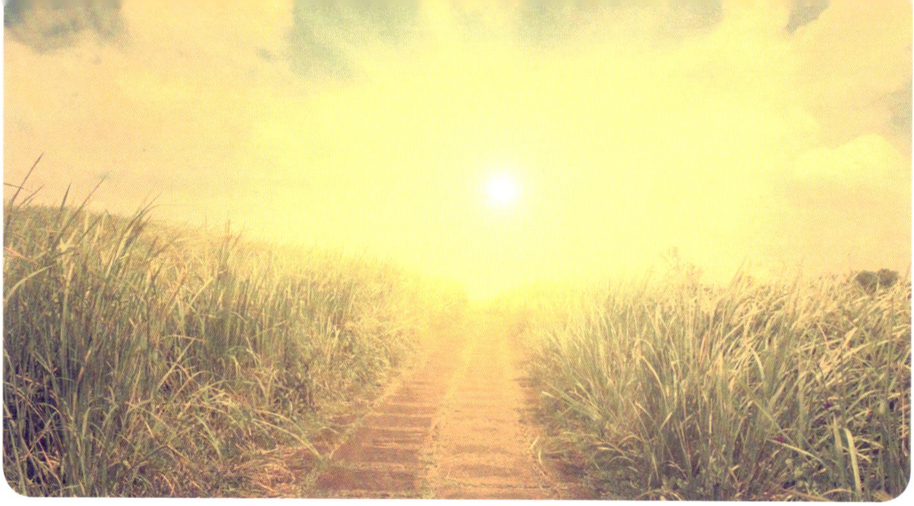

Dieses Buch ist ein Herzensprojekt für mich. Ich habe schon als kleines Kind Bücher »geschrieben«, aus Bildern und ein paar einfachen Sätzen habe ich kleine Geschichten gebastelt. In der Schule kam der Wunsch, ein Buch zu schreiben, erneut auf, und dann wieder im Studium, als ich nach Büchern und Themen gesucht habe, die mich interessierten. Oft konnte ich das, was ich suchte, nicht finden. Bücher über das Leben, den tieferen Sinn des Daseins und darüber, wie wir uns mit uns im Reinen fühlen können.

Tief in mir wusste ich immer, dass da mehr sein muss. Dass es so viel zu entdecken gibt, was wir im Alltag nicht wahrnehmen. Und ich konnte mir nicht vorstellen, dass wir nur das sind, was wir sehen können. Denn meine innere Welt und meine Gefühle waren von Kind auf sehr stark ausgeprägt. Begriffe wie »hochsensibel« und »gefühlsstark« gab es, als ich Kind war, noch nicht, aber die Beschreibung passt zu einhundert Prozent zu mir. Und ich habe schon in jungen Jahren festgestellt, dass, wenn ich mir etwas ganz stark, aus vollem Herzen, wünsche und diesen Wunsch ans Universum abgebe, sich dieser Wunsch auch erfüllt.

So gab ich auch den Traum, dieses Buch zu schreiben, nicht auf. Ich schreibe es aus meiner Intuition, meiner inneren Wahrheit, aus meinen privaten und beruflichen Erfahrungen, dem Wissen, das ich mir in meinen Ausbildungen angeeignet habe, aus dem, was ich bisher im Leben lernen durfte, und meinem Wunsch, mehr über das Thema »Soulfulness« in die Welt zu bringen.

Ich schreibe dieses Buch als Erinnerung an dich und mich. Mein Wunsch ist es, dass wir alle uns immer wieder daran erinnern, worauf es im Leben wirklich ankommt, uns dessen bewusster werden. Mein Wunsch ist es, dass wir uns erinnern, dass wir Liebe sind, dass wir verbunden sind. Dass so viel mehr existiert, als wir mit den Augen wahrnehmen oder dem Verstand erfassen können. Vielleicht befindest du dich schon auf diesem Weg und hast schon einiges ausprobiert, um dir selbst, deiner Seele, näherzukommen. Vielleicht spürst du aber auch nur ein inneres Verlangen nach Balance, Ruhe, Freiheit und Harmonie. Vielleicht hast du gerade eine schwierige Lebenssituation hinter dir oder steckst mittendrin.

Gleich, wo du dich gerade befindest, halte einmal kurz inne, und betrachte dich von oben.

Wenn du dich selbst von oben siehst, was möchtest du dir sagen?
Was solltest du unbedingt wissen?
Welches Gefühl möchtest du dir gern geben?

Sei stolz auf den Weg, den du bereits gegangen bist. Umarme dich selbst mit all deiner Fürsorge und Liebe. Mit all deiner Akzeptanz. Denn im Grunde ist es genau das, wonach wir uns alle sehnen. Akzeptanz. Annahme. Liebe. Und der erste Schritt ist, dass wir lernen, uns diese Liebe selbst zu geben. Dann kann sie sich immer weiter in unserem Leben ausbreiten. Auch wenn es dir vielleicht noch nicht so leichtfällt, probiere es aus, und gehe jeden Tag einen weiteren Schritt. Ich bin mir sicher, dass du dich am Ende dieses Buches unglaublich gern liebevoll umarmst und erkannt hast, wie wichtig es ist, dir selbst Mitgefühl und Liebe zu schenken.

Ich wünsche mir, dass du am Ende dieses Buches für dich erkannt hast, welche Muster und Themen in deinem Leben dir etwas zeigen möchten. Dass du erkannt hast, was du lernen sollst aus deinen Gefühlen, aus deiner Angst, deinem Ärger, deiner Wut. Dass du dem begegnest, was du am meisten vermeidest, um es zu lösen und endlich frei zu sein. Dass du erkannt hast, wie du mehr Liebe und Freude in dein Leben bringst und beides wirklich lebst.

Mein Wunsch ist es, dass du erkennst, warum deine Seele auf dieser Welt ist. Warum sie dieses Leben gewählt hat und welche Aufgaben sie bewältigt, was sie lernen möchte. Dass du weißt, was deine Seelenaufgabe ist. Und erkannt hast, welches Potenzial in dir liegt und wie du es leben kannst. Ich wünsche mir für dich, dass du mithilfe dieses Buches in die Umsetzung kommst und dir das Leben, das dich wirklich von innen heraus erfüllt und glücklich macht, manifestierst.

Dieses Buch soll dir in allen Lebenslagen als Unterstützung dienen. Es soll dir helfen, zu erkennen, dass wir alle verbunden, alle ein Bewusstsein sind und es so viel ausmacht, wenn wir bei uns anfangen und in uns aufräumen. Unser Inneres bestimmt unser Äußeres. Das heißt, wenn wir unser Inneres verändern, verändern wir automatisch unsere äußere Welt.

Ich wünsche mir, dass dieses Buch dich dabei unterstützt, deinen Weg zu gehen. Auf dich, deine Intuition zu vertrauen, in dir anzukommen und all die Antworten zu finden, nach denen du bisher vergeblich im Außen gesucht hast. Dieses Buch soll dich ermutigen, deine Liebe und deinen Sinn zu leben, deine innere Wahrheit zu erkennen und in die Welt zu tragen. Denn wenn wir uns alle glücklich, zufrieden und mit uns selbst wohlfühlen, unseren inneren Frieden finden, dann wird auch unsere Welt schöner, glücklicher und friedvoller. Und meine Vision ist eine solche Welt, in der wir gemeinsam friedlich leben. Wenn wir alle bei uns beginnen, heilen wir nicht nur uns, sondern auch die Welt, in der wir leben. Lasse uns gemeinsam die Welt verschönern. Lasse uns unsere Liebe leben und teilen. Das ist mein größter Wunsch für dich, für mich, für uns.

Deine Alexandra

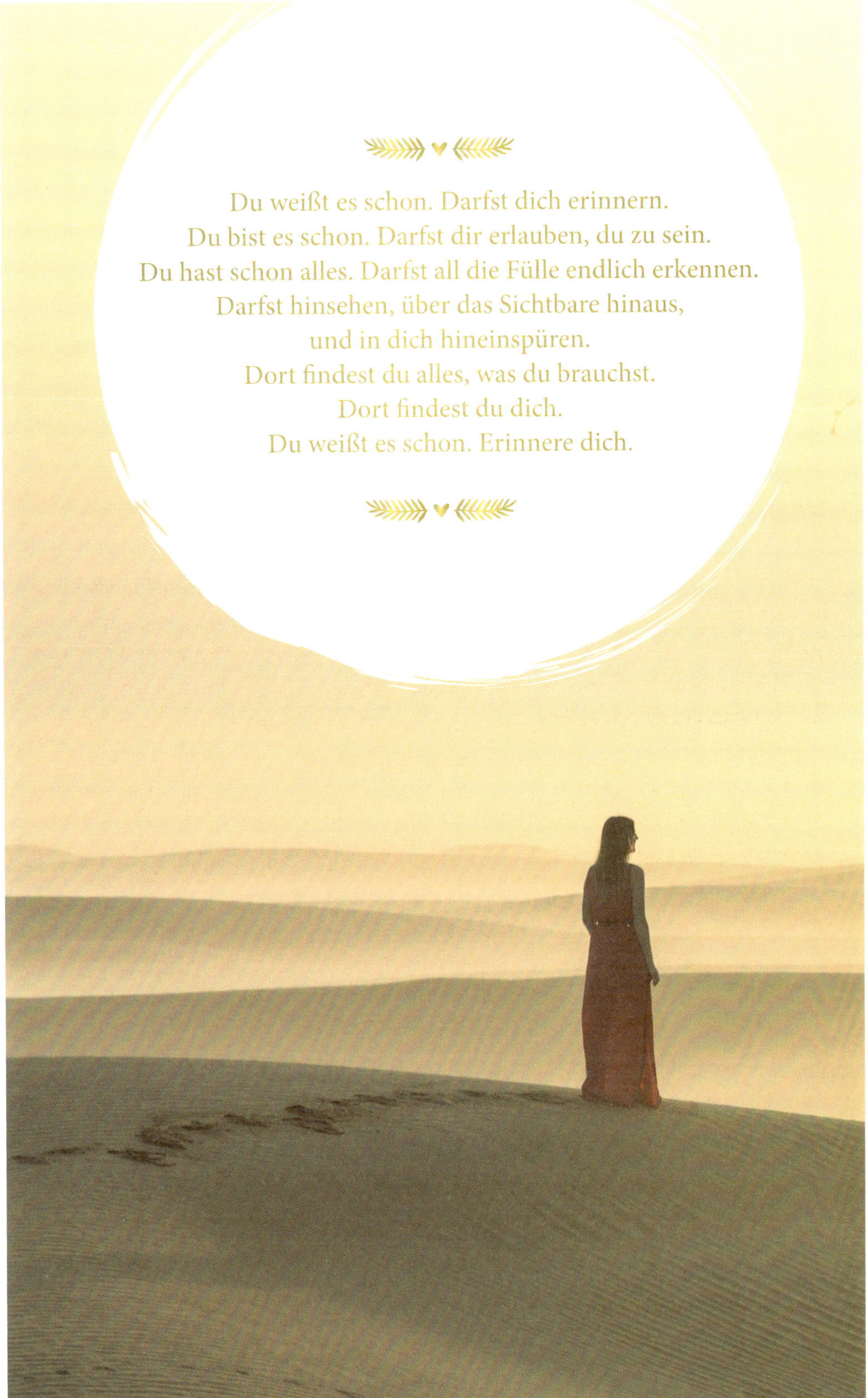

Du weißt es schon. Darfst dich erinnern.
Du bist es schon. Darfst dir erlauben, du zu sein.
Du hast schon alles. Darfst all die Fülle endlich erkennen.
Darfst hinsehen, über das Sichtbare hinaus,
und in dich hineinspüren.
Dort findest du alles, was du brauchst.
Dort findest du dich.
Du weißt es schon. Erinnere dich.

Soulfulness – die drei Säulen

Was ist Soulfulness eigentlich?

Viele Menschen, die beginnen, sich mit Spiritualität zu beschäftigen, starten mit positivem Denken, zum Beispiel in Form von Affirmationen, um Lebensfreude, Liebe und Vertrauen aufzubauen. Das ist zwar ein guter erster Schritt, jedoch nicht so effektiv und wenig ganzheitlich. Denn solange wir nur in unserem Kopf sind, fehlt etwas. Wir fühlen die Dinge nicht. Das ist der Grund, warum es meiner Meinung nach mit dem Thema »Mindfulness/Achtsamkeit« allein nicht getan ist, wenn wir uns wirklich erfüllt, glücklich und frei fühlen möchten.

Wenn du deine Spiritualität leben möchtest, lebe deine Liebe. Wenn du deiner Seele Raum geben möchtest, sei diese Liebe. Lege in alles, was du tust, Liebe hinein.

Mindfulness bedeutet, den Moment bewusst wahrzunehmen, die Gedanken zu beruhigen, im Augenblick zu bleiben und sich in diesem zu erkennen, zu akzeptieren und einfach zu sein. Das ist wundervoll und so wichtig im Leben. Wieder anzukommen im Moment. Hier, wo das Leben stattfindet. Doch etwas Entscheidendes fehlt dabei: Der Weitblick. Die Kreativität. Der Freiraum für Entfaltung und Ausdruck. Unsere Schöpferkraft. Also alles, was unsere Seele ausmacht und was uns inspiriert, beflügelt und Lebensfreude und Leichtigkeit in unser Leben bringt.

Für unsere Lebensfreude und Begeisterung, unser inneres Feuer, ist es auch wichtig, zu träumen, zu visualisieren, Visionen zu haben. Inspiration zu leben. Und dafür braucht unsere Seele Raum. Denn in ihr entstehen die Wünsche und Träume. Hier liegt das Potenzial, das du in dieses Leben mitgebracht hast. Hier liegt die Verbindung zum Universum. Hier liegt deine Kraft, alles zu erschaffen, was du dir wünschst und wozu deine Seele in dieses Leben gekommen ist. Das, was deine Seele erleben möchte, wozu sie bereit und fähig ist. Denn das, wovon du träumst, ist das, wonach du dich tief in dir sehnst. Das, was du an anderen bewunderst, ist das, was du für dich verwirklichen kannst. Es sind Impulse deiner Seele, die dir sagen möchte: »Alles ist möglich, wenn du mir vertraust. Du bist zu viel mehr fähig, als dein Kopf dich glauben lässt. Du bist viel mehr, als du denkst.«

Mit dem Verstand allein findest du nicht die Antworten, nach denen du suchst. Du findest nicht die Erfüllung, die du dir wünschst. Er kann dir nicht geben, wonach du dich sehnst und was du für dein Glück brauchst.

Um die innere Suche zu beenden und Erfüllung zu finden, müssen wir lernen, wieder auf unsere Seele zu hören. Auf die Stimme unserer Seele: unsere Intuition. Seele, Herz, Verstand und Körper müssen zusammenspielen, erst dann fühlst du dich ganz mit dir selbst im Einklang. Diese innere Balance, dieses Zusammenspiel von Seele, Herz, Verstand und Körper, ist für mich ***Soulfulness.***

Was erwartet dich in diesem Buch?

Dieses Buch soll dir dabei helfen, eine Balance zwischen Körper, Verstand, Herz und Seele herzustellen, damit du die Antworten auf deine Fragen in dir finden kannst, in dir gestärkt bist, dir vertraust, deinen wahren Wert erkennst und spürst, was alles in dir steckt. Sodass du das Gefühl hast, endlich in dir selbst angekommen zu sein. Und aus dir heraus glücklich, erfüllt und frei die Kraft hast, dein Leben so zu gestalten, wie du es dir wirklich wünschst.

TIPP:

In diesem Buch findest du viele kraftvolle Übungen und Meditationen, die meinen Klientinnen und auch mir auf unserem Weg geholfen haben, sowie zusätzliche Übungen, Meditationen und Informationen. Du kannst es also als ein komplettes Coaching betrachten. Ergänzend biete ich einen **Online-Kurs** an, in dem du die Prozesse vertiefen und erweitern kannst. Alle Informationen zum Kurs findest du am Ende dieses Buches.

Die einzelnen Kapitel dieses Buches bauen aufeinander auf. Lies sie daher nacheinander, und mache die entsprechenden Übungen, um das Bestmögliche für dich herauszuholen.

Im ersten Kapitel erfährst du mehr über das Thema »Soulfulness« und darüber, wie du deine Intuition, deine Gefühle, deine Gedanken und deinen Körper im Gleichgewicht halten kannst. Dich erwarten Übungen, die dir helfen, dich wieder mit deiner Intuition zu verbinden und auch deine Gefühle besser zu verstehen.

Im zweiten Kapitel geht es um unser Ego und die verschiedenen Egotypen. Ziel ist es hier, dass du deine Egomuster erkennst und dir deiner Egostrategie bewusst wirst. Dann kannst du dich von diesen immer mehr lösen, dich der Liebe in dir öffnen und freier fühlen. Die Übungen in diesem Kapitel sollen dich dabei unterstützen. Du erfährst zudem mehr darüber, was wir durch unsere Gefühle erkennen können und wie du die Botschaften deiner Seele besser wahrnehmen kannst.

Im dritten Kapitel geht es dann um deinen Weg: deinen Seelenweg. Den Weg, der dich innerlich frei, erfüllt und glücklich fühlen lässt. Hier findest du die Aspekte, die ich persönlich und aufgrund meiner Erfahrung als Coach am wichtigsten finde, um den eigenen Weg zu finden, ihn zu gehen und auf ihm zu bleiben. Die dir die Kraft und Sicherheit geben, auf deine Seele, deine Intuition, zu hören und ihr zu vertrauen. Dann erwartet dich ein Leben in Fülle, voller innerer Freiheit und mit einem tieferen Sinn.

In allen Kapiteln findest du **Gedichte** von mir sowie **Coachingbeispiele aus meiner Praxis,** die das Gelesene veranschaulichen, und auch einige **Geschichten meines persönlichen Weges.** Vielleicht findest du dich in einigen Beispielen wieder. Ich hoffe von Herzen, dass sie dich an deine Liebe erinnern und ermutigen, deiner Intuition zu vertrauen, deine Seelenaufgabe zu finden und deinen einzigartigen Weg zu gehen.

Kapitel 1

Deine Suche

Wo ist das Glück?

Ist dir schon einmal aufgefallen, wie sehr wir unser Glück und Wohlbefinden davon abhängig machen, was uns umgibt, wer bei uns ist, was wir besitzen, was wir erreichen? Deshalb ist unser Glück so instabil. Denn all diese Dinge unterliegen der Veränderung.

Wie wäre es stattdessen, wenn du dein Glück immer bei dir tragen könntest? Wenn du es nie verlieren könntest, weil es keinem Wandel unterliegt? Weil kein Wetter es trüben kann? Weil dein Glück der Himmel ist, der immer gleich bleibt? Unabhängig davon, ob Wolken vorbeiziehen oder die Sonne scheint? Das ist möglich, und in diesem Buch zeige ich dir, wie das geht.

Glücklich zu sein, ist für uns alle ein Grundbedürfnis. Letztens ist mir der Spruch ins Auge gefallen: Happy ist the new rich. Bis vor einigen Jahren war es in unserer Gesellschaft tatsächlich besonders wichtig, viel Geld zu verdienen und sich möglichst viel leisten zu können. Das ist größtenteils noch immer so, doch viele Menschen merken inzwischen, dass Geld und materieller Erfolg nicht alles sind. Und dass auch das neue Auto, das neue Paar Schuhe oder die Markenuhr nicht dauerhaft und von innen heraus glücklich machen. Jeder weiß, dass ein Leben, das nur nach außen hin gut aussieht, innerlich sehr traurig machen kann. Tiefes inneres Glück erlangst du langfristig nicht durch den Blick nach außen. Oft suchen wir unser Glück auch in Beziehungen, in Kindern. In diesen Bereichen erleben wir sicherlich viele glückliche Momente und tiefe Gefühle, aber das ist nicht das innere Glück, von dem ich spreche und nach dem sich viele Menschen vermutlich sehnen.

Kennst du das Gefühl,
nie wirklich von innen heraus glücklich zu sein?
Das Gefühl, dass da noch mehr sein muss?
Ein Sinn?

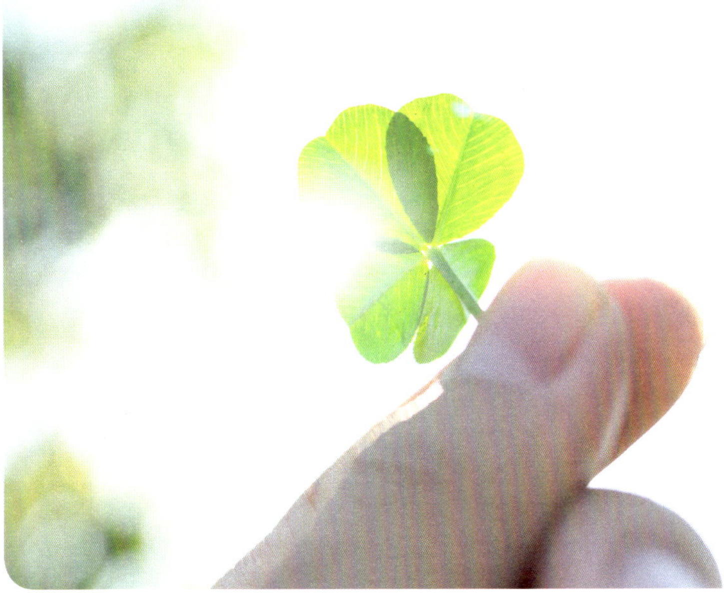

Oft denken wir zu viel und fühlen zu wenig. Wir haben den Zugang zu uns selbst, zu unserer Seele verloren. Doch tief in jedem von uns liegen eine grenzenlose Liebe, ein strahlendes Licht, eine endlose Weite, die nur darauf warten, von uns entdeckt zu werden. **Dort, in uns selbst, finden wir, was wir suchen. Dort finden wir wahres Glück. Unser inneres Strahlen.**

Doch dafür dürfen wir alle unseren Blick öfter nach innen richten. Weniger vergleichen, mehr an uns glauben. Weniger urteilen, mehr wertschätzen. Uns weniger abgrenzen, uns mehr verbinden und unterstützen. Uns weniger beschweren über das, was nicht ist, und dankbarer sein für das, was ist. Raus aus dem Kopf, hinein ins Herz. Raus aus dem Drama, dem Getrieben- und Fremdbestimmt-Sein, hinein in ein selbstbestimmtes und eigenverantwortliches Leben.

Mein Wunsch ist es, dass wir alle erkennen, dass wir mehr sind als unser Körper, unsere Gedanken, unsere Leistung, unsere Gefühle oder unsere Rollen im Alltag – viel mehr. Das zu erkennen, zu erfahren und zu leben, ist die Unterstützung, die ich als Coach meinen Klientinnen anbieten kann. Und mit diesem Buch möchte ich auch dir diese Unterstützung zuteilwerden lassen.

Soulfulness – deine innere Balance

In einer Meditation hatte ich eine wunderschöne Erfahrung, die mir die innere Balance von Seele, Herz, Verstand und Körper, die für wahres inneres Glück essenziell ist, einfach und klar veranschaulichte. Ich habe gespürt, dass der erste Impuls für alles, was wir tun, von unserer Seele kommt. Es ist ein Impuls, den wir im Bauch spüren und der von dort aus an das Herz gesendet wird. Im Herzen entsteht durch diesen Impuls ein Gefühl, ein gutes oder ungutes. Vielleicht spüren wir dies als »zu etwas hingewandt« oder als »von etwas abgewandt«. Das Gefühl erzeugt einen Gedanken, wird also an den Kopf gesendet. Solch ein Gedanke könnte sein: »Das möchte ich machen« oder »Das lasse ich sein«. Den Gedanken verknüpfen wir dann mit einer Bewertung und unserer Erfahrung. Wir entscheiden uns, was wir sagen oder machen möchten, geben der Entscheidung, dem ursprünglichen Gedanken, also durch unsere Handlung oder unser Wort eine Form, drücken sie durch unseren Körper aus.

Erfolgt dieser Ablauf wie eben beschrieben,
sind wir mit uns und unserer Seele im Einklang.
Seele, Herz/Gefühle, Verstand/Gedanken und Körper sind verbunden.
Wir fühlen uns in uns stabil, sind ausgeglichen,
liebevoll, mitfühlend und ganz mit uns im Reinen.
*Wir leben **Soulfulness.***

Ist der Ablauf, der Prozess, jedoch gestört, was bei den meisten Menschen der Fall ist, sind Körper, Verstand, Herz und Seele nicht in Balance. Wir sind von unserer Seele, unserer Intuition abgeschnitten und handeln nicht aus uns selbst heraus, sondern reagieren auf Impulse von außen, treffen Entscheidungen aus dem Verstand heraus. Dies führt dazu, dass wir uns sehr vom Außen steuern lassen. Wir achten nicht mehr auf unser Bauchgefühl, auf unsere Intuition. Der natürliche Kommunikationsfluss und die Balance können gar nicht erst entstehen, weil zumeist nur der Kopf mit dem Körper oder der Kopf mit den Emotionen und diese mit dem Körper kommunizieren. **In unseren Entscheidungen und Handlungen dominiert entweder das eine oder das andere: Kopf oder Herz.** Daraus resultieren entweder zu impulsive Handlungen oder Handlungen und Entscheidungen, die zwar vernünftig sind, unserem Wesen aber nicht entsprechen. Vielleicht, weil wir sie bei anderen abgeschaut, weil wir lediglich Ratschläge von anderen befolgt oder aufgrund unserer unbewussten Glaubenssätze entschieden haben.

Das Problem bei diesen Handlungen und Lebensentscheidungen ist, dass wir unsere Seele außer Acht lassen. Unser Wesen, unsere Kreativität, unsere Intuition, unsere Schöpferkraft. Unsere Leidenschaft und Liebe. Und so verkümmern wir innerlich. Wie eine Pflanze, der wir zu wenig Wasser und Aufmerksamkeit schenken, sodass sie vertrocknet. Bei uns äußert sich dies dann als innere Unruhe, innere Leere, innere Suche. Wir fühlen uns unsicher, gestresst, unausgeglichen, sind gereizt, melancholisch oder traurig. Im schlimmsten Fall manifestiert sich ein körperliches Symptom. **Diese Gefühle und Symptome sind Botschaften, die unsere Seele an uns sendet, damit wir wieder hinsehen. Hinhören. Hinfühlen. Sie möchte, dass wir nach Hause kommen. Wieder in uns selbst ankommen.**

Doch unser Alltag lässt das häufig nicht zu. Wir haben gelernt, Entscheidungen auf Basis unseres Verstandes zu treffen. Unsere Aufmerksamkeit ist nach außen gerichtet. Wir beachten unser Inneres kaum. Wir fokussieren uns auf das, was um uns herum geschieht, was andere tun, was andere sagen, was andere denken. Was »man eben so macht«. Wir fragen uns: »Was denken die anderen von mir?«, »Was würden die anderen tun?« Wie sollen wir dann entscheiden und handeln, wie es UNS wirklich entspricht?

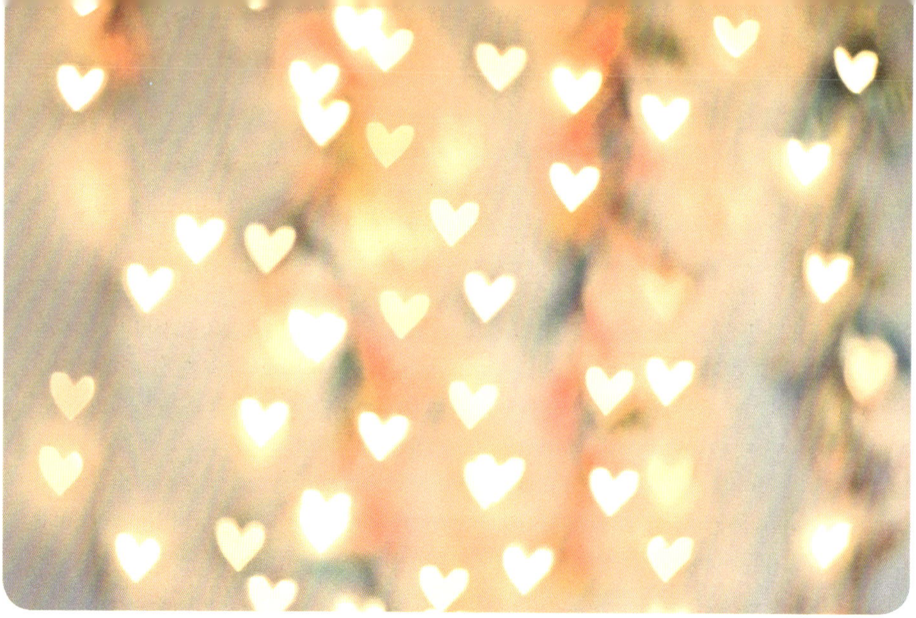

Erst wenn Seele, Herz, Verstand und Körper in Balance sind, fühlen wir uns wirklich erfüllt und glücklich. Wir gehen den Weg, der für uns bestimmt ist. Wenn diese vier richtig zusammenspielen, fühlen wir uns endlich ganz. Unsere innere Suche ist beendet. Wir sind in uns angekommen. Und wir spüren das tiefe Vertrauen, dass es genau so, wie wir es tun, richtig ist. Wir spüren es tief in uns, statt es nur »zu wissen« oder es uns schönzureden.

Bei Soulfulness ist unsere Intuition, unsere Seele der Impulsgeber. Bei gestörter Balance hingegen der Verstand.

Die Seele gibt den Impuls, zeigt uns, was wir wirklich brauchen, um glücklich zu sein. Unsere Intuition ist die Sprache der Seele. Unsere innere Stimme. Körperlich spüren wir sie im Bauch oder etwas höher im Solarplexus. Sie fühlt sich an wie ein tiefes inneres Wissen. Eine innere Klarheit. Gleich, was wir tun, unsere Seele leitet uns. Sie ist der Impulsgeber und übernimmt die »Führungsrolle«. Wenn wir auf sie hören, entscheiden und handeln wir so, dass es unserem Wesen entspricht.

Wenn du dieses Zusammenspiel von Seele, Herz, Verstand und Körper wieder aktiviert hast, fühlst du dich ganz mit dir selbst im Einklang. Dann bist du im Flow, kannst Dinge mühelos erledigen, bist ganz bei dir und von innerer Freude und Leichtigkeit erfüllt. Als würdest du durch das Leben schweben oder vertrauensvoll von ihm getragen werden. Du erkennst die Zusammenhänge, alles ergibt Sinn. Und wahre Wunder können geschehen …

Wir dürfen lernen, uns wieder mehr von innen heraus leiten zu lassen. Selbstbestimmt. Es geht darum, auszubrechen aus der Fremdbestimmung durch Medien, Konsum und gesellschaftliche Zwänge und Ängste. Und wieder mehr in das Vertrauen und die Liebe zu gehen. Ins Vertrauen in uns, unsere Schöpferkraft. Ins Vertrauen in das Leben, die universelle Verbundenheit und Führung. In die Liebe zu unserer Seele, unserem Herzen, unserem Geist und unserem Körper. Und vor allem die Liebe für andere. Zur Natur. Zu allen Lebewesen. Zu anderen Seelen.

Unsere Seele sehnt sich nach Verbindung. Wenn wir diese Verbindung wiederhergestellt haben, gelangen wir in einen natürlichen Prozess. Wir müssen nicht mehr nachdenken, wir tun Dinge einfach. Wir leben von innen nach außen. Und nicht mehr von außen nach innen. Wir achten auf das, was in uns vorgeht, auf unsere Bedürfnisse, Wünsche, auf unsere Gefühle, auf unsere Gedanken und unseren Körper. Wir gehen bewusster mit uns um. Wir sind uns unserer selbst bewusster. Alles fühlt sich ganz natürlich an. Richtig und gesund.

Was können wir also tun, um wieder von innen nach außen zu leben? Der erste wichtige Schritt ist die Verbindung mit deiner Intuition und ihre Stärkung. Darauf möchte ich im nächsten Abschnitt eingehen.

WACH AUF

Oft schlafen wir unser ganzes Leben lang.
Wir sind zwar physisch wach.
Auf emotionaler und seelischer Ebene schlafen wir jedoch weiter.
Stehen auf, arbeiten, essen, trinken, schlafen. Warten.
Auf das Wochenende, auf den nächsten Urlaub.
Auf mehr Zufriedenheit und Glück.
Auf Frieden. Auf Liebe.
Wir warten unser Leben lang.
Wir warten, anstatt bei uns selbst zu beginnen.
Wir warten, ohne zu erkennen, dass alles in uns beginnt.
So verschlafen wir unser Leben, unsere Möglichkeiten.
Vor allem verschlafen wir, unsere Seelenaufgabe zu leben.
Wir verschlafen, unser Potenzial zu nutzen. Etwas zu erschaffen,
was uns erfüllt und anderen hilft.
Wir verschlafen, uns selbst zu erkennen und zu leben.
Möchtest du weiterschlafen oder endlich aufwachen?
Dich endlich erinnern, dass du zu mehr hier bist,
als zu arbeiten, zu essen und zu schlafen?

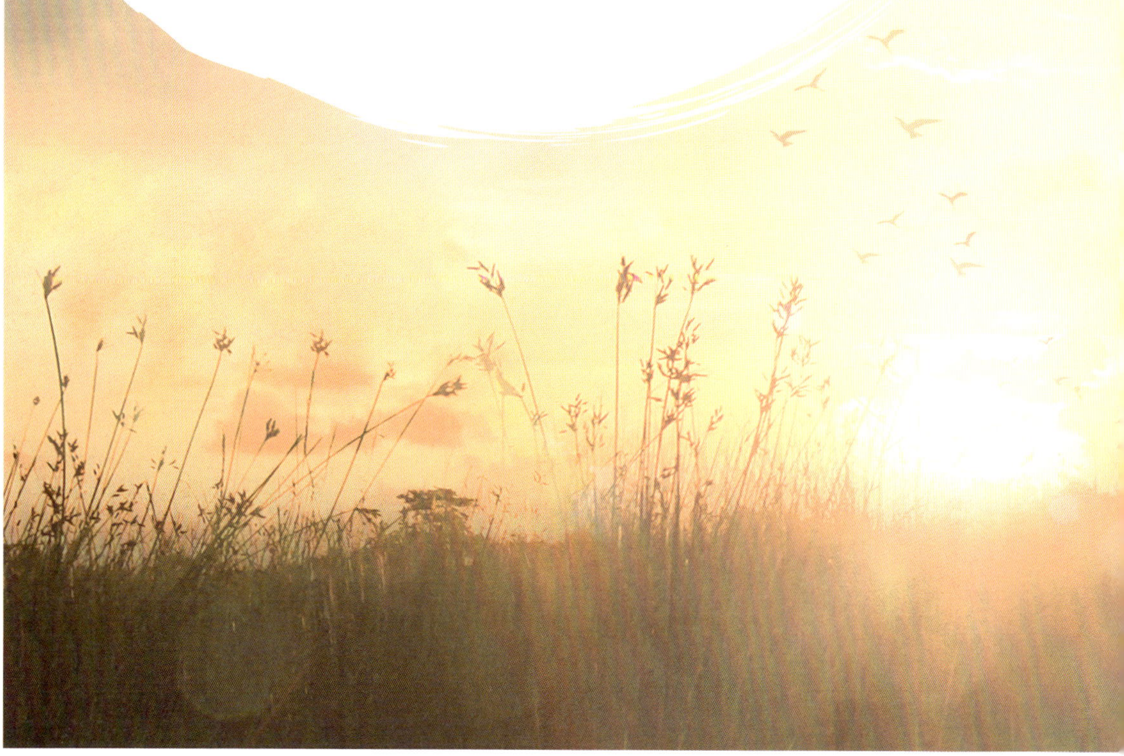

Dass du zu mehr hier bist,
als deine Zeit vor dem Tablet, Smartphone oder
Fernseher zu verbringen und dich berieseln zu lassen?
Dass du zu mehr hier bist als für einen Job, der dich nicht erfüllt?
Dass du zu mehr hier bist, als du jetzt vielleicht ahnst?
Du bist hier, um zu geben, zu erschaffen, dich auszudrücken,
Erfahrungen zu machen und weiterzugehen, anderen zu helfen,
dich selbst hinter all den Rollen zu erkennen.
Du bist hier, um endlich aufzuwachen.
Deiner Seele zu begegnen,
dich von Ballast zu befreien und ihn loszulassen.
Du bist hier, um Liebe zu sein und zu schenken.
Du bist hier, um dein Licht strahlen zu lassen.
Wach auf, und leuchte so hell du kannst.
Wach auf aus der Illusion der Trennung.
Wach auf aus der Illusion der Angst.
Lasse dich in die Liebe gleiten.
In das Licht, das du bist.
Wach auf, und strahle so hell du kannst.

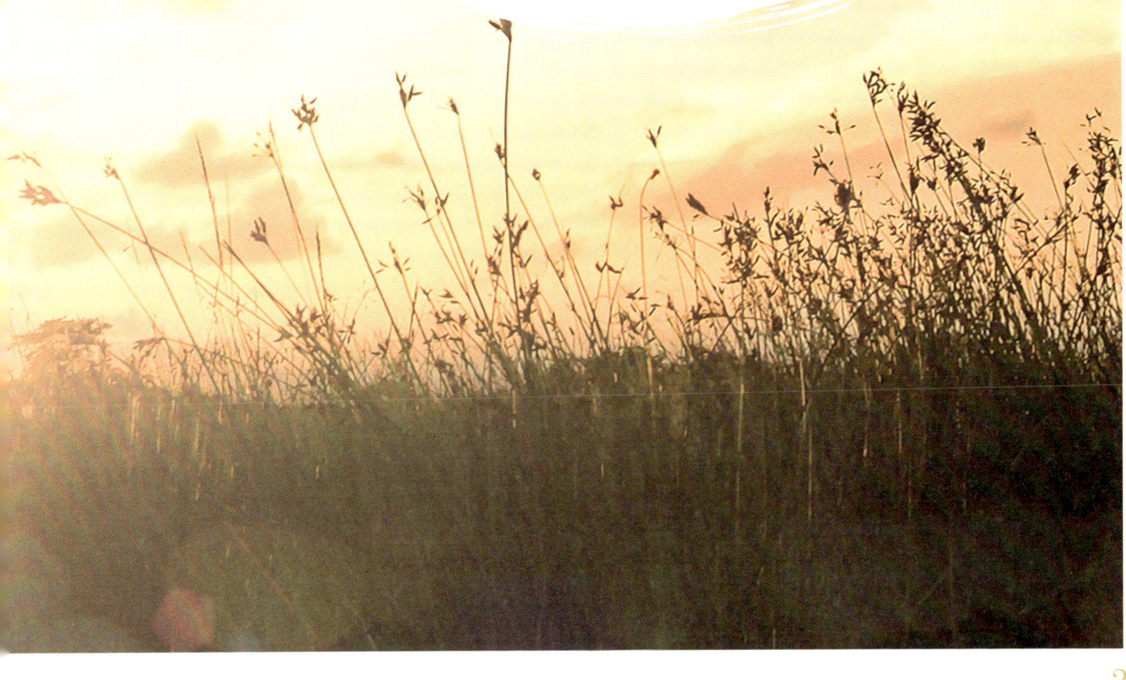

Bauch über Kopf?

Deine Intuition ist ein Geschenk

Die Intuition ist für mich das größte Geschenk, das wir bei unserer Geburt bekommen haben. Sie ist die Stimme unserer Seele, unsere Verbindung zur spirituellen Welt und zum allumfassenden Wissen. Wir können uns jederzeit mit unserem wahren Selbst/Höheren Selbst, wie die Seele auch genannt wird, verbinden und mit ihm in diesem irdischen Leben alles meistern. Wenn du in Verbindung mit deiner Intuition stehst, lebst du ein Leben in innerer Harmonie und deine wahre Bestimmung.

In diesem Kapitel werde ich dir mehrere Übungen an die Hand geben, die dir dabei helfen sollen, dich wieder mit dir selbst und deiner Intuition zu verbinden. Ziel ist es, dass du lernst, dir selbst und deiner inneren Weisheit wieder zu vertrauen. Dann bist du nicht länger abhängig von den Meinungen und Ratschlägen anderer, sondern ruhst sicher und stabil in dir. Du wirst merken, dass du insgesamt gelassener und entspannter durchs Leben gehst, ausgeglichener und glücklicher bist. Natürlich wird es immer wieder Situationen in deinem Leben geben, die herausfordernd sind. Doch du wirst, wenn du ganz mit dir verbunden und in deiner Mitte bist, nicht mehr das Gefühl haben, durch Herausforderungen in ein tiefes Loch zu fallen. Stattdessen findest du Halt in dir selbst und kannst Themen viel besser und schneller bewältigen.

Es geht darum, sich zu befähigen, besser und stabiler durchs Leben zu gehen. Und dies ohne fremde Hilfe wie die von Gurus oder Coaches.

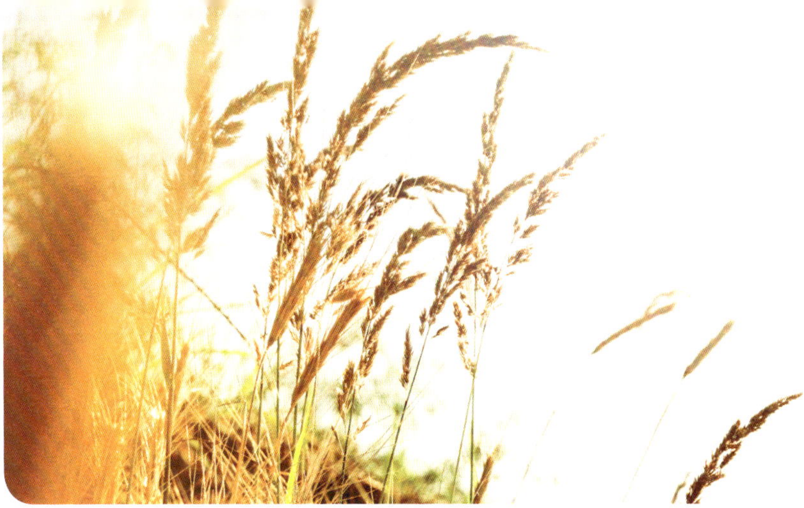

Ich halte nicht viel von selbst ernannten Gurus, die möglichst viele Menschen um sich scharen und eine gewisse Abhängigkeit erzeugen. Diese können manipulativ sein und die Situation der Menschen, die sich in schwierigen Lebenslagen befinden, ausnutzen. Sicherlich gibt es viele, die wirklich Hilfe und Unterstützung bieten, aber eben auch viele schwarze Schafe.

Du findest Lebensfreude und Erfüllung, wenn deine Intuition die Führung übernehmen darf.

Ich bin selbst Coach, doch mein Ansatz war es immer und ist es noch, meinen Klientinnen die nötige Selbstbestimmung und das Selbstvertrauen zu vermitteln, die es ihnen erlauben, die Hürden des Lebens selbstständig zu meistern. Das heißt nicht, dass wir uns keine Hilfe holen können oder sollen. Aber es bedeutet, dass wir uns insgesamt mehr an uns selbst und unserer eigenen Wahrheit und Weisheit orientieren und uns nicht mehr so verloren fühlen, weil der gute Rat von Familie und Freuden eben nicht immer hilft. Nicht selten ärgern wir uns im Nachhinein darüber, nicht auf unser Bauchgefühl vertraut zu haben. Deshalb ist mein Ziel als Coach und Mentor und mit diesem Buch, dass du die Verbindung zu deiner Intuition aufbaust. Dass du sie stärkst, deine eigenen Antworten findest und in dir stark und stabil wirst. Dass du dir selbst wieder vertraust.

Du selbst bist dein bester Lehrer.

Wie du es schaffst, deine Intuition zu hören und ihr zu vertrauen

»May the longtime sun shine upon you, all love surround you and the pure light within guide your way on.«
Indisches Gebet

Deine Seele ist Licht, Liebe, Weite, Ruhe, sie ist reines Bewusstsein, deine innere Weisheit. Sie trägt das Wissen von so vielen Jahren, Leben, so vielen Erfahrungen, uraltes Wissen, denn sie ist verbunden mit allem, was ist. Wenn du deine Seele wieder fühlst, wirst du eine grenzenlose Weite, pure Liebe und ein helles liebevolles Licht spüren. Deine Seele kann energiegeladen oder sanft sein. Sie ist alles, was du brauchst. Sie ist alles Gute, was du suchst. Und wenn du das erfährst, weißt du, dass du all das niemals im Außen findest. Und es auch gar nicht finden brauchst. Weil du es in dir hast. Du bist das alles. Du musst nur wieder hinsehen, hinfühlen und erkennen, wer du wirklich bist.

All die Geschichten über dich, das ganze Konstrukt deiner Identität ist unwichtig im Vergleich zu deiner Seele. Denn du bist so viel mehr, als du denkst. Dein Verstand kann niemals so viel wissen, wie deine Seele schon weiß. Dein Körper kann nie so stark werden wie die Kraft, die deine Seele in sich trägt. Wenn wir nur auf unseren Körper, unseren Verstand oder unsere Gefühle achten, vernachlässigen wir einen wichtigen Teil von uns. Wir sind Seele in einem Körper mit Herz und Verstand. Genau deshalb sind wir hier auf der Erde, denn nur so können wir Erfahrungen machen, uns weiterentwickeln.

Das Leben ist eine Chance für die Seele. Das Leben ist eine Chance für dich. Und auch eine Chance, dich wiederzuerkennen und zu erkennen, was wirklich zählt. Um dich wieder mit deiner Intuition zu verbinden, musst du die Blockaden lösen, die dich bisher davon abhalten. Mentale und emotionale Blockaden. Doch das ist nicht so schwer, wie du vielleicht annimmst. Wenn du die nachfolgenden Übungen gemacht hast, ist das schon ein guter Anfang.

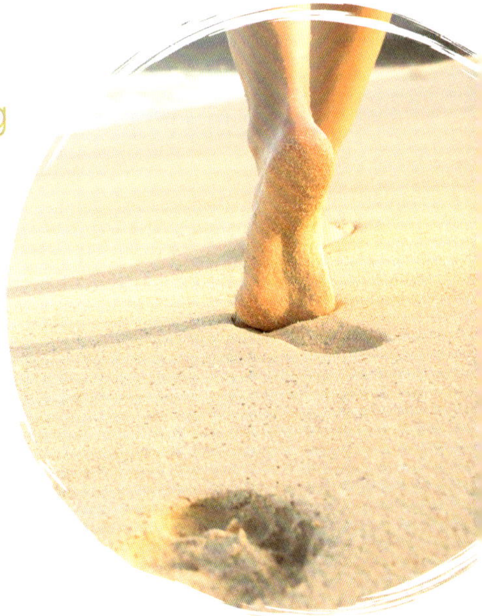

ÜBUNG: Achtsamkeit und Erdung

Gehe barfuß über eine Wiese, über Sand oder Stein spazieren, und bleibe im Augenblick. Beobachte, wie deine Füße den Boden berühren. Gehe langsam, und nimm wahr, wie deine Füße sich anfühlen, wie der Boden sich anfühlt, was du in diesem Moment spürst. Nimm dir dafür 10 Minuten Zeit. Wenn deine Gedanken abschweifen, versuche immer wieder bewusst, zu dem Gefühl in deinen Füßen und zu dem, was du sonst fühlst und wahrnimmst, zurückzukehren.

TIPP:

Spürst du eine innere Unruhe in dir? Dann versuche Folgendes: Drehe deine Gedanken wie bei einem Radio immer leiser, noch leiser und noch leiser, und dann schalte sie ganz aus. Jedes Mal, wenn dein Gedankenkarussell wieder einsetzt, versuche genau das. Drehe die Lautstärke deiner Gedanken zurück. Sie dürfen da sein, aber eben nicht so laut, dass sie dich vom Fühlen abhalten. Hege keinen Widerstand gegen die Gedanken, das verstärkt sie nur. Stattdessen akzeptiere sie, und stelle sie leiser.

ÜBUNG: Intuitives Schreiben

Besonders früh morgens direkt nach dem Aufwachen sind unsere Gedanken noch leise und unsere Intuition besonders gut wahrzunehmen. Eine schöne Übung, diesen Umstand für dich zu nutzen, ist die, direkt nach dem Aufstehen, am besten noch im Bett, zu schreiben. Egal was. Befreie dich von dem Gedanken, etwas erfüllen zu müssen. Es geht nur darum, deiner inneren Stimme wieder mehr Raum zu geben. Beginne gleich morgen, stelle dir deinen Wecker etwas früher, und schreibe alles auf, was dir in den Sinn kommt, ohne es noch einmal durchzulesen.

HINWEIS:

Auch Julia Cameron schreibt in ihrem Buch »Der Weg des Künstlers« von den Morgenseiten (morning pages) als sehr kraftvolle Methode, um in die eigene spirituelle und kreative Energie zu kommen. Ich nutze das intuitive Schreiben in meinen Coachings und Workshops gern nach der Meditation oder einem Coachingprozess, in dem wir mit unserem Unterbewusstsein verbunden sind. Die Botschaften sind dann meist sehr hilfreich und kraftvoll und können einfach fließen.
Probiere es einmal aus, es lohnt sich. Ich kann mir mittlerweile ein Leben ohne intuitives Schreiben nicht mehr vorstellen und habe daher immer ein Notizbuch bei mir.

ÜBUNG: Intuitives Malen

Für mich ist diese eine der schönsten Übungen zur Verbindung mit meiner Intuition. Nimm ein Blatt Papier und viele bunte Stifte zur Hand. Schließe die Augen, und atme tief ein und aus. Verbinde dich mit deinen Gefühlen. Was spürst du? Welche Farben siehst du? Wähle intuitiv die Farben, die dich gerade ansprechen.
Und dann male einfach drauf los. Schwünge, Kreise oder andere Formen. Alles darf entstehen, folge einfach deinem Gefühl. Versuche nicht, etwas Bestimmtes zu malen oder gar ein anderes Bild abzumalen, sondern lasse den Stift intuitiv gleiten. Du malst dieses Bild für niemand anderen. Nur für dich. Daher bewerte es nicht, sondern erlaube dir, dich ganz frei von jeder Bewertung einfach vom Stift führen zu lassen. Das Malen darf zart oder wild sein. Es darf leicht oder fest aufgedrückt werden, je nachdem, wie du dich gerade fühlst. Es geht darum, deinem Inneren Raum zu geben und nicht direkt mit dem Verstand hineinzugrätschen und zu bewerten. Mache es den kleinen Kindern nach, die einfach malen, wie sie möchten, ohne zu meinen, sie könnten es nicht. Denn jeder kann malen. Lediglich die Bewertung hält uns davon ab. Probiere es einmal aus, es macht wirklich Spaß und ist befreiend.

ÜBUNG: Intuitives Tanzen

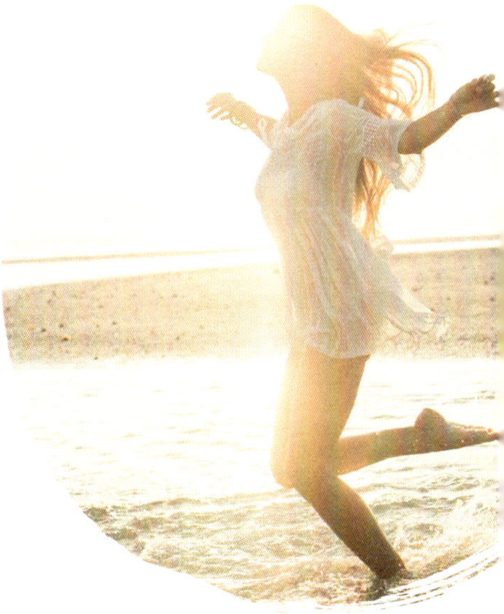

Wähle dein Lieblingslied aus, schließe die Augen, und bewege dich intuitiv zur Musik. Vielleicht mal schneller, mal langsamer, springe oder schwinge, ganz so, wie du dich fühlst. Denke nicht darüber nach, wie deine Bewegungen aussehen oder wirken könnten. Darum geht es in dieser Übung nicht. Es geht einzig und allein darum, dass du wieder Zugang zu deiner inneren Welt erhältst, ohne dich von deinen Gedanken blockieren zu lassen. Also nutze diese Übung, und lasse einfach los.

ÜBUNG: Intuitives Entscheiden

Bevor du heute etwas tust oder eine Entscheidung triffst, spüre in dich hinein. Spüre den allerersten Impuls auf deine Frage. Dieser macht sich meist über den Körper bemerkbar. Unsere Seele kommuniziert viel über unseren Körper mit uns. Wir bemerken ein gutes oder eher schlechtes, beklemmendes Gefühl im Brustraum oder Bauch. Wie ein inneres Wissen, dass es genau so richtig ist. Oder eben genau falsch.

Handle oder entscheide heute nach diesem ersten Impuls. Du wirst merken, wie befreit und einfach richtig es sich im Bauch anfühlt. Falls du Zweifel spürst, fühle noch einmal ganz tief in dich hinein, und frage dich: »Sind diese Zweifel wirklich zu einhundert Prozent wahr und relevant? Oder spiegeln sie eine Angst wider? Was möchte ich vermeiden?« Übe ab heute immer öfter, den ersten Impuls, den deine Seele dir gibt, bewusst wahrzunehmen, bevor du in eine Vermeidungsstrategie oder ins Grübeln abdriftest.

HINWEIS:

In der Begegnung mit deinen Urängsten liegt der Schlüssel, um eine Blockade zu lösen, die dich bisher davon abhält, deiner Intuition zu vertrauen. Wie du dies genau machst, darauf gehe ich in Kapitel 2 »Dein Ego & deine Seele« ein.

Intuition und Verstand als Freunde

Mit diesem Buch möchte ich dich dabei unterstützen, die Blockade zwischen Verstand, Herz, Intuition und Körper zu lösen, sodass der Fluss wieder ganz natürlich fließen, deine Seele der Impulsgeber sein kann und du intuitiv leben kannst. Ohne Verstand und Herz zu vernachlässigen. Denn intuitiv zu leben, bedeutet nicht, dass wir unseren Verstand, unsere Intelligenz, nicht mehr einsetzen. Vielmehr müssen wir wieder lernen, dass Verstand und Intuition zusammenarbeiten.

In unserer vernunftorientierten Gesellschaft wird uns früh beigebracht, dass unser Verstand mehr wert ist als unser Bauchgefühl. Wir lernen, dass logisches Denken notwendig ist, um zu überleben. Gleichzeitig verlernen wir, auf unser inneres Wissen, auf unseren Instinkt und unsere Intuition zu hören. Wir verlernen, sie wahrzunehmen, sie zu verstehen und nach ihnen zu handeln. Wir geben unserem Verstand einen größeren Wert als unserer Intuition und entfernen uns dadurch von dem tiefen Wissen darüber, was wirklich wichtig für uns ist. Wir reagieren, statt zu kreieren. Wir schauen nach außen, statt nach innen zu spüren. Wir suchen unser Glück im Konsum, in anderen Menschen, im Erfolg, in Reisen, statt uns mit unserem größten Glück und »heiligen« Geschenk zu verbinden: **unserer Intuition, der Stimme unserer Seele.**

Das Problem besteht meiner Meinung nach darin, dass wir glauben, Intuition und Verstand nicht zeitgleich nutzen zu können. Die Intuition hat in unserer Gesellschaft leider verbreitet den Ruf, das Werkzeug von Träumern, Realitätsflüchtenden oder »unvernünftigen« Gefühlsmenschen zu sein. Ich denke, dass der Begriff »Intuition« hier völlig missverstanden wird. Wenn ich über intuitives Leben schreibe, meine ich nicht, dass wir ohne Sinn und Verstand jedem Impuls folgen sollen. **Vielmehr ist die Intuition unser wahrer Verstand.** Sie ist das Wissen, das wir schon seit mehreren Leben in uns tragen. Sie ist mit dem universellen Wissen, dem universellen Bewusstsein verbunden. Dabei geht es nicht um Logik und Zahlen, Daten und Fakten. Es geht nicht um Evidenz, sondern um ein tiefes Vertrauen in das, was wir sind. Um eine Verbindung zu einem Potenzial, das mit dem Verstand allein nicht erschlossen werden kann.

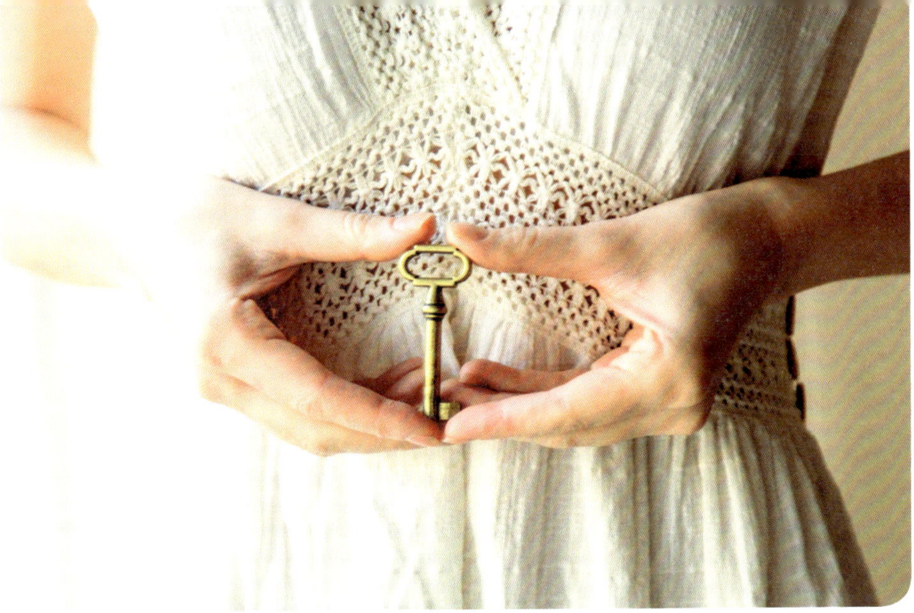

Für mich ist der Schlüssel dazu, wie im Soulfulness-Ansatz beschrieben, alle Elemente in unser Leben einzuschließen und eine Balance zwischen Seele, Herz, Verstand und Körper zu finden. Denn wenn wir dies tun, dient der Verstand der Intuition. Dann bilden beide ein Team, bei dem die Intuition die Führung hat und die Seele den ersten Impuls geben darf. Und dann sind wir in unserer wahren Kraft.

Intuitiv handeln heißt also nicht, impulsiv oder gefühlsbetont zu handeln. Es heißt, den Impuls der Seele wahrzunehmen, zu fühlen, zu denken und dann danach zu handeln. »Intuition und Intelligenz sind zwei Freunde«, hat schon Buddha gesagt. Und daher ist es so wichtig, dass wir beide zusammenarbeiten lassen. Intuitiv leben ist keine Entweder-oder-Entscheidung. Es ist die Entscheidung für ein ganzheitliches Leben. Ein Leben, das nicht nur nach außen vernünftig oder schön aussieht, das andere als gut und richtig erachten. Sondern ein Leben, das sich nach innen hin wirklich gut anfühlt, uns mit Liebe und Dankbarkeit erfüllt und uns von innen heraus glücklich macht.

Im nächsten Abschnitt gehe ich auf die Gefühle ein, die bei dir vielleicht blockiert sind. Wenn du sie fühlst und auflöst, fällt es dir leichter, deine Intuition wahrzunehmen.

Die Bedeutung deiner Gefühle

Der Preis, den wir dafür zahlen, »vernünftig« zu leben und rationale Entscheidungen zu treffen, ist, dass wir unsere Gefühle verbannt haben. Wir trauen uns nicht mehr, zu fühlen. Haben Angst, dass unsere Gefühle zu stark oder mächtig sein könnten. Dass wir die Kontrolle verlieren könnten, wenn wir unseren Gefühlen Raum geben. So versuchen wir, unsere Gefühle mit unserem Verstand zu kontrollieren, indem wir sie verdrängen, uns ablenken, weglaufen. Wir betäuben uns durch soziale Medien, TV, Shopping, Alkohol, Essen. Doch wenn wir unsere Gefühle nicht fühlen, verbleiben sie im Körper als unterdrückte Energie und führen zu Verspannungen, Stress und sogar Krankheiten.

Warum haben wir solche Angst vor unseren Gefühlen? Warum haben wir Angst vor etwas so Wichtigem und Schönem? Unsere Gefühle gehören genau wie unsere Gedanken zu uns. Sie sind Energie, die durch unseren Körper fließt.

Im Grunde sind alle Gefühle neutral. Es gibt keine guten und schlechten Gefühle. Erst wir geben ihnen eine Bewertung. Dass wir uns in Gefühlen gefangen fühlen oder in ihnen versinken, geschieht nur, weil wir uns in Geschichten verlieren. Weil wir so sehr im Verstand sind. So sehr in unserem Ego, das Ängste schürt. Wir verstärken unsere Gefühle, indem wir gegen sie ankämpfen, denn jeder Widerstand verstärkt, während Annahme auflöst. Je mehr wir uns innerlich gegen etwas sträuben, je größer unser innerer Kampf ist, desto mehr Energie geben wir hinein. Erst wenn wir das, was wir unterdrücken wollen, annehmen und da sein lassen, kann es gehen.

Wogegen kämpfst du an? Im Grunde ist jeder innere Kampf nur ein Kampf gegen dich selbst, bei dem es keinen Gewinner gibt. Also gib den inneren Kampf auf.

Auch wenn du meinst, ein Gefühl kurzfristig wegdrücken zu können, heißt es nicht, dass es wirklich weg ist. Einer meiner Ausbilder, Ulrich Dehner, hat dies immer mit einem Topf mit kochendem Wasser verglichen. Wenn das Wasser im Topf kocht und du einen Deckel daraufsetzt, wird es irgendwann überkochen. Nimmst du aber den Deckel ab, dann kann das Wasser verdampfen.

Ebenso verhält es sich mit unseren Gefühlen. Unterdrücken wir sie, legen wir immer wieder den Deckel darauf, dann werden sie irgendwann in uns überlaufen, explodieren, sich auf bestimmte Weise bemerkbar machen. Vielleicht als Blockade, Verspannung oder sogar Krankheit. Wenn wir unsere Gefühle jedoch frei fließen lassen, sie nicht wegdrücken, sondern wie das Wasser im Topf verdampfen lassen, können sie sich auflösen. Ich mag dieses Bild sehr, denn es zeigt, wie wichtig es ist, Gefühle anzunehmen und loszulassen. Ohne uns in sie hineinzusteigern oder sie durch Gedanken aufzubauschen. Nur fühlen.

Was wäre dein Leben ohne Gefühle? Jedes Gefühl hat seine Berechtigung. Das gilt auch für die für dich vielleicht »negativ behafteten« Gefühle wie Angst, Wut, Scham, Neid und Trauer, auch sie haben ihren Nutzen. Sie sind Boten, die dir deine Bedürfnisse spiegeln.

In Kapitel 2 im Abschnitt »Alle Gefühle sind Boten« gehe ich näher darauf ein, was deine Gefühle dir sagen möchten und welche Rolle deine Ängste dabei spielen. Mir ist dieses Thema so wichtig, weil ich meine »negativen« Gefühle selbst viele Jahre nicht fühlen wollte. Das Ergebnis war, dass ich mich irgendwann leer und taub gefühlt habe und sogar die »positiven, angenehmen« Gefühle nicht mehr fühlen konnte. Seit ich dies für mich aufgelöst habe, fühle ich mich viel befreiter. Einen Großteil dazu habe ich in meiner Journey-Ausbildung (nach Brandon Bays) gelernt.

Aber wie schaffen wir es, einen »gesunden« Umgang mit unseren Gefühlen zu finden?

»Gesund« zu fühlen, bedeutet, die Energie, die mit diesem Gefühl verbunden ist, in unserem Körper zu spüren, sie wahrzunehmen, und zu merken, wie das Gefühl sich dann wieder auflöst und durch ein neues abgelöst wird. So, wie wir atmen, sollte auch das Fühlen ein natürlicher Prozess unseres Körpers sein. Dazu dürfen wir uns die Gefühle nicht verbieten, sondern wir dürfen sie annehmen.

Wenn du schon einmal das Verhalten von Kindern beobachtet hast, kennst du das. Sie können in einem Moment furchtbar wütend sein und im nächsten schon wieder voller Lebensfreude herumspringen. Sie fühlen noch ganz frei. Unterdrücken nichts. Sie fühlen gesund. Sie erleben alle Gefühle, ohne sie zu bewerten. **Alle Gefühle sind okay.** Das heißt nicht, dass wir nun alle wild durch die Gegend wüten sollen. Nein. Es bedeutet, dass wir wieder lernen dürfen, unsere Gefühle als etwas Bereicherndes zu erleben. Dass wir fühlen können, ohne uns in Gedanken zu verlieren. Ohne ins Drama zu gehen. Dass wir unseren Gefühlen Raum geben, sie beobachten und dann gehen lassen können.

Mache dir bewusst: Ein Gefühl dauert eigentlich nur einige Sekunden, vielleicht eine Minute. Dann ist es vorbei. Das ist die Zeit, die die Energie braucht, um durch den Körper zu fließen und sich aufzulösen. Das ist auch der Grund, warum Kinder scheinbar so schnell ihre Gefühle wechseln können. Es ist kein Wechsel im eigentlichen Sinne, sondern nach einem Gefühl, das gehen konnte, kommt ganz automatisch ein nächstes. Das muss nicht immer ein großes, starkes Gefühl sein. Es kann auch einfach Ruhe sein. Oder sich ganz neutral anfühlen.

Der Grund, warum die Gefühle bei Heranwachsenden oder Erwachsenen länger anhalten oder wir in ihnen »stecken bleiben«, ist, dass sich unser Kopf einschaltet. Er analysiert, interpretiert, erfindet Geschichten, die das Gefühl verstärken. Wir bauschen unsere Gefühle künstlich auf und bleiben an ihnen »kleben«, indem wir mit der Freundin über das Problem reden und es bis ins Detail analysieren. Indem wir in Selbstmitleid verfallen. Das ist nicht das gesunde Fühlen, das ich meine. Sich in ein Gefühl hineinzusteigern, ist nicht dasselbe wie, es wirklich zu fühlen. Vielmehr halten wir die Energie, wir vergrößern sie, wir sind im Kopf und fühlen nicht.

Wenn du deine Gefühle nicht in dir aufstauen lassen möchtest, lasse sie auch wieder los. Alle Gefühle sind Energie, die etwas Positives in sich trägt und uns auf etwas hinweisen möchte. Gefühle möchten gefühlt werden. Energie möchte fließen. Unterbrechen wir den Fluss, blockieren wir unser System. Unterdrücken wir sehr starke Emotionen, können im schlimmsten Fall sogar seelische Blockaden entstehen. Daher ist dies eine Einladung an dich, wieder freier zu fühlen.

TIPP:

Spüre das Gefühl, indem du dich auf es konzentrierst. Spüre es in deinem Körper, und bleibe da. Beobachte es. Und versuche, dich in das Gefühl zu öffnen. Etwa so, als würdest du dich darin ausbreiten und dich in der Mitte des Gefühls ganz weit machen. Wenn deine Gedanken abschweifen, komme wieder in den Körper zurück. Wenn du im Fühlen bleibst, erlebst du nach einigen Sekunden, dass sich das Gefühl auflöst und durch ein neues abgelöst wird.

Im Grunde kannst du auf diese Weise durch all deine Gefühle gehen. Du wirst merken, dass sich irgendwann Ruhe, Erleichterung, Liebe, Leichtigkeit und Freude einstellen. Nur, wenn du wirklich fühlst, spürst du dich selbst wieder. Und dann erhältst du Zugang zu deinem Herzen und zur Liebe in dir.

Findest du nicht auch, dass ein Leben ohne Gefühle irgendwie leer ist?

ÜBUNG: Bewusstes Wahrnehmen

Mit dieser Übung möchte ich dich daran erinnern, bewusster wahrzunehmen und den Blick vermehrt nach innen zu richten.

Lehne dich zurück. Schaue dich aufmerksam um. Nimm alles ganz genau wahr. Nimm dich in deiner Umgebung wahr. Spüre die Energie, die dich umgibt. Spüre deine Energie. Was empfängst du? Was sendest du aus? Dann spüre in deinen Körper. Nimm deinen Blick und deine Aufmerksamkeit nun von außen nach innen. Schließe dafür am besten deine Augen. Schaue in dich hinein. Was spürst du? Wie fühlt sich dein Körper an? Was siehst du? Farben? Formen? Nichts? Nimm einfach nur wahr, ohne zu bewerten. Wie unterscheidet sich deine Wahrnehmung im Außen von der in deinem Inneren?

HINWEIS:

Es kann ungewohnt sein, den Blick nach innen zu richten, weil wir so sehr auf alles um uns herum fixiert sind. Vielleicht haben wir sogar Angst davor, tiefer in uns zu blicken. Doch alles, was wir dort finden, ist schon da. Wegschauen bringt nichts.

Aus meiner Erfahrung kann ich dir sagen, dass wir hinter allem, hinter jedem Gefühl, im Zentrum von allem immer Liebe finden. Vielleicht erkennen wir sie nicht unmittelbar, weil wir oft ungeduldig sind. Aber wenn wir uns Zeit nehmen, jedes Gefühl annehmen, fühlen und gehen lassen, kommen wir ihr immer näher. Denn sie ist der Kern unseres Seins.

Coachingbeispiel: Gefühle fühlen

Anna kam zu mir ins Coaching mit dem Gefühl einer inneren Leere. Sie sagte, sie fühle nichts. Sie habe den Eindruck, sie wäre komplett abgeschnitten von ihren Gefühlen. Dies führte dazu, dass sie keine Freude mehr spürte und zu nichts Lust hatte. Im Coaching arbeiteten wir daran, dass Anna wieder einen besseren Zugang zu ihren Gefühlen bekam. Denn die Gefühle waren da, sie waren nur verdeckt. Von ihr selbst.

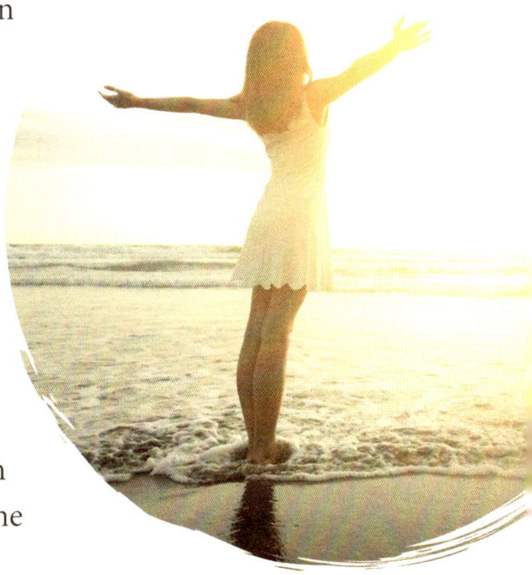

Anna hatte durch Erfahrungen die Annahme in ihrem Unterbewusstsein gespeichert, dass Gefühle gefährlich seien. Dass es nicht gut sei, emotional zu sein oder seinen Gefühlen zu vertrauen. Sie sah ihre Gefühle unbewusst als Feind, gegen den sie kämpfen musste. So verdrängte sie sie. Es war, als hätte sie eine schwere Decke auf all ihre Gefühle gelegt. Eine Decke, derer sie sich nicht bewusst war, die jedoch dazu führte, dass sie nichts mehr fühlte. Auch keine Freude oder Liebe. Sie fühlte sich leer.

Als wir im Coaching gemeinsam diese Decke symbolisch wegnahmen und Anna bereit war, ihr Herz wieder mehr zu öffnen, war es wie eine Befreiung für sie. Sie erkannte, dass ihre Gefühle etwas Wertvolles sind. Nichts, wovor sie Angst haben muss. Wir gingen durch ihre Gefühle, und sie konnte sie annehmen, sich in ihnen ausweiten und sie gehen lassen. Es war ein sanfter Prozess. Mit Leichtigkeit gelang es Anna, wieder im Zentrum ihres Herzens anzukommen. Sie fühlte Freude, Liebe und Freiheit. Sie erkannte, wie wichtig es ist, frei zu fühlen, und dass es nichts gibt, wogegen sie kämpfen muss. Denn ihre Gefühle gehören zu ihr. Gleichzeitig spürte sie, dass sie viel mehr ist als ihre Gefühle. Durch den Perspektivwechsel und die Erfahrung des »gesunden« Fühlens war es Anna möglich, falsche Identifikationen fallen zu lassen und sich selbst wieder näherzukommen.

ÜBUNG: Gefühle wahrnehmen

Setze dich bequem hin, schließe deine Augen, und richte deinen Blick nach innen. Was fühlst du gerade? Was ist da? Vielleicht ist es kein konkretes Gefühl, sondern eher eine Anspannung im Körper, die du bemerkst, oder eine Farbe. Was auch immer es ist, beobachte, nimm wahr, und schenke dieser Stelle deine Aufmerksamkeit. Wenn die Anspannung oder die Farbe, die du wahrnimmst, ein Gefühl wäre, welches wäre es? Lasse das Gefühl, das auftaucht, einfach da sein. Stelle dir vor, wie du es in deine Arme schließt und annimmst. Alles, was du annimmst, kann gehen. Alles, wogegen du dich wehrst, bleibt. Also lasse das Gefühl da sein, und spüre, wie es sich dadurch immer mehr auflöst. Wie es immer leichter und freier in dir wird. Bleibe mit deiner Aufmerksamkeit im Gefühl. Vielleicht spürst du Wut in den Armen, Traurigkeit im Herzen oder Scham im Bauch. Was auch immer gerade da ist, ist okay. Wenn dein Kopf sich einschaltet, komme wieder zurück ins Fühlen. Spüre auf diese Art jedes Gefühl, das auftaucht, und beobachte, was geschieht. Nur fühlen und annehmen. Offen sein für alle Gefühle, die da sind. Und wenn du dich leichter und freier fühlst, öffne langsam deine Augen.

TIPP:

Je häufiger du dies übst, desto leichter wird es dir fallen. Irgendwann wird es wieder ganz natürlich sein, zu fühlen. Ziel ist es, dass du die Impulse deiner Seele, das erste Gefühl, das aufkommt, bevor du etwas hineininterpretierst, bewusst wahrnimmst und entsprechend agierst. Dich davon leiten lässt. Dann steuert nicht der Verstand dein Leben, sondern deine Seele führt dich.

ÜBUNG: Mit Gefühlen umgehen

Gefühle können wie ein Sturm sein. Laut und schnell, kraftvoll und intensiv. Was kannst du tun, um gut durch diesen Sturm zu kommen? Du kannst dich vom Sturm herumwirbeln lassen, davonrennen oder gegen ihn ankämpfen. Doch all das kostet dich enorm viel Energie. Besser ist es, die Stille in dir zu suchen. Den ruhigen Ort, an dem es leise, weit und frei ist. So, als ob du dich in die Mitte des Sturms setzt, ihm ins Auge blickst und einfach ruhig dort bleibst, wo du bist. Während das Gefühl sich in dir ausbreitet, sitzt du ruhig und beobachtest. Du bauschst es nicht künstlich auf, rennst nicht weg, kämpfst nicht gegen etwas an, was nicht zu ändern ist, sondern nimmst an. Nimmst das Gefühl an, wie es ist.

Beobachtest nur. So lange, bis es sich aufgelöst hat. Dann kehrt wieder Ruhe ein. Die Ruhe nach dem Sturm. Und du hast das Gefühl nicht weggedrückt oder verdrängt, es konnte abfließen. Und deine Energie kommt wieder in Balance.

HINWEIS:

Diese Art, mit Gefühlen umzugehen, habe ich während meiner Ausbildung zum Journey Practitioner und auch in meiner Ausbildung zum Personal und Business Coach bei Ulrich Dehner kennengelernt, und sie hat mein Leben verändert. Sehr emotionale Menschen identifizieren sich gern mit ihren Gefühlen. Doch zu erkennen, dass sie zwar Gefühle haben, aber nicht das Gefühl sind, kann viel bewirken. Zu erkennen, dass sie Gefühle auch beobachten und annehmen können, sich nicht in sie hineinsteigern oder sie wegdrängen müssen, ermöglicht einen ganz neuen Zugang zum Fühlen. Es lässt sie besser in ihrer Energie bleiben, in ihrem inneren Gleichgewicht. Daher gebe ich diese Technik so gern an meine Klientinnen weiter. Ich hoffe, sie hilft auch dir, besser mit deinen Gefühlen umzugehen.

ÜBUNG: Gefühle verändern

Eine andere schöne Übung, um deinen Gefühlen wieder näherzukommen, ist, sie zu visualisieren. Damit meine ich, ihnen eine Farbe, eine Form, ein Geräusch, einen Ausdruck zu geben. Dadurch gelingt es dir, dich von dem Gefühl zu distanzieren, dich nicht mit ihm zu identifizieren und dich zu verlieren. Wenn du also ein Gefühl spürst, frage dich: »Welche Farbe hat es? Welche Form? Ist es groß, klein, rund, eckig? Wie ist seine Oberfläche beschaffen? Gezackt, rund, glatt, weich, hart oder rau? Hat es einen Klang? Einen Geruch?« Versuche, das Gefühl mit all deinen Sinnen wahrzunehmen. Anschließend kannst du das Gefühl verändern, damit es sich besser anfühlt und du es loslassen kannst. Welche Farbe sollte es haben? Welche Form? Welche Oberflächenbeschaffenheit? Welchen Klang oder welche Melodie? Welcher Geruch wäre angenehm? Verändere die Größe oder auch die Form und Farbe so, dass es sich richtig gut anfühlt. Und wenn das Gefühl für dich schön und angenehm ist, lasse es größer werden. Lasse das angenehme Gefühl so stark wie möglich werden. Und wenn es am intensivsten ist, sage innerlich zu dir: »Gespeichert.«

SELBSTREFLEXION: Wie gehe ich mit Gefühlen um?

Vor allem negative Gefühle anzunehmen und zu akzeptieren, fällt uns oft schwer. Angst, Wut, Scham oder Traurigkeit fühlen wir nicht gern und verdrängen wir lieber. Sich seines Umgangs mit seinen Gefühlen bewusst zu werden, ist aber eine Grundvoraussetzung für inneres Glück. Und für Heilung. Wie gehst du mit Gefühlen um? Zum Beispiel mit Wut? Erlaubst du dir, sie zu fühlen? Oder eher nicht?

Wut ist wie jedes Gefühl wichtig und an sich neutral. Erst wir geben ihr eine Bedeutung. Wut zu fühlen, setzt viel Kraft frei und kann hilfreich sein, wenn es darum geht, sich durchzusetzen, Nein zu sagen und persönliche Grenzen zu ziehen. Wenn wir als Kind, besonders in der Trotzphase, Wut nicht leben durften, wenn wir negative Beispiele von Wut (zum Beispiel Jähzorn) erlebt haben oder uns vermittelt wurde, dass Wut schlecht und zerstörerisch ist, dann kann es für uns als Erwachsene schwer sein, Durchsetzungskraft zu entwickeln. Der Umgang mit und die Reaktion auf Wut in unserer Kindheit beeinflussen unsere inneren Überzeugungen und Glaubenssätze über die Wut. Vielleicht ist uns nicht bewusst, dass Wut wie jedes Gefühl nur Energie ist, die frei durch uns fließen möchte und dann wieder geht. Vielleicht können wir Wut auch gar nicht mehr fühlen, weil wir sie uns nicht erlauben oder sie direkt von Traurigkeit abgelöst wird. Wenn unsere Eltern zum Beispiel eher enttäuscht und traurig waren, wenn sie eigentlich hätten sauer sein müssen, haben wir sehr wahrscheinlich gelernt, Wut durch Traurigkeit zu ersetzen. Doch wie alle unterdrückten Gefühle verbleibt Wut im Körper.

HINWEIS:

Ich selbst habe lange Zeit keine Wut gefühlt, bis ich in einem Journey-Prozess meinem Inneren Kind erlaubt habe, der Wut aus der Trotzphase, die damals verdrängt wurde, endlich Raum zu geben. Ich habe mein Inneres Kind wie ein Rumpelstilzchen herumspringen sehen. Das war unendlich befreiend für mich und hat enorm viel Kraft freigesetzt.

Als Mama fand ich diese Reflexion auch in Bezug auf meinen Umgang mit Wut meinem Kind gegenüber wichtig. Denn auch wenn wir als Erwachsene denken, wir hätten kein Thema mit der Wut, kann es sein, dass unser Inneres Kind sehr wohl ein Thema damit hat. Und wie bei allem sind wir auch, was den Umgang mit Gefühlen angeht, Vorbild für unsere Kinder.

Coachingbeispiel: Nein sagen lernen

Als Daniela zu mir ins Coaching kam, hatte sie das Anliegen, zu lernen, sich besser durchzusetzen. Sie geriet immer wieder in Situationen, in denen ihre persönlichen Grenzen überschritten wurden, und es fiel ihr sehr schwer, Nein zu sagen. Sie arbeitete in einem Büro, in dem viele Männer beschäftigt waren, viel Wert auf Zahlen, Daten und Fakten gelegt wurde und der allgemeine Umgangston etwas rauer war. Als hochsensibler Mensch fiel es Daniela schwer, in diesem System anzukommen und sich sicher zu fühlen. Sie hatte immer das Gefühl, sie müsse sich verstellen und härter sein, als sie war. Dieser innere Stress äußerte sich auch in körperlichen Symptomen wie Bluthochdruck.

Als ich Daniela das erste Mal sah, konnte ich die zarte, sanfte Seele in ihr erkennen, die einfach anerkannt werden wollte. Ich arbeitete mit ihr daran, sich selbst so anzunehmen, wie sie war, und gerade ihre sensible Seite als Geschenk zu erkennen. Je mehr sich Daniela in unseren Coachings mit ihrer Intuition verband, desto größer wurde ihr Wunsch nach Kreativität. Sie fing wieder an, zu malen und zu schreiben, was sie seit ihrer Kindheit nicht mehr getan hatte. Genau das passiert, wenn wir unserer Seele mehr Raum geben: Sie will sich ausdrücken. Und das geht am besten in einem Schaffens- oder Schöpfungsprozess.

Ihr innerer Wunsch nach Ausdruck veranlasste Daniela schließlich, ihrer Intuition zu folgen und den Job zu wechseln. Sie arbeitete nun für ein Kunstmuseum und fühlte sich in dieser neuen Umgebung sehr viel aufgehobener und glücklicher.

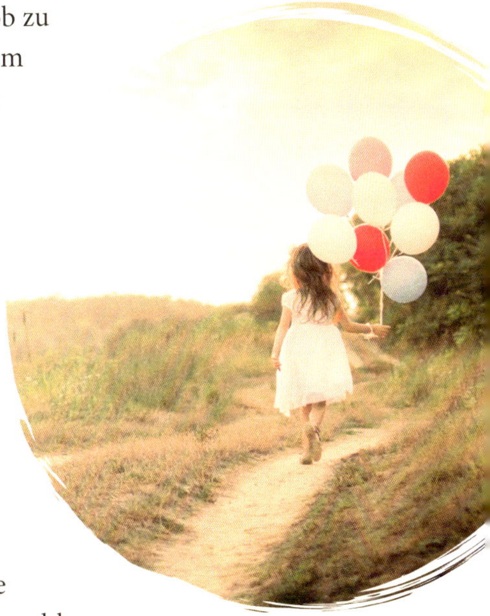

Um diesen Schritt zu gehen, war es für sie allerdings wichtig, dass wir ihren Mut, ihr Vertrauen und ihre Durchsetzungskraft stärkten, und so arbeiteten wir auch an dem Thema »Wut«. Daniela hatte viel unterdrückte Wut in sich. Teilweise Wut aus Generationen vor ihr. Denn Wut war bei ihr ein Familienthema und wurde nie gesund gelebt. Sie wurde entweder unterdrückt oder verwandelte sich in Jähzorn und Gewalt.

Dieses Generationenthema aufzulösen und ihre eigene Wut zu spüren, war ein großer Befreiungsschlag für Daniela. Sie konnte nach einiger Zeit gar nicht mehr verstehen, wie sie so viele Jahre Wut nicht hatte annehmen können, fühlte sie doch die Durchsetzungskraft, die mit der Wut einhergeht.

Das Interessante an der Wut ist, dass sie auch sehr viel Lebensfreude in sich trägt. Lassen wir Wut zu, schaffen wir Raum für Lebensfreude. Mit Zulassen meine ich reines Fühlen, ohne sich hineinzusteigern oder die Wut gewaltvoll zu leben. Wut nur im Körper zu spüren, sie anzunehmen und wieder abfließen zu lassen, ist sehr befreiend.

Vielleicht möchtest auch du mithilfe der folgenden Übung dein Inneres Kind fragen, welches Gefühl noch Raum braucht, was damals unterdrückt wurde und was du nun endlich loslassen darfst. Du wirst dich danach freier und glücklicher fühlen.

ÜBUNG: Gefühle loslassen

Nimm dir Zeit für dich. Setze dich an einen Ort, an dem du dich sicher und geborgen fühlst. Schließe deine Augen, verbinde dich mit deinem Herzen. Öffne dein Herz ganz weit. Und lade in diesen weiten, freien Raum dein Inneres Kind ein. Lasse es in deinem Herzen, umgeben von deiner Liebe, Platz nehmen. Und dann frage dein Inneres Kind:

- Welches Gefühl möchtest du loslassen?
- Welches Gefühl hast du dir nie erlaubt, zu fühlen?
- Welches Gefühl trägst du noch immer mit dir herum?
- Für welches Gefühl brauchst du heute Raum?

Und dann lasse das Gefühl zu. Nimm dein Inneres Kind in den Arm, und lasse es dieses Gefühl fühlen. Halte es in deiner Liebe. Umarme es mit all deiner Liebe. Mit all der Liebe auf der Welt. Umarme dein Inneres Kind und das Gefühl mit so viel Liebe wie möglich. So lange, bis dein Inneres Kind ruhig und entspannt ist. Vielleicht möchtest du deinem Inneren Kind noch etwas sagen. Was sollte es unbedingt wissen? Was hätte es schon damals wissen müssen? Nutze die Zeit mit deinem Inneren Kind, um ihm die Liebe und Geborgenheit zu schenken, die es sich schon so lange wünscht. Und dann öffne langsam deine Augen.

»Deine Aufgabe ist es nicht,
nach Liebe zu suchen. Sondern nach den Barrieren in dir selbst,
die du gegen sie gebaut hast.«
Rumi

Die innere Leere füllen

Als Coach begegne ich einem grundlegenden Thema immer wieder: **der Suche nach Liebe.** Der Suche nach einer Liebe, die in der Kindheit fehlte, die nicht gespürt oder wahrgenommen werden konnte, die vermisst wurde oder als überbehütende Liebe mit Angst gekoppelt war. Es geht im Grunde immer wieder darum, dass wir die Liebe unserer Eltern oder eines Elternteils vermissen. Unbewusst, tief in uns. Dass wir diese Liebe nicht erkennen, nicht fühlen können, sie uns als Kind nicht so gezeigt werden konnte, wie wir es uns gewünscht hätten, oder kompensiert wurde durch Lob und Geschenke für Leistung, Bestrafung für Misserfolge oder unerwünschtes Verhalten oder Ähnliches. Dadurch entstand in uns ein emotionales Loch. Eine innere Leere, eine Sehnsucht nach Liebe, Anerkennung, Aufmerksamkeit. Diese innere Leere war und ist uns und unseren Eltern nicht bewusst und war auch sicherlich nie ihre Intention. Unsere Eltern konnten nur so handeln, wie sie es selbst erfahren haben und fühlen konnten. Haben sie selbst diese Leere nie füllen können, wie wollen sie sie in uns füllen? Und als Kind fehlen uns die Fähigkeiten und Mechanismen, dies selbst zu regulieren.

Das bedeutet nicht, dass wir alle eine dramatische Kindheit ohne Liebe erfahren haben. Es meint nur, dass, wenn unsere Eltern ihr Herz irgendwann im Laufe ihres Lebens selbst verschlossen haben, wir ihre Liebe nie wirklich spüren können, sie nicht in unserem Herzen ankommt. Sie ist in jedem Fall da. Aber sie dringt nicht durch die Mauern zu uns. Und so fehlt uns als Kind etwas, ohne dass wir wissen, was es genau ist. Es ist eine Sehnsucht nach bedingungsloser Liebe. Eine Sehnsucht, uns mit unserer Seele zu verbinden. Eine Sehnsucht nach dem Gefühl, dass wir so, wie wir sind, komplett sind. Und so kommt es bei vielen von uns zu einem Missverständnis.

Da wir diese bedingungslose Liebe kennen (immerhin haben wir sie gespürt, bevor wir in den menschlichen Körper geboren wurden), sie aber nicht spüren, beginnen wir, zu glauben, dass wir nicht liebenswert sind. Dass wir nicht gut genug sind. Nicht wertvoll genug. Wir beziehen das Verhalten und die Gefühle unserer Eltern auf uns. **Wir suchen diese Liebe außerhalb, obwohl wir sie in uns finden.** So machen wir unbewusst unsere Eltern dafür verantwortlich, und doch könnten sie dieses Loch nie füllen. Denn was wir eigentlich vermissen, ist unsere Liebe. Die Sehnsucht danach möchte uns daran erinnern, dass wir die Liebe in uns finden. Dass wir selbst Liebe sind und immer waren. Dass wir nie von ihr getrennt waren, sondern immer mit ihr verbunden sind.

Die Sehnsucht nach Liebe bleibt in unserem Inneren Kind zurück als innere Leere. So versuchen wir, dieses Loch zu stopfen. Wir versuchen, die Leere, die wir als Kind im Herzen gespürt haben, zu füllen. Wir fordern sie von anderen, streben durch Leistung nach Erfolg, nach Anerkennung, nach Aufmerksamkeit, nach all dem, wovon wir denken, es würde diese innere Sehnsucht stillen. **Und doch ist es keine Sehnsucht nach etwas, was wir im Außen finden können. Es ist nichts, was wir erreichen, erhalten oder werden können, sondern es ist viel tiefer in uns verankert.** Diese Sehnsucht ist der Ruf unserer Seele, nach innen zu schauen. Uns selbst zu erkennen. Die Liebe zu erkennen, die da ist. Die Liebe, die wir sind. Es ist die Aufforderung unserer Seele, uns selbst bedingungslos zu lieben. Selbst das zu leben und zu sein, was wir uns wünschen.

Im Grunde sollten wir genau dies erkennen. Sehen, dass wir etwas nur missverstanden haben. Dass wir nicht die Liebe unserer Eltern brauchen, um liebenswert zu sein. Dass wir nicht nur durch die Liebe und Anerkennung anderer spüren, dass wir wertvoll sind. Wir sollten erkennen, dass wir all das schon sind. Schon immer waren. Immer sein werden. Du musst nicht nach der Liebe suchen. Sie nicht finden. Du bist sie schon. Tief unter all deinen verdrängten Gefühlen wartet sie auf dich. Um dich in die Arme zu schließen und die Leere aus deiner Kindheit zu füllen.

Die Arbeit mit dem Inneren Kind ist ein elementarer Baustein in meinen Coachings, denn durch sie können wir die Themen an der Wurzel lösen. Durch sie kann das geheilt werden, was uns noch als Erwachsene beschäftigt. In der Journey-Methode ist die Arbeit mit dem Inneren Kind zentraler Bestandteil. In der folgenden Meditation habe ich ein paar wenige Elemente übernommen, grundsätzlich basiert sie jedoch auf meinen eigenen Erfahrungen. Eine tiefer gehende Coachingübung zum Inneren Kind findest du in meinem Online-Kurs zu diesem Buch.

MEDITATION: Dem Inneren Kind Liebe schenken

Nimm eine bequeme Sitzposition ein. Schließe die Augen, und atme einmal tief ein. Und wieder aus. Stelle dir vor, wie du mit jedem Einatmen ruhiger und entspannter wirst. Es ist, als wenn dein Atem deinen Körper beruhigt. Deine Gedanken beruhigt. Deine Gefühle beruhigt. Dein Atem lässt dich ruhiger, weicher und entspannter werden. Ganz von allein, ganz von selbst. Beobachte einfach diese Ruhe, die sich in dir ausbreitet. Und in dieser Ruhe nimm dich selbst an deinem Lieblingsort wahr. Ein Ort, an dem du dich wohl-, sicher und geborgen fühlst. Ein Ort, an dem du gern bist. Vielleicht ist es ein Ort in der Natur, vielleicht ist es ein Ort in einem Haus. Sieh und spüre, wie du jetzt an diesem Ort bist, ihn wahrnimmst. Und dann sieh dich als dein heutiges Ich an diesem Ort. Wie du dich freust, dort zu sein, wie dankbar und zufrieden du bist. Und nun lade deinen Schutzengel und dein Inneres Kind ein, das noch Heilung, Liebe und deine Aufmerksamkeit benötigt. Wie alt ist dein Inneres Kind, das jetzt auftaucht?

Jetzt nehmt ihr alle an deinem Lieblingsort Platz. Nimm dein Inneres Kind in den Arm. Halte es fest. Sage ihm, dass es dir leidtut, wenn es sich nicht verstanden, nicht gesehen, nicht geliebt gefühlt hat. Sage ihm, dass es immer wertvoll ist, unabhängig davon, was andere tun oder sagen, und dass du ab heute auf es aufpasst. Sage ihm, dass es nie allein war, dass es nie getrennt von allem war, sondern immer eins mit allem, was ist. Sage ihm, dass es Liebe ist, Unendlichkeit, Freude, Freiheit, Grenzenlosigkeit. Sage ihm, dass du es über alles liebst und immer geliebt hast, dass du für es da bist und immer sein wirst. Nimm dieses kleine Kind in deine Arme, halte es fest. Mit all seinen Wünschen, Träumen, Gefühlen und Gedanken. Nimm es so an, wie es ist.

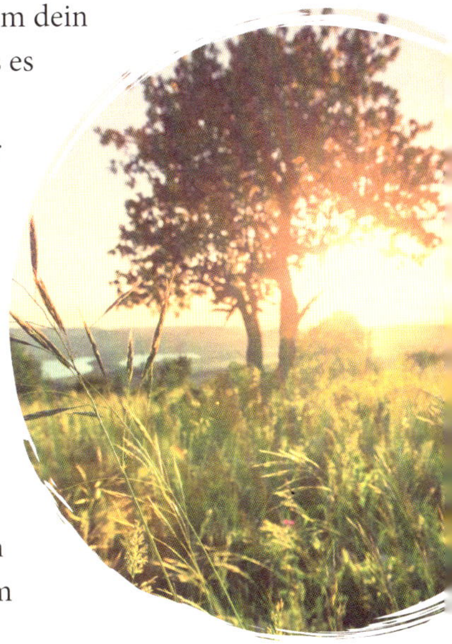

Und nun öffnet beide eure Herzen – dein Inneres Kind und dein heutiges Ich. Öffnet eure Herzen, und lasst die Liebe zwischen euch fließen. Von Herz zu Herz. Vielleicht nimmst du diesen Fluss in Form eines Unendlichkeitszeichens wahr. Eine liegende Acht, die von eurer Liebe erfüllt ist und endlos, zeitlos, grenzenlos zwischen euch hin- und herfließt. Ein Geben und Empfangen. Und dann spüre, wie diese Liebe die Leere, das Loch in euren Herzen füllt. Spüre und sieh, wie das Loch im Herzen deines jüngeren Ichs durch die bedingungslose Liebe heilt. Und dann spüre und sieh, wie auch das Loch in deinem Herzen durch diese Liebe heilt. Wie die Leere mit Liebe gefüllt wird. Mit reiner, bedingungsloser Liebe. Spüre, wie eure Herzen stark und fröhlich werden und sich mit Dankbarkeit füllen. Mit Dankbarkeit dafür, dass ihr euch selbst immer wieder diese Liebe schenken könnt, dass sie immer da ist und ihr sie nur fließen lassen müsst.

Genießt noch einmal eure von Liebe erfüllten Herzen. Und dann sage zu deinem Inneren Kind: »Es tut mir leid, dass ich dich nicht schon früher wahrgenommen habe und du mit dieser Leere leben musstest. Bitte verzeih mir.« Öffne dein Herz für die Vergebung, und lasse diese jetzt zwischen euch fließen. Spüre, wie du dir von Herzen selbst verzeihst. Sage: »Ich verzeihe mir.« Und fühle, wie sich in dir eine angenehme Ruhe und Zufriedenheit ausbreiten. Blicke deinem Inneren Kind in die Augen, und sieh seine Dankbarkeit und Liebe für dich. Erlaube dir, zu spüren, wie sehr es dich liebt und wie sehr du es liebst. Sei diese Liebe, lebe sie, gib sie, und empfange sie auch. Erlaube dir, diese Liebe und Dankbarkeit für dich selbst zu spüren. Sage zu dir: »Ab heute erlaube ich mir, all die Liebe in mein Leben zu lassen, nach der ich mich sehne. Ab heute erlaube ich mir, mir selbst Liebe zu schenken, mich so anzunehmen, wie ich bin. Ab heute erlaube ich mir, dankbar für mich selbst zu sein.« Und dann spüre, was diese Erlaubnis mit dir macht.

Halte oder umarme dein Inneres Kind, und lasse es mit dir verschmelzen. Lasse es in dir aufwachsen. Spüre, wie sich eure Liebe noch weiter in dir ausbreitet. Wie sie deinen gesamten Körper durchströmt. Dich heilt. Dich nährt.

Und wenn du bereit bist, komme langsam wieder in diesem Moment an. Atme tief ein und aus, und öffne langsam deine Augen.

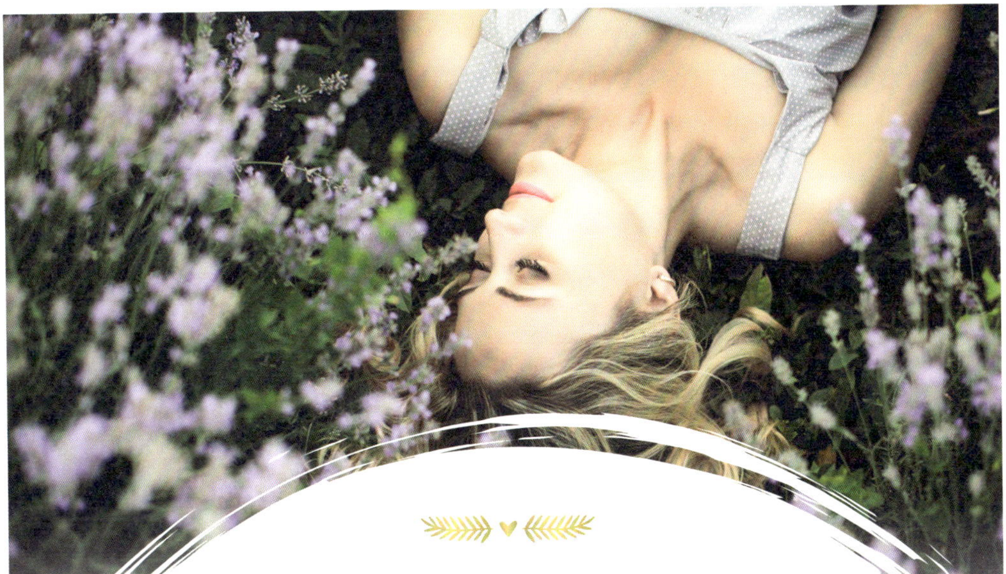

SELBSTLIEBE

Es kommt nicht darauf an, wer dich sieht.
Sondern darauf, dass du dich selbst erkennst.

Es kommt nicht darauf an, von anderen anerkannt zu werden.
Sondern nur, dass du selbst deinen Wert spürst.

Es kommt nicht darauf an, gemocht zu werden.
Sondern darauf, dass du dich selbst annimmst.

Es kommt nicht darauf an, was andere tun.
Sondern nur darauf, wonach sich deine Seele sehnt.

Es kommt nicht darauf an, so zu sein, wie andere dich gern hätten.
Sondern darauf, deine eigenen Werte im Einklang mit dir selbst zu leben.

Es kommt nicht darauf an, wie viele Menschen dir folgen.
Sondern nur, ob deine Nachricht ihr Herz erreicht.

Es kommt nicht darauf an, wie viele dich hören.
Sondern nur darauf, ob du deine tiefe Wahrheit aussprichst.

Es kommt nicht darauf an, was andere denken.
Sondern darauf, dass du dir selbst treu bleibst.

Es kommt darauf an, dass du spürst,
wie wertvoll du schon bist.

Coachingbeispiel: Das eigene Herz öffnen

Ich erlebe in meinen Coachings sehr häufig, dass Menschen ihr Herz aus Angst, verletzt zu werden, verschließen. Doch ein verschlossenes Herz schützt nicht vor Verletzung. Vielmehr sorgt es genau dafür. Es bewirkt, dass wir uns vor unserer eigenen Liebe verschließen. Und vor der anderer. Wir schützen uns nicht, sondern verletzen uns immer wieder selbst. Dies möchte ich dir gern am folgenden Beispiel aus meiner Coachingpraxis veranschaulichen.

Als Anja zu mir ins Coaching kam, hatte sie den Wunsch, sich innerlich freier zu fühlen und sich besser mitteilen zu können. Anja war Mitte dreißig, reiste viel und hatte keinen festen Partner. Alle Beziehungen schienen daran zu scheitern, dass sie sich nicht wirklich mitteilen konnte. Über Gefühle zu sprechen, fiel ihr nicht nur schwer, es war ihr teilweise sogar unmöglich. Sie hatte das Gefühl, dass sie zu viel zeigen würde, dass sie lieber stark sein sollte und dass ihre Gefühle und ihre Meinung für andere unwichtig waren.
Im Coaching setzten wir tief an ihrem Selbstbewusstsein an. Es war mir besonders wichtig, dass sie erkannte, wie wertvoll sie ist und dass sie sehr viel Liebe in sich trägt. In einer Sitzung ließ sie die Mauer, die sie als Schutz um ihr Herz gebaut hatte, fallen. Danach veränderte sie sich nicht nur emotional, sondern auch energetisch war ein deutlicher Unterschied spürbar. Sie wurde weicher, sanfter, liebevoller. Es war, als ob all die angestaute Liebe, die sich über die Jahre hinter der Mauer angesammelt hatte, endlich wieder fließen konnte.
Ein weiterer wichtiger Schritt war es, die negativen Überzeugungen zu lösen, die Anja seit ihrer Kindheit als ihre Wahrheit verinnerlicht hatte. Sätze wie »Ich bin nicht gut genug«, »Ich bin nicht liebenswert«, »Ich bin nicht wichtig« waren in ihr gespeichert. »Man muss stark sein«, »Das Leben ist hart«, »Man darf nicht zu viel von sich zeigen«. All diese hemmenden, negativen Glaubenssätze wurden gelöst, und Anja konnte sich ihrer neuen, selbst gewählten Wahrheit öffnen.
Im Grunde kommt es immer auf unseren Blickwinkel an. Das, was wir annehmen, ist unsere Realität. Das, was wir erwarten, manifestiert sich. Das, was wir sehen möchten, sehen wir.

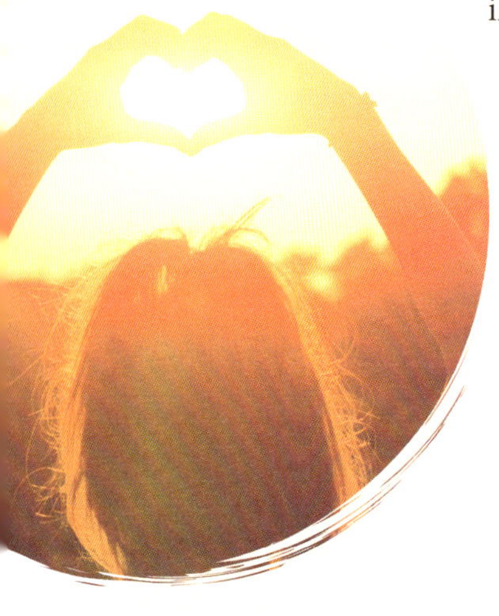

MEDITATION: Herzöffnung

Wenn meine Klientinnen mich fragen, was sie tun können, um ihr Herz zu öffnen, antworte ich: »Entscheide dich dafür.« Denn im Grunde ist es nur eine Frage der Entscheidung. Deiner Entscheidung, dich mit dir, deinen Gefühlen und Themen auseinanderzusetzen und Heilung geschehen zu lassen. Eine Meditation, die ich auch sehr gern selbst mache, ist diese:

Schließe deine Augen. Lege eine Hand auf dein Herz. Spüre deinen Herzschlag. Atme ein, und spüre, wie du dich tief mit deinem Herzen verbindest. Atme tief in dein Herz ein, und spüre, wie es dadurch an Raum und Platz gewinnt. Atme tief ein, und lasse beim Ausatmen alle Anspannung aus deinem Herzen fließen. Atme Vertrauen und Weite ein, und lasse beides in dein Herz fließen. Und dann stelle dir vor, wie du die Türen zu deinem Herzen öffnest. Öffne alle Türen und Fenster, und lasse dein Herz immer weiter werden. So weit, wie du kannst. Und noch weiter. So weit wie die Welt. So weit wie das Universum. Stelle dir vor, wie sich dein Herz immer mehr weitet und öffnet. Und dann spüre, wie ganz viel Liebe aus dem Universum in dein Herz fließt. Spüre, wie sich dein gesamtes Herz mit dieser bedingungslosen Liebe anfüllt. Jetzt, wo dein Herz wieder offen ist, kann all die Liebe hineinfließen. Lasse all die Liebe in dein Herz. Und spüre, wie sich diese Liebe in deinem gesamten Körper verteilt. Wie sie überallhin fließt. Wie sie alles reinigt und heilt. Spüre, wie diese wunderschöne Liebe dich und dein Herz heilt.

Lasse die Liebe so lange fließen, bis du das Gefühl hast, dass alles in dir und um dich herum von Liebe erfüllt ist. Und dann lasse diese Liebe von dir aus in die Welt fließen. Spüre, wie Wellen der Liebe zu dir strömen, dich erfüllen und von dir aus wieder in die Welt fließen wie in einem ewigen Kreislauf.

Welche Farbe hat diese Liebe? Visualisiere diese Farbe so, wie es sich für dich am schönsten anfühlt. Und nimm dieses Gefühl mit in deinen Tag. Und wenn du bereit bist, öffne langsam deine Augen.

STELLE DIR VOR,

jeder Mensch würde seinen Tag mit dieser Meditation beginnen. Stelle dir vor, wie viel Liebe wir spüren und wie wenige egobasierte Konflikte wir erleben würden. Und um diese wunderschöne Vorstellung Realität werden zu lassen, beginne bei dir. Öffne dein Herz. Je öfter du diese Meditation durchführst, desto leichter wird sie dir fallen.

ÜBUNG: Die Botschaft deines Herzens

Auch diese Übung unterstützt dich bei der Herzöffnung. Sie hilft dir, wahrzunehmen, was dein Herz dir mitteilen möchte und was du tun kannst, um es mehr zu öffnen.

Schließe deine Augen. Atme tief ein. Stelle dir vor, wie du Vertrauen einatmest und sich dieses Vertrauen in deinem gesamten Körper ausbreitet. Spüre, wie sich dein gesamter Körper immer mehr entspannt. Mit jedem Atemzug, ganz von selbst. Dann spüre in dein Herz. Wie fühlt sich dein Herzraum an? Ist er offen und weit oder eher verschlossen und eng? Atme mehrmals ganz tief in diesen Bereich, sodass er sich öffnen und weiten kann.

Dein Herz hat drei Ebenen: die physische, die emotionale und die spirituelle Ebene. Spüre zuerst in die physische Ebene deines Herzens hinein. Wie fühlt sich dein Herz auf der körperlichen Ebene an? Was braucht es? Was möchte es dir sagen? Wie kannst du es unterstützen? Lasse die Antworten in dir aufsteigen.

Dann fühle in die emotionale Ebene deines Herzens hinein. Was möchte dein Herz dir auf der Gefühlsebene sagen? Was braucht es? Wie kannst du es unterstützen? Welche Botschaft hat dein Herz auf dieser Ebene für dich? Lasse auch hier die Antworten in dir aufsteigen, und nimm einfach nur wahr.

Und dann betrachte dein Herz auf spiritueller Ebene. Was braucht dein Herz für dein inneres Wachstum, deine persönliche Entwicklung? Was braucht dein Herz, um besser auf die Impulse deiner Seele achten zu können? Lasse die Antworten deines Herzens aufsteigen.

Atme tief ein und aus. Öffne langsam deine Augen, und notiere die Botschaften deines Herzens. Vielleicht möchtest du dich in nächster Zeit näher mit ihnen beschäftigen.

VOM MUT, DEIN HERZ ZU ÖFFNEN

Ich weiß, es tut weh.
Ich kenne den Schmerz, hab ihn selbst erlebt.
Und doch ist es keine Lösung, dein Herz zu verschließen.
Denn es ist genau das, was schmerzt.
Dein verschlossenes Herz ist es, was wehtut.
Die Mauern, die dich von dir trennen.
Von der Heilung der alten Wunden.
Dich davon trennen, die Liebe anderer zu fühlen.
Dich von der Liebe in dir trennen.

Ich weiß, es braucht Mut.
Mut, dich zu öffnen.
Ich weiß, du hast Angst.
Angst, verletzt zu werden.
Doch vielleicht bist du bereit, zu erkennen,
dass all die Mauern deine Angst nur verstärken.

Doch wenn du die Angst annimmst, dein Herz weit öffnest
und loslässt, was schmerzt, wird dein Mut belohnt.
Mit der Liebe, die in dir wohnt und
dann endlich wieder frei fließen kann.
Mit Momenten des Glücks und der Dankbarkeit.
Mit Glück, das du fühlen und sehen kannst.

Dein Mut zeigt dir, was möglich ist.
Dein Mut zeigt dir, dass deine Träume und Wünsche möglich sind.
Dein Mut zeigt dir, dass du möglich bist.
Alles, was du bist, suchst und brauchst.
In dir. Schon da. Für immer.

Coachingbeispiel:
Du bist so schön, wie du dich siehst

Selbstakzeptanz und Selbstliebe gehen miteinander einher.

*Je mehr du dich so annimmst, wie du bist,
mit all deinen Stärken und deinem Entwicklungspotenzial,
desto mehr kommst du in die Selbstliebe.*

Als ich mit Maria über Selbstliebe sprach, wich sie im ersten Moment zurück. Zu sehr verband sie den Begriff mit Egoismus und Selbstverliebtheit. Wenn wir als Kinder Sätze hören wie »Eigenlob stinkt« oder »Du bist nicht der Nabel der Welt«, entwickeln wir den Glaubenssatz, dass wir selbst nicht so wichtig sind. Dass wir uns selbst nicht so wichtig nehmen dürfen.
In unserem Coaching merkte Maria schnell, dass ich mit Selbstliebe etwas anderes meinte. Dass das Gefühl, sich selbst zu akzeptieren und anzunehmen, im Grunde das war, wonach sie sich schon immer sehnte, was sie sich selbst aber nicht erlaubte.
Und so arbeiteten wir genau an dieser Erlaubnis. Der Erlaubnis, sich selbst zu lieben, ohne arrogant oder eingebildet zu sein, sondern auf eine mitfühlende und wertschätzende Art – sich selbst und anderen gegenüber.

SELBSTREFLEXION: Was erlaubst du dir nicht?

Überlege heute einmal, inwieweit du dich selbst akzeptierst. Was erlaubst du dir nicht? Und wie fühlt sich das für dich an? Betrachte dich selbst mit viel Sanftheit, und frage dich: Was möchtest du dir ab heute erlauben? Wie kannst du dich selbst besser akzeptieren? Wie kannst du dich mehr lieben?

Vergebung als Schlüssel zur Heilung

Jeder von uns trägt alte – und sehr wahrscheinlich sogar viele – Verletzungen mit sich. Dazu zählt, als Kind nicht wahrgenommen oder gehört, ausgelacht oder gemobbt, bloßgestellt oder emotional erpresst worden zu sein, ebenso wie, als Baby nach seiner Mutter oder einer Bezugsperson geweint und das Gefühl gehabt zu haben, allein gelassen worden zu sein und nicht überleben zu können. Diese Urängste wurden in uns allen schon einmal angesprochen, und sie können auch als Erwachsene immer wiederkehren, zum Beispiel als Bindungsangst, Verlustangst etc. Und zwar nur aus einem Grund: damit wir sie heilen können.

Heilen bedeutet in diesem Zusammenhang, das Thema wirklich abzuschließen, loszulassen. Und das ist im Grunde nur durch Vergebung möglich. Sich selbst und der Seele der anderen beteiligten Personen zu vergeben, ist der Schlüssel zur Heilung. Dabei bedeutet, zu vergeben, nicht, die Tat zu vergeben, sondern der Seele des anderen. In dem Wissen, dass er oder sie zu diesem Zeitpunkt auch nur aus den eigenen Erfahrungen und Überzeugungen heraus agieren konnte und das eigene Päckchen zu tragen hatte.

Wenn du *jemand anderem vergeben möchtest,* erinnere dich, dass der andere nicht deinetwegen, sondern seinetwegen so gehandelt hat. Aufgrund seines eigenen Schmerzes. Aufgrund seiner Erfahrungen.

Und wenn du *dir selbst vergeben möchtest,* erinnere dich, dass auch dein Verhalten nichts mit dem anderen zu tun hatte, sondern nur mit deinen Gefühlen und Erfahrungen. Es hatte mit dir zu tun. Dein eigener Schmerz hat sich durch dein Handeln ausgedrückt.

Wenn wir uns dessen bewusst sind, fällt es uns meist leichter, zu vergeben. Denn wir schauen tiefer, ändern die Perspektive und betrachten das große Ganze. Wir erweitern unser Blickfeld, öffnen unser Herz für unseren Schmerz und den des anderen. Das bedeutet nicht, dass wir mit dem anderen mitleiden müssen. Es geht nur um ein besseres Verständnis des Gegenübers und darum, sich bewusst zu machen, dass ein Verhalten immer mit demjenigen zu tun hat, der es ausübt.

Was hier auch sehr helfen kann, ist, dir das Innere Kind des anderen vorzustellen. Welche Gefühle trägt es mit sich herum? Was hat es bewegt? Denn im Grunde handelte der andere auch nur aus seinem verletzten Inneren Kind heraus. Stelle dir vor, wie du das Innere Kind des anderen und sein Erwachsenen-Ich zusammenbringst und sie nun ihr Thema für sich klären können. Dann kannst du leichter vergeben und dich wieder dir selbst zuwenden. Denn für dich ist es auch besonders wichtig, zu ergründen, was du aus der Situation lernen solltest. Was solltest du erkennen? Aus welchem Grund wollte deine Seele diese Erfahrung machen, was wollte sie lernen?

Deine Seele möchte vergeben. Sie möchte nicht länger mit all den alten Wunden herumlaufen. Sie möchte nicht länger diese innere Sehnsucht spüren. Sie möchte nicht länger mit ansehen, wie du am falschen Ort suchst, um deine innere Leere zu füllen. Sie möchte heilen. Sie möchte mit dir in Einklang leben. Mit deinem gesamten Wesen. Deinem Körper, deinem Verstand und deinem Herzen. Sie möchte dir helfen, dir zeigen, welchen Weg du einschlagen musst, um von innen heraus glücklich zu werden. Sie möchte sich zeigen, sich ausdrücken, erschaffen. Sie liebt dich.

Der einzige Weg, um alte Wunden wirklich zu heilen, ist Vergebung. Mache dir dafür Folgendes bewusst: »Das Verhalten der anderen Person hat nichts mit mir zu tun.« Das zu erkennen, ist wesentlich, wenn es um das Thema »Vergebung« geht. Mache dir bewusst, dass du nicht der anderen Person zuliebe vergibst, sondern für dich selbst. Aus Liebe zu dir selbst. Denn nur dann können alte Verletzungen ganz heilen.

Trotzdem kann es so schwer sein, zu verzeihen. Wir halten an der Wut, dem Ärger, der Enttäuschung fest, weil wir denken, die andere Person hätte es nicht verdient, dass wir loslassen, dass wir ihr verzeihen. Doch bedenke, dass du durch das Festhalten der Anspannung, der Aufregung, der unterdrückten Gefühle und durch das Nicht-Abschließen der Situation dir und deinem Körper schadest. Nicht die andere Person leidet darunter, sondern du selbst: dein Körper, dein Herz und deine Seele. Ein indianisches Sprichwort besagt: »Nicht zu vergeben, ist, als würdest du selbst Gift trinken und hoffen, dass der andere daran stirbt.«

Durch meine Arbeit als Coach und Journey Practitioner erlebe ich immer wieder, dass alte Verletzungen erst durch Vergebung ganz heilen. Erst dann können wir wirklich loslassen und abschließen. Vergeben ist also wichtig für dich. **Du tust dir damit etwas Gutes.**

Wenn es dir schwerfällt, zu vergeben, können dir folgenden Übungen helfen.

SELBSTREFLEXION: Vergebung

Sei ehrlich zu dir und frage dich:

- Wem hast du noch nicht vergeben? Deiner Mutter? Deinem Vater? Deinen Großeltern? Deinen Geschwistern? Deinem Ex-Partner/deiner Ex-Partnerin? Deinen Freunden? Deinem Kollegen?
- Welche Verletzungen holen dich immer wieder ein?
- Was hast du dir selbst bisher nicht vergeben?
- Wie haben diese Erlebnisse deine Sicht auf dich selbst geprägt? Welche Überzeugungen über dich haben sich aufgrund der erlebten Situation gebildet?
- Was macht es mit deinem Körper, deinem Herzen und deiner Seele, wenn du nicht vergibst? Wie sehr belastet es dich?
- Wie würde dein Leben sich anfühlen, wenn du dich entscheidest, nicht zu vergeben?
- Wie würdest du dich ohne diese Last fühlen? Wie würdest du dich fühlen, wenn du endlich vergibst?
- Was durftest du aus diesen Situationen lernen?
- Was denkst du über dich, wenn du erkannt hast, was du lernen solltest? Welche neuen Überzeugungen schenkt dir die Vergebung?
- Was musst du dir erlauben, um endlich zu vergeben?

»Vergib anderen nicht, weil sie es verdienen,
sondern weil du Frieden verdienst.«
Buddha

ÜBUNG: Dir selbst und anderen vergeben

Frage dich: Was und wem konntest du bisher nicht vergeben? Erinnere dich: Zu vergeben, bedeutet nicht, dass du das Verhalten der anderen Person gutheißt und es entschuldigst. Es bedeutet nur, dass du dem Herzen, der Seele des anderen vergibst. Du musst deine Vergebung nicht persönlich überbringen. Das geht auch in Gedanken. Nimm dir Zeit dafür. Stelle dir vor, wie die Person vor dir steht, und sprich dir alles von der Seele. Lasse den alten Ballast los. Was würde die Person antworten, wenn sie aus dem Herzen heraus antworten könnte, nicht aus dem Ego?
Stelle dir vor, wie es im Herzen der anderen Person aussieht. Warum hat sie sich so verhalten? Welche Gefühle haben dabei eine wesentliche Rolle gespielt? Was liegt hinter der Schutzmauer?
Du musst nicht alles fühlen, was der andere gefühlt hat, es geht lediglich darum, einen Eindruck von den wahren Beweggründen zu bekommen. Wie sieht es in der Seele des anderen aus? Was hat der Person gefehlt? Was hat sie wirklich gefühlt? Ergründe diese Dinge auf Seelenebene, sieh also tiefer. Erkenne den Schmerz hinter der Handlung des anderen.
Sei ehrlich zu dir selbst: Warum hältst du fest? Was bringt es dir? Ändert es die Situation? Genießt du die Opferrolle vielleicht? Was wäre, wenn du verzeihen würdest?

Durchtrenne alte negative Verbindungen: Stelle dir vor, dass ein heller Lichtstrahl die negative Verbindung zur anderen Person durchtrennt. Spüre, wie erleichternd das ist. Und dann, wenn du so weit bist, verzeihe der Person aus vollem Herzen. Dann kannst du das Thema wirklich abschließen und Platz für Neues erschaffen.

Was musst du dir selbst noch vergeben? Manchmal vergessen wir, dass wir noch Schuld und Scham in uns tragen. Vielleicht haben wir uns in einer Situation in unserem Leben so verhalten, wie es eigentlich nicht unseren Werten entspricht. So etwas kann passieren. Das gehört zum Leben und Lernen dazu. Doch es ist wichtig, dass wir auch mit uns selbst im Reinen sind. Gibt es etwas, wofür du dich schuldig fühlst? Was du dir selbst noch nicht verziehen hast? Was solltest du aus der vergangenen Situation lernen? Was bringt es dir, dich selbst weiter damit zu bestrafen? Ändert das etwas an der Situation? Oder wäre es nicht besser, das Thema ganz abzuschließen, das Gelernte anzunehmen und es ab jetzt besser zu machen? Wenn du dir selbst noch etwas vergeben musst und es dir schwerfällt, nimm eine andere Perspektive ein: Wenn dein Kind dir dies erzählen würde, was würdest du ihm sagen? Und dann vergib dir selbst aus vollem Herzen. Falls es noch nicht aus vollem Herzen klappt, vielleicht klappt es schon ein wenig. Jeder Schritt ist ein Schritt in Richtung deiner Heilung.

Stelle dir vor, wie dein Leben weitergehen würde, wenn du nicht vergibst. Wie würde es sich anfühlen, weiter mit der Last zu leben? Denke daran: Du und dein Leben tragen diese Last, nicht der andere. Gehe in Gedanken einige Jahre in die Zukunft, und fühle, wie es ist, nicht zu vergeben.
Dann stelle dir vor, wie dein Leben wäre, wenn du vergibst. Wie würde es sich anfühlen? Was würdest du denken? Was würdest du tun? Gehe in Gedanken mehrere Jahre in die Zukunft, und spüre, wie sich dein Leben entwickelt, wenn du diese alte Last endlich losgelassen hast.
Stelle dir vor, wie schön die Welt wäre, wenn alle Menschen vergeben und ihre Inneren Kinder und Wunden heilen würden, wie viel Liebe, Mitgefühl, Verständnis und Frieden auf der Welt herrschen würden. Es gäbe keinen Grund mehr, andere Menschen zu verletzen, wenn wir alle mit uns selbst im Reinen sind. Wenn wir in uns aufgeräumt haben und keinen Groll mehr hegen. Nicht gegen uns selbst oder gegen andere handeln, sondern füreinander, miteinander. Ist das nicht eine wundervolle Vorstellung?

Das ist meine Vision: eine Welt, in der wir alle bei uns selbst beginnen, unsere Liebe wiederentdecken und diese in die Welt tragen. Machst du mit?

HINWEIS:

Denke immer daran, die Gefühle der alten Wunde nicht zu unterdrücken, sondern anzunehmen und abfließen zu lassen. Danach bist du bereit, zu vergeben. Löst du die Gefühle, die mit der Situation in Verbindung stehen, nicht auf, kann die alte Wunde nicht heilen. Doch wenn du den alten Schmerz, die Trauer, Wut, Angst, Schuld oder Scham gefühlt und losgelassen und den tieferen Sinn der Situation erkannt hast, dann kannst du vergeben. Und dann heilst du dich, dein Verhalten und auch deine Realität, dein Umfeld und einen Teil der Welt.

Coachingbeispiel: Die Kraft des Vergebens

Nadja kam mit dem Wunsch zu mir ins Coaching, sich darüber klar zu werden, was sie beruflich machen möchte. Sie war in einem gut bezahlten Job, der ihr jedoch nicht die Erfüllung gab, die sie sich wünschte. Nadja war sich unsicher, was sie wirklich machen wollte und was ihr Lebenssinn war. Sie wusste nicht, was sie dieser Welt schenken konnte. Nur, dass sie etwas machen wollte.

Im Coaching kamen wir relativ schnell zu einem Thema, worüber Nadja nicht gern sprach: ihre Vergangenheit. Insbesondere die Beziehung zu ihrem Vater. Und doch war klar, dass genau hier die Wurzel für die vielen Fragen in ihrem Leben zu finden war. Als wir in einem tiefen Coachingprozess mit ihrem Inneren Kind arbeiteten, sprachen wir über die Situation, in der der Vater die Familie verlassen hatte. Er hatte sich von der Mutter getrennt und Nadja, die damals sechs Jahre alt war, und ihre ältere Schwester verlassen. So fühlte es sich jedenfalls für Nadjas Inneres Kind an. »Du hast mich verlassen. Du bist meinetwegen gegangen.« Diese unwahren Überzeugungen und auch viel Schuld, Scham, Trauer, Gefühle der Wertlosigkeit und vor allem Verlustangst wollten gelöst werden.

In der »Aussprache«, die das Innere Kind im Coachingprozess mit dem Vater erlebte, konnte Nadja zum ersten Mal wirklich die Perspektive wechseln. Natürlich hatte sie vorher auf mentaler Ebene schon verstanden, dass der Vater damals nicht ihretwegen gegangen war. Dennoch hatte ihr Inneres Kind all diese Gefühle noch immer gespeichert, sie konnte die Wahrheit bisher nie fühlen. Und das war der entscheidende Unterschied.

Erst, wenn wir uns mit den damaligen Gefühlen beschäftigen, ist Heilung möglich. Denn erst, wenn diese Gefühle gelöst sind, sind wir bereit, unser Herz wieder zu öffnen und zuzuhören. So konnte Nadjas Inneres Kind nun dem Vater zuhören, der ihr sagte, dass er sie bedingungslos liebt und sie nichts mit der Trennung zu tun hat. Auch wenn die erwachsene Nadja dies bereits wusste, kam es jetzt erst im Herzen der kleinen Nadja an und konnte dadurch viel bewirken. Nadja war bereit, zu vergeben, da sie erkannte, dass ihr Vater nicht ihretwegen, sondern seinetwegen so gehandelt hatte. Sie konnte seine Liebe spüren und endlich diese alte Schuld loslassen. Dadurch, dass sie ihrem Vater

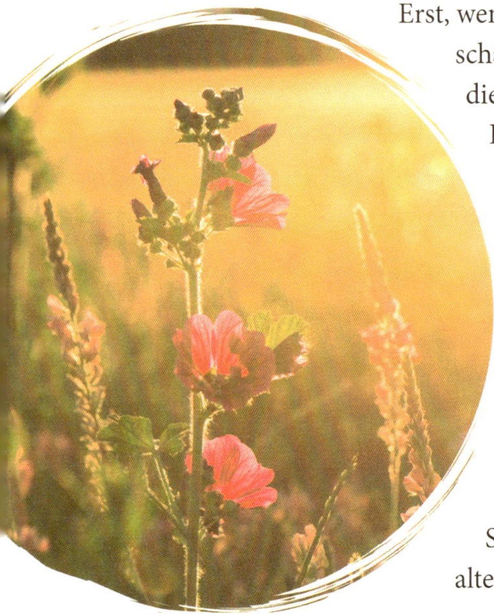

vergab, konnte sie auch sich selbst vergeben. Dafür, all die Jahre nicht wirklich hingehört zu haben, sich sozusagen selbst bestraft zu haben. Diese doppelte Vergebung öffnete ihr das Tor zu ihrer Intuition.
In den nächsten Coachingsitzungen spürte Nadja ganz deutlich ihre innere Stimme, die ihr den Weg wies. Sie wusste, was sie machen wollte. Sie war bereit, sich die Muster in ihrem Leben anzusehen und zu erkennen, warum ihr bestimmte Dinge widerfahren waren. Sie erkannte ihren eigenen Anteil und das, was sie durch all ihre Erfahrungen lernen sollte – oder was ihre Seele lernen wollte. Und letztlich öffnete sich auch die Tür zu ihrer Berufung. Ihr Weg lag nun klar und deutlich vor ihr.

Coachingbeispiel: Loslassen fällt oft schwer

Als Eva mit dem Anliegen, ihre Tochter endlich loslassen zu können, zu mir kam, spürte ich eine Seele, die sich tief im Inneren nach Liebe sehnte. Eva war Mitte fünfzig und hatte ein sehr enges Verhältnis zu ihrer Tochter. Sie beschrieb es als teilweise inniger als das zu ihrem Mann. Sie und ihre Tochter teilten alles. Umso schwerer war es für Eva, zu akzeptieren, dass ihre Tochter erwachsen wurde und ihren eigenen Weg ging. Eva verspürte Eifersucht gegenüber ihrem Schwiegersohn und hatte das Gefühl, dass er ihr die Tochter genommen hatte. Im Grunde war diese Situation eine Einladung, noch tiefer hinzusehen: Was trieb die Verlustangst wirklich an? Wo lag die Wurzel für das extreme Klammern und Festhalten?
Loslassen ist für uns Menschen nicht leicht. Es bedeutet, etwas ziehen zu lassen, was wir lieber festhalten würden. Etwas, was wir vielleicht brauchen, weil es für uns die Welt bedeutet und das umfasst, womit wir uns identifizieren.
Für Eva hatte sich ein großes Loch aufgetan, als ihre Tochter ausgezogen war. Zwar war sie nur nach nebenan gezogen, dennoch hatte sie ihr Zuhause verlassen. Eva vermisste die gemeinsame Zeit und die Unbeschwertheit und hing so mit den Gedanken in der Vergangenheit fest, dass es ihr gar nicht mehr möglich war, das Hier und Jetzt zu genießen, den Moment wahrzunehmen. Sie wusste nichts mit sich anzufangen, war doch ihr Lebensgrund, ihr Sinn, nicht mehr da. So fühlte es sich für sie zumindest an.
Doch im Grunde zeigte die Situation, die innere Leere und Verzweiflung, die Eva spürte, nur auf, dass es noch etwas in ihrem Leben gab, was Heilung bedurfte. Dass sie eine Situation aus ihrer Kindheit, in der sie sich von ihren Eltern verlassen und im Stich gelassen gefühlt hatte, nun auf ihre Tochter übertrug.

In unserem Coaching schauten wir uns die Ursache für die Verlustangst an, lösten alte Überzeugungen, energetische Verbindungen, und das Wichtigste war: Eva konnte ihren Eltern vergeben. Das war der entscheidende Schritt. Eva konnte erkennen, was sie lernen sollte: dass die Liebe, die sie sucht, immer in ihr selbst zu finden ist. Und dass niemand anderer, keine Eltern, kein Kind, kein Partner, verantwortlich ist, diese Liebe in ihr zu aktivieren. Dass wir alle dies nur selbst können. Und dass genau das unsere Aufgabe ist.

Alles, was wir erleben, kann uns helfen, zu wachsen.

Alles, was wir erleben, kann uns helfen,
noch tiefer in uns anzukommen.

Alles, was wir erleben, kann uns helfen, zu heilen.

Lebensmuster verstehen

Durch die Übungen und Meditationen, die du bisher gemacht hast, bist du dir selbst, deinen Themen und Mustern, schon ein ganzes Stück nähergekommen, hast alte Verletzungen geheilt. Wichtig ist aber auch, den roten Faden im eigenen Leben zu erkennen, zu verstehen, was uns angetrieben hat, warum das Leben so verlaufen ist, wie es geschehen ist, und die negativen Überzeugungen, blockierten Gefühle, Strategien und Muster aufzudecken, die uns immer wieder begegnen. Dann können wir erkennen, welche Systeme und Strukturen welchen Einfluss auf uns haben.

Indem wir den Sinn unserer Erfahrungen erkennen, können wir heilen. Denn wenn wir verstehen, was wir aus den Erfahrungen lernen sollten, betrachten wir sie aus einer anderen Perspektive, sind bereit, weitere Schritte der Heilung zu gehen, und es fällt uns leichter, zu vergeben. Zudem erkennen wir eher den Sinn in unserem Leben, wenn wir die Zusammenhänge sehen. So hat mir die Gesamtperspektive auf mein Leben persönlich sehr geholfen, meinen Lebenssinn zu erkennen. Darauf gehe ich später in Kapitel 3 »Dein Weg« noch näher ein.

Im ersten Schritt geht es nun darum, den roten Faden im eigenen Leben zu erkennen und sich selbst besser zu verstehen. Dazu habe ich in meiner Ausbildung als Personal- und Business Coach bei Ulrich Dehner sehr viel gelernt. Ich möchte hier gern eine Übung mit dir teilen, die wir in dieser Ausbildung gemacht haben und die meiner Meinung nach viel über unser Leben aussagt.

ÜBUNG: Die Geschichten deines Lebens

In der folgenden Übung geht es darum, dass du den roten Faden in deinem Leben und den unterschiedlichen Lebensphasen erkennst. Wir gliedern dein Leben dazu in folgende Phasen:

- Kindheit: 1-10 Jahre
- Jugend: 11-20 Jahre
- Junger Erwachsener: 21-30 Jahre
- Erwachsener: 31-45 Jahre
- Je nach Alter kannst du Phasen hinzunehmen oder weglassen.

Überlege nun, welche Märchen, Bücher oder Filme du in den jeweiligen Phasen am liebsten gelesen oder gesehen hast. Ordne jeder Phase ein Märchen, Buch oder einen Film zu, etwas, was du in dieser Lebensphase am meisten mochtest oder was dich am meisten geprägt hat.

Dann nimm ein Blatt Papier und einen Stift zur Hand, und notiere grob die Inhalte des jeweiligen Märchens, Buchs oder Films. Lasse dich dabei von folgenden Fragen leiten: Wer ist die Hauptfigur? Wovon handelt die Geschichte? Welche Gefühle löst die Geschichte in dir aus? Worum geht es wirklich? Was drückt die Geschichte für dich aus? Für was steht diese Geschichte in der jeweiligen Lebensphase stellvertretend?

Notiere für jede Lebensphase kurz, was das Märchen, Buch oder der Film für dich bedeutet.

Wenn du dies für alle Phasen gemacht hast, schaue dir alle Geschichten an:

- Was ist der rote Faden?
- Was verbindet alle Geschichten?
- Was sagen die Hauptakteure in den jeweiligen Lebensphasen über dich aus?
- Wo liegen die Gemeinsamkeiten?
- Was sind die Unterschiede?
- Worin erkennst du dich?
- Was kannst du für dich aus diesen Geschichten ableiten?
- Wie haben dich diese Geschichten (unterbewusst) geprägt?
- Welche Werte und Überzeugungen über dich und das Leben spiegeln sie wider?
- Was kannst du für dich daraus erkennen und lernen?

Der Wunsch nach Kontrolle

Der Wunsch nach Kontrolle ist ein Grundbedürfnis des Menschen, denn Kontrolle vermittelt uns Sicherheit. Wir möchten, dass sich andere so verhalten, wie wir es erwarten, übergeben damit unsere Vorstellungen vom richtigen Verhalten an sie. Doch mache dir bewusst: Solange du versuchst, zu kontrollieren, bist du starr. Du bist nicht offen für all deine Möglichkeiten, bist in der Angst statt im Vertrauen.

Loslassen, sich hingeben und vertrauen, ist schwer, meinen wir. Wir glauben, wir müssten festhalten, weil wir uns oder etwas verlieren könnten. Doch genau das Gegenteil ist der Fall: Wir gewinnen wahnsinnig viel, wenn wir loslassen. Wenn wir uns hingeben und vertrauen. Wir gewinnen Freiheit, Leichtigkeit und Lebensfreude.

Frage dich heute ehrlich:

- Welche Situationen möchte ich kontrollieren?
- Welche Personen versuche ich, zu kontrollieren, indem ich etwas von ihnen erwarte?
- In welcher Form möchte ich meine Zukunft und die anderer bestimmen?
- Wo lasse ich mich von anderen kontrollieren?

Wenn ich merke, dass ich zu stark an etwas festhalte, hilft mir dir Verbindung zur Natur stets sehr. Denn unsere Natur ist das beste Beispiel dafür, wie wunderschön Loslassen sein kann. Sie zeigt, dass nach jedem Loslassen Neues entsteht. So, wie die Bäume im Herbst ihre Blätter loslassen, können auch wir alles gehen lassen, was wir nicht mehr brauchen: Ängste, Sorgen, Zweifel, Erwartungen. Und nach jedem Herbst und Winter folgt ein neuer Frühling. Nachdem wir losgelassen haben, ist Platz für so viel Neues, das entstehen kann.

Vielleicht fragst du dich auch:

- Was möchte ich loslassen? Was darf sich transformieren?
- Was darf wachsen? Was darf sich entfalten?

Nutze die folgende Meditation, um deine Verbindung zur Natur und zur Erde zu verstärken. Dich zu erden und mit der Natur zu verbinden, ist wichtig für deine Seele. So kann sie neue Energie tanken, aufladen, regenerieren. Du kannst die Meditation täglich zu Hause oder in der Natur durchführen. Sie unterstützt dich in deinem Urvertrauen.

MEDITATION: Erdung und Naturverbindung

Lege dich auf den Bauch. Breite deine Arme aus, als wolltest du die Welt umarmen. Spüre die Erde. Fühle ihre Energie, wie du sie in dich aufnimmst, wie sie dich nährt, trägt, dir Sicherheit gibt. Lasse deine Dankbarkeit für diese wundervolle Erde über deine Arme und dein Herz in den Boden fließen. Spüre, wie du eins mit der Erde wirst, wie deine Energie und die der Erde miteinander verschmelzen. Spüre die Verbindung – zu dir und zu deiner Umwelt. Zu deinem Zuhause. Dieser wunderbaren Erde. Lasse das Gefühl der Dankbarkeit noch einmal ganz groß werden – ebenso wie deine Umarmung. Spüre, wie du über die Umarmung die starke, heilsame, kraftvolle Energie der Erde in dich aufnimmst, wie du sie in deinem Körper speicherst, wie sie ein Teil von dir wird, sich fest in dich integriert. Spüre deine Stärke, deine innere Sicherheit, deinen Halt in dir. Spüre die Verbindung zu allem, was ist. Du bist zu jeder Zeit gehalten und getragen. Du bist sicher, alles ist gut. Fühle die Geborgenheit, die sich in dir ausbreitet. Sauge sie tief in dich auf. Atme tief ein und wieder aus, komme langsam zurück in diesen Moment, und öffne langsam deine Augen.

Kapitel 2

Dein Ego & deine Seele

Das Ego und seine Ängste

»Angst ist wie ein Schleier, der verhindert, dass du erkennst, wer du wirklich bist.«

Das, was uns emotional und mental abhält, im Einklang mit unserer Seele und Intuition zu leben, ist Angst. Angst, die unserem Ego entspringt. Um intuitiv leben zu können, ist es also notwendig, dass wir unsere Ängste ansehen und erkennen, dass wir keine Angst vor ihnen haben müssen. Welche Egoängste es gibt und was sie bedeuten, darauf möchte ich in diesem Kapitel eingehen.

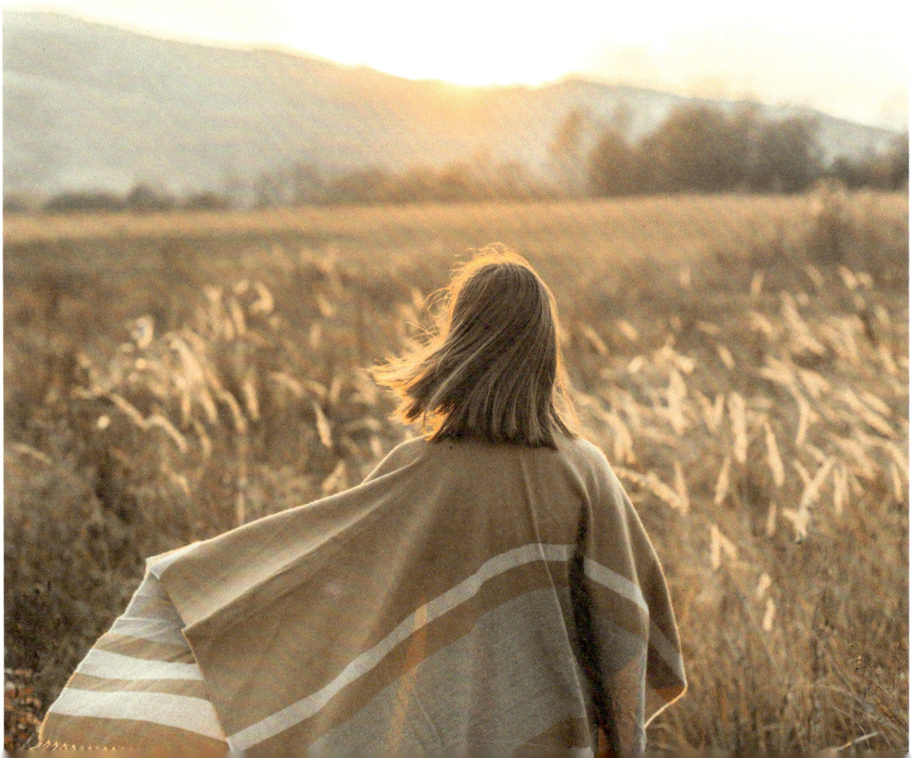

Zunächst möchte ich dir eine Geschichte zur Angst aus meinem Leben schildern:

Ich sitze im Flugzeug. Tränen laufen über mein Gesicht. In mir eine Mischung aus Trauer und Dankbarkeit und Angst vor dem Ungewissen. Ich bin auf dem Weg nach Wales zu einem Retreat. Der Abschied von meinem kleinen Sohn fiel mir diesmal besonders schwer. Immer wieder die Gedanken: »Was, wenn ihm oder mir etwas passiert?«, »Was, wenn ich ihn nicht wiedersehe?« Solche Katastrophen-Gedanken hatte ich schon länger nicht mehr, doch heute holen sie mich wieder ein. Als ob sie sich extra melden, damit ich sie mir auf dem Retreat noch einmal genauer ansehe und endlich auflöse. Das Gefühl, das diese Gedanken auslösen, ist Angst. Verlustangst. Nein, Panik. Innerer Terror.

Ich mochte Abschiede noch nie. In meiner Familie haben bei Abschieden schon immer alle Frauen geweint. Meine Oma, meine Mutter, meine Schwester und ich. Völlig überfordert stand unser Vater oft daneben. Überfordert von so vielen Emotionen. Als Kind habe ich eigentlich nur geweint, weil es so schlimm für mich war, meine Mutter und meine Oma leiden zu sehen. So etwas bleibt im Unterbewusstsein. Und ich weiß ganz sicher: Das möchte ich an meinen Sohn nicht weitergeben. Ich will nicht ihm und mir bei jedem Abschied das Gefühl vermitteln, es wäre ein Abschied für immer. Das muss hier stoppen. Genug Generationen haben diese Verlustangst erlitten. Ich spüre, dass sie nicht erst bei mir begonnen hat, dass es vielmehr eine überlieferte Angst ist, die sich in den Zellen und im Bewusstsein der Frauen unserer Familie festgesetzt hat. Bei meinem Sohn ist jetzt Schluss, nehme ich mir fest vor.

So sitze ich also mit all meinen Gefühlen im Flugzeug. In mir ein Tornado. Auch wenn ich nach außen ruhig erscheine. Dann kommt die Durchsage, dass wir ca. eine Stunde Verspätung haben werden. Ich verpasse meinen Anschlussflug! Schon wieder Panik.

Ich wollte unbedingt zu diesem Retreat, hatte gespürt, dass meine Seele Luftsprünge gemacht hat, als ich mich angemeldet habe. Umso klarer war es nun, im Nachhinein betrachtet, dass mein Ego rebellierte. Denn es wusste, dass ich mich von den falschen Überzeugungen, den Egostrategien, die auf Angst basieren, lösen wollte. Dass das der Plan meiner Seele war, mich endlich davon zu befreien und in der Wahrheit zu leben.

Doch nun kommen mir im Flugzeug Gedanken wie »Okay, dann fahre ich vom nächsten Flughafen wieder mit dem Zug nach Hause«, »Wenn ich übernachten muss, verpasse ich ja eh den ersten Tag«, »Ich will zu meinem Kind und meinem Mann«, »Warum gehe ich überhaupt zu diesem blöden Workshop am A… der Welt?«, »Und wenn ich den Anschlussflug noch schaffe, dann wird mein Koffer nicht so schnell umgeladen. Ich will nicht ohne meine Sachen sein, dann fühle ich mich eh nicht wohl.« Mein Gedankenkarussell kommt so richtig in Fahrt. Und die entsprechenden Gefühle fahren Achterbahn. Diese innere Kirmes ist sowas von anstrengend.

Vertraue der Ungewissheit. In ihr liegt ein großes Potenzial für Wunder.

Neben mir sitzt eine junge Frau, vielleicht Mitte 20, sehr sympathisch und auf dem Weg nach Thailand. Sie hat beschlossen, allein mehrere Wochen durch Thailand, Laos und Kambodscha zu reisen. Als sie mir davon erzählt, geht mir einerseits das Herz auf, weil das genau die Länder sind, die auch mich magisch anziehen. Mein Herz gehört Thailand. Und zugleich habe ich sehr großen Respekt, dass sie sich traut, allein zu reisen. Da kommt meine Egoangst wieder hoch, die Angst davor, allein zu sein, die Wurzel der Verlustangst … Und das Karussell wird noch einmal angeschubst, dreht sich schneller und schneller …

Wir unterhalten uns sehr nett, aber ich brauche zwischendurch immer mal wieder Zeit für Ruhe, um in mir anzukommen. Die junge Frau strahlt solch eine Leichtigkeit, Ruhe und Liebe aus. Sie beruhigt mich und sagt mir nach der Ankunft, ich müsse gleich rennen, ich würde das Flugzeug sicher noch kriegen. Ich habe in der Tat noch zehn Minuten, um umzusteigen, inklusive Passkontrolle. Ich verabschiede mich kurz, wünsche ihr eine wundervolle Reise und sehe zu, dass ich so schnell wie möglich aus dem Flugzeug komme.

Dann renne ich los. Etwas orientierungslos. Auf einmal taucht die junge Frau, nach deren Name ich leider nicht gefragt hatte, neben mir auf und sagt: »Hier entlang.« Sie läuft vor, ich hinter ihr her. Wir rennen so schnell, wie wir können. Auf einmal bin ich neben ihr, und sie feuert mich an: »Du schaffst das Alexandra. Du schaffst das!« Sie rennt mit mir bis zur Passkontrolle, durch die ich noch muss. Ich blicke in ihre Augen, die so voller Liebe sind, wie ich es selten gesehen habe. »Ich danke dir von Herzen, du bist toll!«, werfe ich zu ihr hinüber und eile in die

Passkontrolle. Dann halte ich inne. Was war das gerade? So eine Unterstützung habe ich selten erlebt. Aber woher kennt sie meinen Namen? Sie sprach mich mit Alexandra an, ich hatte mich ihr aber nicht vorgestellt … **Ich bin völlig überwältigt und habe Gänsehaut. Wer war das?** Gefühlt war sie für mich ein Engel, der geschickt wurde, um mich zu unterstützen, damit meine Seele es schaffte, zu diesem Retreat zu kommen. Um mir den Wunsch meiner Seele zu spiegeln: mich von meinen Ängsten zu lösen. Und dagegen hatte mein Ego keine Chance …

Wenn ich mich zurückerinnere, hatte ich schon öfter Begegnungen, die besonders waren. Wo so viel Liebe und auch Magie im Spiel war. Begegnungen und Situationen, die mir immer wieder zeigten: **Du wirst geführt. Alles ist gut. Du wirst aufgefangen.**

Kennst du auch solche Situationen? Die dich bestärkt haben, deinem Herzen, deiner Intuition zu folgen, obwohl dein Ego und vielleicht auch die Situation dagegengearbeitet haben?

Die Sache mit dem Ego ist die: Solange wir nicht aufgedeckt haben, was unser Ego im Kern antreibt, welches grundlegende Gefühl wir vermeiden möchten, spielt unser Ego über dieses Gefühl mit uns. Immer und immer wieder. Und wir identifizieren uns so sehr mit dieser Identität, die wir um unser Ego aufgebaut haben, dass es nur schwer vorstellbar ist, dass dies nicht die Wahrheit ist, dass es noch mehr gibt als unseren Körper, unser Image oder unseren Verstand. Unser Ego tut alles, um uns in diesem Glauben zu lassen. Es lässt uns weiter leiden, es schützt uns nicht, auch wenn es uns das glauben machen möchte, denn im Grunde gibt es nichts, wovor es uns schützen müsste. Doch erst, wenn wir den Gefühlen, die wir am meisten vermeiden wollen, begegnen, sie wirklich spüren, uns ganz von ihnen einnehmen lassen, erst dann merken wir, dass alles ruhig wird. In uns. Und alles weit wird. Um uns herum. Erst dann erkennen wir, dass in all diesen Gefühlen ein Kern aus Liebe ist. Dass Licht eintritt, wenn die Dunkelheit sich aufgelöst hat.

Die drei Grundgefühle, die wir vermeiden wollen, sind: Wut, Wertlosigkeit und Angst. Diese drei Gefühle sind der Dreh- und Angelpunkt, an denen wir arbeiten dürfen, um wirklich von innen heraus frei und glücklich zu sein.

Unser Ego lässt uns glauben, wir würden uns in diesen unangenehmen Gefühlen verlieren, wenn wir sie wirklich zulassen. Dass wir darin ertrinken und dann nicht mehr existieren. Aber genau das Gegenteil ist der Fall: Wenn wir uns diesen Gefühlen stellen, sie umarmen, sie akzeptieren, sie ganz fühlen, dann können sie sich auflösen, sie können gehen. Und dann geschieht ein Wunder.

Ein Wunder, auf das du, deine Seele, schon seit deiner Geburt gewartet hast. Du erkennst dich wieder. Du erkennst, wer du hinter all den Egomasken wirklich bist. Dass das, was du in Wahrheit bist, von diesen Gefühlen unabhängig ist. Dass du nicht deine Gefühle oder Gedanken bist, sondern dass du endlos, zeitlos und grenzenlos bist. So, wie die Raupe, die nicht weiß, dass sie ein Schmetterling wird. Sie ist gefangen in ihrem Kokon. Für sie scheint es, als wäre es das Ende. Doch in Wahrheit braucht die Raupe genau diese Dunkelheit, um sich zu dem wundervollen Schmetterling zu entwickeln, der sie ist. Durch das Erleben der Dunkelheit, der Isolation, der Enge wird sie frei. Freier, als sie je zuvor war.

Für mich ist der Schmetterling das Zeichen für meine innere Führung, für die Begleitung des Universums auf meinem Weg. Und immer, wenn er mir auf meinem Weg begegnet, weiß ich, dass alles richtig ist. Er erinnert mich an diese wundervolle Transformation und daran, dass wir das Ungewisse annehmen, umarmen müssen, um noch mehr Freiheit zu erlangen.

Im Folgenden möchte ich dir auf Basis des Enneagramms die neun Egotypen vorstellen, die die Urgefühle in jedem von uns beleuchten. Ich gebe hier eine sehr vereinfachte Darstellung des Enneagramms wieder, die ausreicht, um die Urängste zu erläutern. Die Theorie dahinter ist viel umfassender. Wenn du dich eingehender mit der Theorie beschäftigen möchtest, findest du weiterführende Literatur im Quellenverzeichnis.

Als ich dies auf meiner Ausbildung zum Journey Practitioner gelernt habe, öffnete sich für mich eine ganz neue Welt, und so vieles wurde klar. Ich hoffe, dir geht es genauso.

Die neun Egotypen nach dem Enneagramm

*»Dein Ego will genau das vermeiden,
was dich eigentlich befreit.«*

Es gibt viele Theorien, um die Persönlichkeit besser zu verstehen. Das Enneagramm ist für mich eine der wertvollsten Theorien, weil sie so leicht verständlich und dabei so tiefgründig ist und weil sie meiner Meinung nach den Nagel auf den Kopf trifft. Sie spricht genau das an, was wir nicht an uns sehen möchten. Die blinden Flecken. Sie deckt unsere Spiele auf, damit wir uns aus ihnen befreien und endlich freier leben können.

Ich mag es nicht, jemanden in Schubladen zu stecken oder zu kategorisieren. Vielmehr möchte ich die Theorie des Enneagramms nutzen, um die Egospiele, die wir alle spielen, zu erklären. Und zu verdeutlichen, dass wir nicht das sind, womit wir uns identifizieren. Wir sind nicht nur unser Körper, unser Image oder unser Verstand. Diese von vielen Menschen geteilte Annahme ist im Laufe unseres Lebens entstanden. Bevor wir auf die Welt kamen und in einen Körper mit Gedanken und Gefühlen geboren wurden, waren wir Seele. Grenzenlosigkeit. Freiheit. Liebe. Und diese Seele wollte Erfahrungen als Mensch machen, mit diesem Körper, diesen Gedanken und Gefühlen. Und so haben wir vergessen, wer wir wirklich sind, und angefangen, eine falsche Identität aufzubauen: unser Ego.

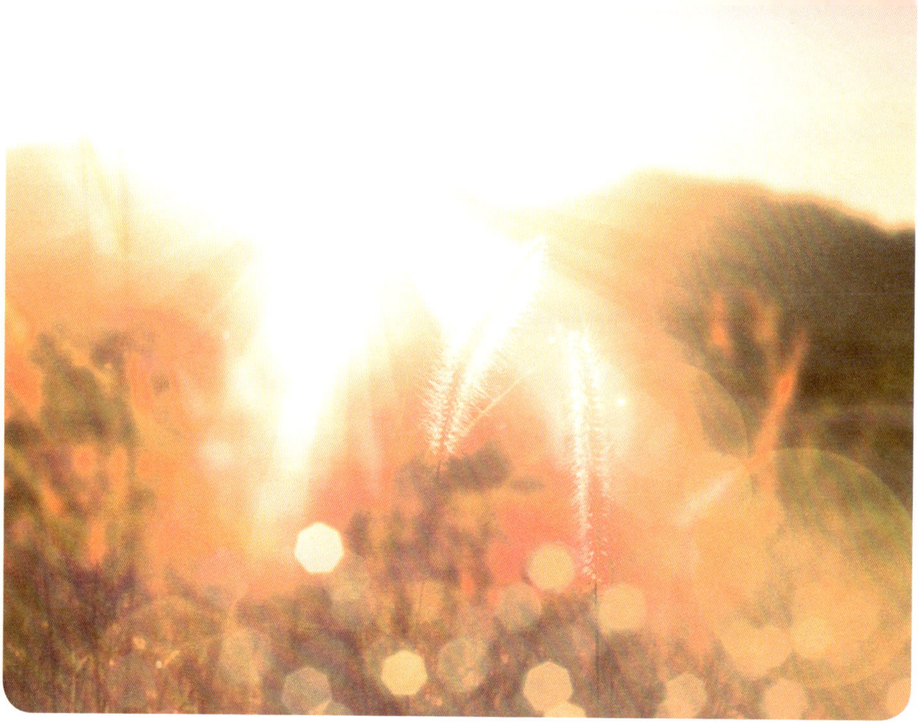

Unser Ego möchte bestimmte Gefühle vermeiden. Doch wenn wir uns genau diese Gefühle ansehen, sie erkennen und sie auflösen, befreien wir uns von dieser falschen Identifikation und kommen wieder bei uns an. Bei dem, was wir wirklich sind.

Das Enneagramm beschreibt drei Grundtypen der Identifikation/des Egos: Körper- oder Instinkt-, Image- und Verstandestypen. Diese haben wiederum verschiedene Ausprägungen. Und das möchte ich im Folgenden kurz und einfach erklären, ohne zu theoretisch zu werden.

Vorsicht Triggergefahr: Es kann sein, dass du dich in den vorgestellten Typen direkt wiedererkennst oder sie extrem ablehnst. Zumeist ist das, was wir stark ablehnen, eine Facette von uns, die wir nicht gern sehen. Häufig erkennen wir uns in mehr als einem Egotyp wieder, auch wenn wir häufig eine starke Ausprägung haben. Versuche, die folgenden Ausführungen ganz unvoreingenommen zu lesen und auf dich wirken zu lassen.

HINWEIS:

Im Folgenden sind die einzelnen Typen extra überspitzt beschrieben.
Sehr wahrscheinlich sind sie bei dir leichter ausgeprägt.

Die Körpertypen

Identifikation: »Ich bin mein Körper.«
Tiefere Wahrheit: »Ich bin grenzenlos und frei.«

Als deine Seele geboren wurde, war sie noch verbunden mit dem ewigen, göttlichen Licht, der Grenzenlosigkeit. In diesem weiten, freien Bewusstsein wurdest du dann in eine Form gepresst, in den menschlichen Körper. Und das hat eine unheimliche Wut in dir ausgelöst. Eine Wut, die der tiefe Antrieb deines Egos ist. Du spürst den Wunsch nach Kontrolle und wiederum (unterdrückte) Wut darüber, dass diese Kontrolle nicht immer möglich ist. Du versuchst, diese Wut zu vermeiden, indem du Kontrolle ausübst.

Man unterscheidet drei Körpertypen, bei denen sich diese Wut unterschiedlich äußert, sie gelebt bzw. vermieden wird. Ich nenne sie hier: der Boss, der Ausgeglichene, der Prediger.

Der Boss (Egotyp 8)

Dieser Egotyp möchte gern alles unter Kontrolle haben. Sowohl andere als auch sich selbst. Er ist oft Führungskraft und gibt gern den Ton an. Aber im Grunde geht es ihm nicht vorrangig darum, Macht auszuüben, sondern andere zu beschützen. Die Kontrolle ist sein Versuch, Sicherheit zu gewinnen und mögliche Unsicherheiten erst gar nicht entstehen zu lassen. Er möchte nicht die Kontrolle verlieren, Kontrolle bedeutet Schutz für ihn. In ihm ist viel Wut, die er teilweise nur schwer kontrollieren kann, daher bricht sie manchmal aus. Er ist dann aufbrausend, impulsiv und dominant, kann einschüchternd auf andere wirken. Im Grunde versucht er aber, mit dem Ausüben von Kontrolle seine teilweise unbewusste Wut zu bändigen und zu vermeiden. Daher plant er gern, hat gern den Überblick und möchte Verantwortung übernehmen. Sein Grundbedürfnis ist, sich zu schützen und über sein Leben zu bestimmen, weil er die Angst in sich trägt, von anderen verletzt oder beherrscht zu werden.

Dieser Egotyp ist leidenschaftlich, unterhaltsam und hat kein Problem damit, vor Menschen zu sprechen. Er wirkt selbstbewusst, charismatisch, dynamisch, entscheidungsfreudig, direkt, stark, loyal, konstruktiv, großzügig und beschützend. Er steht gern im Mittelpunkt.

Ist dieser Egotyp jedoch sehr stark ausgeprägt, kann die Personen unsensibel, rücksichtlos, angeberisch, dominant, egozentrisch, aggressiv, arrogant, beschuldigend, besitzergreifend, kritisch oder sogar tyrannisch und sabotierend wirken bzw. sein. Denn dieser Egotyp vermeidet, verletzlich oder schwach zu sein, sich machtlos oder hilflos zu fühlen und selbst von anderen kontrolliert zu werden. Sein Verhalten ist oft geprägt durch Leidenschaft, Konsum, hohe Ansprüche, Verantwortungsgefühl, Verlangen nach Respekt und Loyalität, den Wunsch, sich und andere physisch zu beschützen, und Rechthaberei.

Seine größte Angst ist:
»Was wäre, wenn ich nichts kontrollieren könnte?«

Der Ausgeglichene (Egotyp 9)

Dieser Egotyp sucht Frieden, möchte Harmonie, ist eher ruhig bis hin zu lethargisch. Er ist oft Vermittler, immer neutral und loyal. Er verdrängt die unbewusste Wut so sehr und deckelt sie so weit ab, dass er vielleicht sogar nie wütend ist. Die Wut ist tief vergraben, aber dennoch da. Diese dicke Decke, die darüber liegt, lässt ihn sich manchmal taub und leer fühlen. Er neigt zu Depressionen, kann vielleicht gar nicht mehr fühlen. Doch tief unter der äußeren Maske brodelt es. Da sind so viel verdrängte, unbewusste Wut und Zorn, aber auch so viel Lebensfreude. Und Angst davor, dass die Wut für sich und andere lebensgefährlich sein könnte, wenn sie zum Vorschein kommt. Daher wird sie immer wieder verdrängt, besänftigt, betäubt. Der Ausgeglichene hat unbewusst sehr viel Wut und Ärger in sich und daher oft den zwanghaften Egoantrieb, sich selbst und andere emotional zu unterdrücken, damit es nicht aus ihm herausbricht. Er spürt den zwanghaften Drang nach Harmonie und Ausgleich.

Positive Eigenschaften können sein, dass er liebevoll, wertschätzend, geduldig, ausgleichend, einfühlsam, sanft, entspannt, offen, optimistisch, tolerant, zuverlässig und treu ist.

Ist dieser Egotyp stark ausgeprägt, wirkt er nachtragend, passiv-aggressiv, träge, eigensinnig, verschlafen, defensiv, zwanghaft oder lethargisch. Er vermeidet Wut, Zorn, Ärger, kontrolliert zu werden, selbst außer Kontrolle zu geraten, Bedeutungslosigkeit, Konfrontation, Ausgrenzung und überhaupt starke Emotionen. Das kann so weit gehen, dass er gar keine Emotionen mehr zulässt, sich wie betäubt fühlt, depressiv wird. Wird dieser Typ stark ausgelebt, sind Selbstbetäubung, passive Aggression, passiver Widerstand, Ausdruckslosigkeit, Verlangen nach emotionaler Kontrolle und Frieden und danach, kein Angriffsziel darzustellen, typisch für den Ausgeglichenen.

Seine größte Angst ist:
»Was wäre, wenn mein Frieden gestört würde und ich all meine Wut und all meinen Ärger leben und ausdrücken müsste?«

Der Prediger (Egotyp 1)

Dieser Egotyp fühlt sich tief in sich schuldig, als ob er bestraft werden könnte, wenn er sich nicht richtig verhält. Hier besteht die Angst vor Bestrafung, auch göttlicher Bestrafung, und Schuld. Er ist sehr hart und streng zu sich und anderen, wirkt oft kalt, kann asketisch sein, befolgt Regeln streng und möchte, dass das auch andere machen. Er hat einen sehr großen inneren Kritiker. Eine innere Stimme, die immer wieder kritisiert, diese kann auch mit der Stimme Gottes verwechselt werden. Unter all dieser Härte, Kritik und Strenge liegt ebenfalls viel verdrängte Wut. Der Prediger versucht, sich und andere unter Kontrolle zu halten, und vermeidet Gefühlsausbrüche. Er neigt zu Perfektionismus. Er vermeidet es, verurteilt zu werden, unvollkommen zu sein, durch Gott, das Leben oder das Universum bestraft oder kontrolliert zu werden und außer Kontrolle zu geraten. Sein Grundbedürfnis ist es, tugendhaft und integer zu sein, weil er große Angst davor hat, unvollkommen oder schlecht zu sein.

Dieser Egotyp hat einen großen Sinn für Gerechtigkeit. Man kann sich auf ihn verlassen, er ist ehrlich, fair, ordnungsliebend, hilfsbereit und strukturiert.

Ist dieser Typ stark ausgeprägt, zeigt es sich in folgenden Verhaltensweisen: ärgerlich oder empört sein, verurteilen und bewerten, sich moralisch überlegen fühlen, selbstgerecht, perfektionistisch und/oder selbstkritisch sein, Verlangen nach Kontrolle. Er strebt nach einem Ideal, das er nie erreicht, da seine Ansprüche so hoch sind.

Seine größte Angst ist:
»Was wäre, wenn ich nichts kontrollieren kann,
wenn ich verstoßen/ausgestoßen werde?«

Die Imagetypen

Identifikation: »Ich bin mein Image.«
Tiefere Wahrheit: »Ich bin immer wertvoll, ich bin Liebe.«

Wenn wir uns mit unserem Image identifizieren, gehen wir davon aus, dass unser Wert von anderen bestätigt werden muss. Dass das, was wir darstellen, was wir leisten, besitzen, wie erfolgreich wir sind, wie sehr wir anderen helfen oder wie wir aussehen, unseren Wert bestimmt. Wir identifizieren uns mit dem Image, das wir selbst von uns erschaffen haben, das jedoch nur eine wertlose Hülle ist im Vergleich zu dem, was wir wirklich sind.

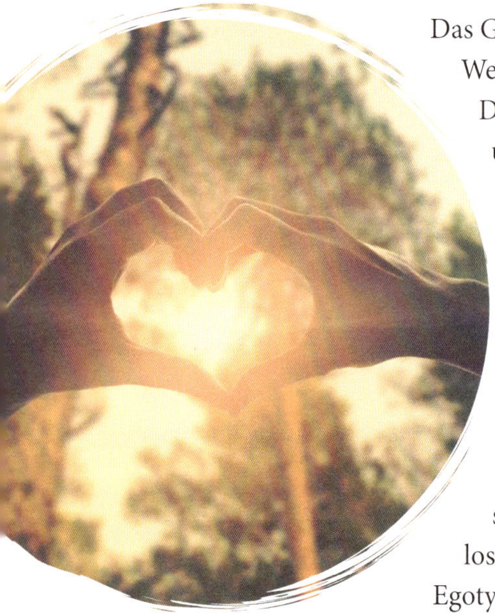

Das Grundthema dieser Egotypen ist das Gefühl von Wertlosigkeit. Dieses möchte vermieden werden. Daher hat der Imagetyp sich Strategien gesucht, um Liebe anders zu erhalten und von außen bestätigt zu bekommen: »Ich bin wertvoll«. Er lechzt nach Anerkennung von außen. Allerdings auf unterschiedliche Weise. Die Wertlosigkeit wird gefühlt, da die Seele damals, als sie auf die Erde kam, das Gefühl oder die falsche Annahme hatte, von Gott/dem Universum verstoßen worden zu sein, nicht geliebt, wertlos zu sein. Warum sonst sollte man aus dieser wundervollen Grenzenlosigkeit verbannt werden? Daher versucht dieser Egotyp immer wieder, sich selbst zu bestätigen, doch wertvoll und geliebt zu sein. Von Gott und allen anderen.

Der Diener (Egotyp 2)

Dieser Egotyp liebt es, sich um andere zu kümmern, denn er denkt, dass er nur dann ein guter Mensch ist. Er ist sehr hilfsbereit. Das kann zu einem inneren Zwang werden: Er gibt sich selbst auf, um die Bestätigung von anderen zu bekommen, dass er wertvoll ist. Er kann auch sehr enttäuscht sein, die Opferrolle einnehmen, sich unverstanden und ungeliebt fühlen. Denn die Bestätigung von anderen kann nie das Verlangen nach Liebe stillen, das in ihm schlummert. Neid und Scham sind hier neben der Wertlosigkeit oft verdrängte Gefühle.

Er ist häufig liebevoll, warm, fürsorglich, sanft, großzügig, anerkennend, mitfühlend und kann sich gut anpassen. Doch dabei hat er unbewusst den Drang, sich Liebe zu verdienen, geliebt und gebraucht zu werden und selbstlos zu sein.

So kann dieser Egotyp auch aufdringlich, dominierend, kontrollierend, besitzergreifend, leidend oder manipulativ erscheinen. Er vermeidet das Gefühl, nicht liebenswert und wertlos zu sein, verlassen und nicht beachtet zu werden. Er vermeidet sogar manchmal, die eigenen Bedürfnisse wahrzunehmen, und ist dann selbstaufopfernd oder bevormundend. Da er das Gefühl, wertlos zu sein, nicht spüren möchte, versucht er, es zu kompensieren, indem er als fürsorglich und hilfsbereit angesehen wird, von anderen gebraucht wird und dazu da ist, andere glücklich zu machen.

Seine größte Angst ist:
»Wer wäre ich, wenn ich nichts mehr geben
und niemandem helfen könnte?«

Der Macher (Egotyp 3)

Er identifiziert sich sehr mit materiellen Gütern, Marken, mit dem Beruf. Er möchte etwas darstellen, zu dem alle anderen aufschauen, um ihm so unbewusst zu bestätigen: »Du bist wertvoll.« Er stürzt sich in die Karriere, möchte teure Autos fahren, ein tolles Haus haben, sodass es nach außen gut aussieht und andere ihn bewundern. Status, Leistung und Luxus sind ihm wichtig. Die Wertlosigkeit zu fühlen, vermeidet er, indem er immer in Aktion ist. Er ist oft getrieben, kann schwer zur Ruhe kommen. Er hat den zwanghaften Drang, der Beste zu sein und zu gewinnen, das Verlangen nach Bewunderung, Namedropping, Erfolg, Status, ein Image von Leistung und Erfolg aufzubauen. Sein Grundbedürfnis ist es, begehrenswert, beliebt oder nützlich zu sein, weil er denkt, er wäre nur so viel wert wie seine Leistung.

Er zeichnet sich dadurch aus, dass er dynamisch, effizient, optimistisch, fleißig, praktisch, verantwortungsbewusst, kompetent, erfolgreich, schlagfertig, motivierend, zielstrebig, gesellig ist. Doch er kann auch ichbezogen, opportunistisch, angeberisch, eitel, aggressiv, konkurrierend, gestresst, getrieben, unaufrichtig oder sogar skrupellos sein.

Er vermeidet Wertlosigkeit, Bedeutungslosigkeit, das Gefühl, ein Niemand zu sein, Unterlegenheit, Versagen, Leere und möchte nicht als »Verlierer« betrachtet werden. Was ihn antreibt, ist extreme Konkurrenz, sozialer Aufstieg, Effizienz, Ziele, das Verlangen, der Beste zu sein, zu gewinnen, das Verlangen nach Anerkennung.

Seine größte Angst ist:
»Wer wäre ich, wenn ich nichts erreichen könnte?«

Der Künstler (Egotyp 4)

»Ich bin anders«, denkt dieser Egotyp. Er fühlt sich oft unverstanden, anders, sensibler als andere, kreativer als andere, als etwas Besonderes. Ausdruck in Kunst, ausgefallener Mode, Tanz, Gesang, Schauspiel sind für diesen Egotyp sehr wichtig. Und in der Tat ist er eine sehr gute Drama-Queen. Er sieht sich als Opfer und macht sich durch sein Verhalten oft selbst zum Außenseiter. Er hat das Gefühl, dass seine Gefühle tiefer gespürt und gelebt werden und denkt: »Ich bin meine Gefühle«. Die Wertlosigkeit wird verdrängt, indem er die Aufmerksamkeit anderer sucht, die ihm bestätigen sollen: »Du bist etwas Besonderes«. Er hat den Drang nach Liebe und Bewunderung, nach Einzigartigkeit und Besonderheit, danach, geheimnisvoll und mystisch zu sein. Da er große Angst davor hat, keine Identität oder Bedeutung zu haben, ist es grundlegend wichtig für ihn, »sich zu finden« und von innen heraus eine Identität zu erzeugen, die Bedeutung hat.

Er ist wertschätzend, einfühlsam, ausdrucksstark, künstlerisch, kreativ, stilvoll, witzig, sensibel, intuitiv, elegant und ehrlich. Und er liebt tiefe Gespräche.

Doch auch eher ungesunde Eigenschaften charakterisieren dieses Typus, so fühlt er sich häufig überlegen, kann sehr fordernd, verzweifelt, gierig nach Aufmerksamkeit sowie unbeständig und selbstbemitleidend sein. Er vermeidet das Gefühl, nicht liebenswert zu sein, normal zu sein oder zu erscheinen und verlassen zu werden. Mit Ablehnung, Kritik, Banalität und emotionaler Oberflächlichkeit kann er nicht umgehen. Dieser Egotyp denkt oft von sich selbst, »falsch« zu sein. Er hat das Verlangen nach Verehrung und Einzigartigkeit und danach, gesehen zu werden. Er verführt gern, möchte in seiner Einzigartigkeit wahrgenommen werden und hat oftmals das Verlangen, als authentisch und unabhängig zu gelten. Durch die unbewusste Wertlosigkeit und den Vergleich mit anderen spürt dieser Egotyp oft Neid auf die Talente, die Aufmerksamkeit und das Leben anderer Personen.

Seine größte Angst ist:
»Wer wäre ich, wenn ich nicht besonders wäre und keine Bedeutung hätte?«

Die Verstandestypen

Identifikation: »Ich bin mein Verstand.«
Tiefere Wahrheit: »Ich bin verbunden mit der universellen, göttlichen Weisheit. Ich bin mit allem verbunden, immer getragen und geschützt. Meine Seele ist endlos, zeitlos, grenzenlos.«

Hier wurde die falsche Identifikation vorgenommen, als die Seele aus dem allumfassenden Bewusstsein, der tiefen Weisheit, in den Körper kam und erkannte: »Ich habe den Zugang zu dem unendlichen Wissen des Universums nicht mehr. Ich bin abgetrennt davon.« Dahinter liegt die Angst, nicht alles zu wissen, die Kontrolle zu verlieren, ausgeliefert zu sein.

Der Professor (Egotyp 5)

Dieser Egotyp denkt, er hätte nie ausgelernt. Er studiert und will immer mehr wissen. Er ist sehr gründlich und korrekt, arbeitet alles durch, Gebrauchsanweisungen sowie Literatur. Er denkt, dass er viele Abschlüsse machen muss, um wertvoll zu sein. Er arbeitet sich in alle Themen tief ein, verkriecht sich gern, neigt zur Isolation. Tief verborgen liegt aber die Angst, nicht alles zu wissen, entlarvt zu werden als Lügner, als jemand, der nur eine Fassade aufgebaut hat und gar nicht alles weiß. Er hat den zwanghaften Drang, Wissen und Dinge anzuhäufen, zu analysieren und Expertise zu entwickeln als Schutz vor Verletzlichkeit. Oft hat er auch den Zwang, sich abzukapseln und allein zu sein.

Er hat das große Bedürfnis, kompetent zu sein und sich weiterzuentwickeln, weil die Angst ihn antreibt, dass er sonst hilflos oder nutzlos sein könnte. Dabei erscheint er als weise, objektiv, freundlich, aufgeschlossen, vertrauenswürdig, ruhig, neugierig, verständnisvoll, aufmerksam.

Stark ausgelebt, ist dieser Egotyp aber häufig ängstlich und unsicher, extrem kritisch, negativ, verschlossen, zurückhaltend, unnahbar, zynisch, isoliert, sarkastisch und urteilend. Er vermeidet besonders das Gefühl der Angst, der Bedeutungslosigkeit, Unbekanntes, emotionalen Schmerz, emotionale Bindung, körperliche Bedürfnisse. So flüchtet er sich oft in Rückzug, Isolation, Intellekt, Geiz, Expertentum, Verlangen nach Spezialisierung und Wissen oder auch zwanghaftes Horten.

Seine größte Angst:
»Wer wäre ich, wenn ich nicht alles ergründen und wissen könnte?
Wer wäre ich, wenn ich nutzlos wäre?«

Der Zweifler (Egotyp 6)

Dieser Egotyp erwartet hinter allem eine Gefahr. »Das ist gefährlich«, ist ein beliebter Satz des Zweiflers. Dem Leben, Menschen und der Welt zu vertrauen, fällt ihm schwer. Auch die Angst vor dunklen Energien und Mächten ist bei diesem Egotyp ausgeprägt. Er hat Angst vor Katastrophen, davor, ausgeliefert zu sein oder dass seiner Familie und ihm etwas zustoßen könnte. Diese Ängste äußern sich darin, dass dieser Egotyp kaum seine Komfortzone verlässt, gern immer das Gleiche macht, um nichts Ungewissem zu begegnen. Aber er ist ein Teamplayer. Gerechtigkeit ist ihm sehr wichtig. Er befolgt Regeln und erwartet auch von anderen, dass sie das tun. Er hat den zwanghaften Drang nach Sicherheit, Risikominimierung, alles vorauszuahnen, im Bekannten zu bleiben, in der Komfortzone und bereitet sich extrem auf Krisen vor.

Wir kommen später noch darauf zu sprechen, dass auch jedem Land ein Bewusstsein unterliegt. In Deutschland ist es dieses Bewusstsein des Zweiflers. Die negativen Auswirkungen haben wir auch während der Corona-Krise wahrgenommen, als die Urängste geschürt wurden. Das war besonders für diesen Egotyp sehr schwierig, und so versuchte er, Sicherheit zu erlangen durch das Horten und Anhäufen von Lebensmitteln und Hygieneartikeln wie Spaghetti und Toilettenpapier.

Der Zweifler bleibt seinen Überzeugungen und Freunden treu, er ist loyal, verbindlich, aufmerksam, fürsorglich, mitfühlend, strategisch, umsetzend, strukturiert, zuverlässig, ehrlich, warmherzig und ein wahrer Teamplayer.

Er kann aber auch sehr kontrollierend, besorgt, skeptisch, unsicher, verklemmt, unflexibel, nervös oder sogar phobisch wirken. Er vermeidet besonders Angst, Chaos, das Böse, Inkompetenz, Zurückweisung, Risiko, Bestrafung. Er wird oft beeinflusst durch Katastrophen-Fantasien, irrationale Panik, Verlangen nach Sicherheit und dem Bekannten und dem inneren Verlangen, dazuzugehören.

Seine größte Angst ist:
»Was wäre, wenn ich ausgeliefert wäre und mich und andere nicht schützen könnte?«

Der Enthusiast (Egotyp 7)

Dieser Egotyp kommt nie zur Ruhe. Er muss immer in Aktion sein, beruflich oder sportlich, da sonst eine zu große innere Unruhe entsteht. Diese ist oft so stark verdrängt, dass dies gar nicht bewusst wird. Der Enthusiast bindet sich nicht gern, ist lieber frei, oft der Spaßvogel und will das Leben leichtnehmen und genießen. Er reist viel, neigt zu Extremsport. Doch unter allem liegt eine Angst, die er nicht fühlen möchte: die Angst vor den eigenen Gedanken, davor, nie genug zu erleben. Oft hat er einen zwanghaften Drang nach Mehr und neuer Inspiration, nach Bewegung und Aktivität, weil er eine erhöhte Angst vor der Angst hat und so vor ihr und sich davonläuft.

Positive Eigenschaften dieses Typs sind, dass er gesellig, dynamisch, positiv und verspielt ist. Er liebt Spaß, spontan zu sein, Vielseitigkeit, ist charmant, abenteuerlustig, humorvoll und eher lebhaft.

Aber er kann auch egozentrisch, eigensinnig, rebellisch und gierig sein. Er vermeidet und verneint Angst, kann leichtsinnig und realitätsfern erscheinen. Er vermeidet das Gefühl, etwas zu verpassen, Gefühlstiefe, Langeweile, Stille, das Gefühl, »nicht gesehen zu werden«. Sein Verhalten geht oft über in Maßlosigkeit, Verlangen nach Mehr und Neuem sowie Angst vor der Angst. Er plant viel, möchte andere glücklich machen und braucht Humor.

Seine größte Angst ist:
»Was wäre, wenn ich still werden müsste und mich nicht ablenken könnte? Was wäre, wenn ich meine Angst und meinen Schmerz wirklich fühlen müsste?«

Alle diese Egotypen haben gemeinsam, dass sie die Grundgefühle Wut, Wertlosigkeit und Angst nicht fühlen möchten und deshalb Verdrängungs- und Vermeidungsstrategien verinnerlicht haben. Diese Rollen, dieses Bild von sich selbst, diese Identifikationen können so extrem sein, dass man gar nicht weiß, wer man überhaupt ist, wenn diese Rollen/Identifikationen wegfallen würden.

Aber aus meiner eigenen und beruflichen Erfahrung kann ich sagen: Wenn du deine Egothemen immer mehr auflöst, erkennst du, wer du wirklich bist. Dann erst kannst du dich wirklich wahrnehmen und erkennen, dass alles da ist. Dann spürst du, dass du so, wie du bist, wertvoll bist, dass deine Ängste nicht real sind, dass es gut ist, Wut zu fühlen. Wenn du es schaffst, deinen tiefsten inneren Themen zu begegnen, sie zu akzeptieren, sie sogar zu umarmen, dann bist du frei.

Alles, was du dir von anderen wünschst, wünschst du dir im Grunde von dir selbst. Alles, was du anderen nicht geben kannst, kannst du dir selbst nicht geben. Alles, was du im anderen siehst, ist auch in dir. Die Welt ist ein Spiegel deines Inneren. Sie will dir zeigen, wie du dich entwickeln, wie du wachsen kannst.

Für mich sind die Welt, die Menschen und auch unser Ego die besten Lehrer, denn sie weisen uns darauf hin, was noch nicht heil ist, was noch gelöst werden muss, damit wir uns ganz frei und leicht in uns selbst fühlen können, um das volle Potenzial unserer Seele auszuschöpfen und zu leben.

Wäre es nicht wunderbar, ganz frei, leicht und erfüllt zu leben? So, dass du immer weißt, dass alles gut ist, dass du in allem, was dir geschieht, deine Lernaufgabe erkennst, dass du immer eine tiefe Ruhe in dir spürst, egal, was um dich herum geschieht?

Unser Ego spielt mit uns. Es ist in jedem Moment unseres Lebens unsere Entscheidung, ob wir darauf einsteigen, ob wir mitspielen, in alte Muster verfallen oder ob wir einfach in uns ruhen und uns nicht mehr aus dieser Ruhe bringen lassen. Das können wir erst schaffen, wenn alle inneren Anteile geheilt sind, wenn wir die Urangst unseres Egos überwunden haben, sie ganz gefühlt, akzeptiert haben, uns ihr hingegeben haben. **Dann öffnet sich eine neue Welt.** Eine Welt, in der du dich nicht mehr mit deinem Ego identifizierst. In der du erkannt, gespürt und erlebt hast, dass du viel, viel mehr bist als dein Kopf, dein Körper oder als das, was andere dich glauben lassen. Dass du dieses weite, freie, reine Bewusstsein bist und sich das Bewusstsein durch dich ausdrückt, durch dich eine Form bekommen hat. Die Form existiert in Wahrheit nicht. Da alles eins ist. Alles ist miteinander verbunden, im Grunde nie getrennt gewesen. Die Illusion der Trennung bildet sich erst durch unsere Geburt und die Entstehung unseres Egos.

Doch wir können die Verbundenheit, die Liebe, die Grenzenlosigkeit wieder in unser Leben einladen. Wir müssen dazu nicht rund um die Uhr meditieren, in einem Ashram oder abgenabelt vom Rest der Welt leben. Wenn wir es schaffen, das Bewusstsein allgemein zu erhöhen, wenn sich immer mehr Menschen ihrer wahren Essenz bewusst werden, wird es immer einfacher, all das auch zu leben.

Dazu darfst du einfach deiner Seele die Führungsrolle übergeben. Du darfst sie, wie im Soulfulness-Prinzip beschrieben, den ersten Impuls geben lassen, sodass sie dann im Einklang mit deinen Gefühlen und Gedanken Ausdruck findet. Und dies sind dann ein Ausdruck und Handeln, die nicht deinem Ego entspringen, sondern deiner wahren Essenz.

Das Ego sitzt nicht dort, wo die Seele wohnt. Dein Ego sind deine Gedanken, deine Gefühle in Bezug auf Angst, Wertlosigkeit und Wut. Und diese kannst du heilen. Du kannst diese Gefühle und Gedanken heilen und zurückkommen – zu dir, deiner Intuition, deiner Seele, dahin, wo deine Liebe wohnt. Denn hier findest du dich.

Wie schön wäre die Welt, wenn jeder erkennen würde, dass er nicht sein Ego ist, sondern die Liebe. Wie wunderschön wäre es, wenn alle so bewusst mit sich und anderen wären. Diese Welt wäre ein anderer Ort. Ein Ort, den sich tief im Herzen jeder von uns wünscht. Also lasse uns bei uns selbst anfangen, indem wir unsere alten Wunden und Verletzungen heilen, indem wir immer tiefer eintauchen in die Wahrheit, in unsere Essenz, indem wir alle aufwachen und erkennen, wer wir wirklich sind. Das bedeutet nicht, dass wir uns von unserem Ego ganz befreien müssen oder können. Solange wir leben, werden wir ein Ego haben, und das ist okay. Es geht aber darum, den Hauptantrieb unseres Egos zu erkennen, uns bewusst darüber zu werden und uns den Gefühlen zu stellen, die wir durch unser Ego vermeiden. **Denn dahinter liegt Freiheit.**

Das spirituelle Ego

Zusätzlich zu den genannten Egotypen aus dem Enneagramm gibt es das spirituelle Ego, das dem Ego des Predigers (Egotyp 1) nahe ist. Du merkst, dass du in diesem Muster bist, wenn du die Neigung dazu hast, anderen gegenüber überheblich zu werden. Nicht nur anderen, sondern auch dir selbst gegenüber.

Das spirituelle Ego kann sehr überheblich sein. Es sagt Dinge wie:
»Das kann ich schon.«
»Ich bin schon viel weiter.«
»Ich bin etwas Besonderes und auserkoren.«

Doch die Wahrheit ist: Wir sind alle gleich. Wir sind alle auserkoren. Nämlich dazu, unsere Schöpferkraft zu leben, unsere Kreativität zu leben, uns in den kreativen Schöpfungsprozess zu begeben und etwas zu erschaffen, Künstler unseres Lebens zu sein. Wir sind alle in unserem Kern Liebe. Wir sind alle miteinander verbunden. Wir gehen alle den Weg, für den wir uns entscheiden.

Wenn du also dazu neigst, dich über andere zu stellen, schaue dir an, was dahintersteht:

- Was ist die Angst hinter deinem Verhalten?
- Was versuchst du, nicht zu fühlen?
- Was vermeidest du?

Und wenn du es erkannt hast, dann gehe genau hier rein: in das Gefühl, das du vermeidest. Damit es sich lösen kann. Damit du die Wurzeln des Themas auflösen kannst. Denn wenn du wieder in deiner Liebe bist, erkennst du die Wahrheit.

Meiner Erfahrung nach versuchen wir durch das spirituelle Ego oder das überhebliche Selbst, Wertlosigkeit zu vermeiden. Die Angst vor Wertlosigkeit oder davor, ausgestoßen zu sein, liegt diesem Ego oft tief zugrunde. Wir haben uns so sehr damit identifiziert, anders und etwas Besonderes zu sein, dass es sehr wehtun würde oder sogar beängstigend wäre, diese Annahme loszulassen.

Stelle dich dieser Angst. Gehe durch sie hindurch. Und erkenne, dass sie nicht wahr ist, nie wahr war und nie wahr sein wird. Du bist besonders, so, wie alle anderen auch. Du bist wertvoll, jetzt und für immer. Es gibt keinen Grund, warum du dich über andere stellen musst. Vielmehr liegt dem oft der unbewusste Wunsch nach Verbindung zugrunde. Unser Ego führt uns wieder in die Illusion der Trennung, indem es uns von den anderen absondert – wenn auch mit schönen und schmeichelnden Argumenten dekoriert. Was du wahrnimmst, ist die Trennung: Hier bin ich – da sind die anderen. Und das kann sich einsam anfühlen und ist eigentlich das, was wir uns nicht wünschen. Denn unsere Seele möchte Verbindung. Sie möchte mit anderen in Liebe verbunden sein.

In der Kommunikation mit dir selbst und anderen,
frage dich also immer wieder:
»Wer spricht aus mir, die Angst oder die Liebe?
Mein Ego oder meine Seele?«

Denn in Liebe zu leben, heißt, wahrhaft zu leben. Wenn du in Liebe bist, bist du bei dir. Dein Ego ist nicht Liebe. Es denkt, es wäre es, aber es ist es nicht. Es entfernt dich eher von der Liebe in deinem Herzen, da es auf Konfrontation, Auseinandersetzung, Kampf, Neid, Missgunst aus ist. Liebe will nicht vergleichen, sich messen, beschuldigen oder Fehler suchen. Dieser innere Kritiker in dir ist nicht die Stimme deiner Seele. Sie ist die deines Egos.

Liebe akzeptiert, füllt dich, reinigt dich, bestärkt dich, nährt dich und lässt dich einfach sein. Sie lässt dich leben. Ohne Liebe würdest du nicht existieren. **Liebe ist der wahre Grund für deine Existenz.** Du entspringst der Liebe und hast selbst so viel Liebe in dir. All die Liebe des Universums gibt es auch in dir. In deinem eigenen Universum bist du Teil des Ganzen. Ein Teil der Liebe, die untrennbar mit allem verbunden ist. Du bist verbunden. Mit allem um dich herum. Mit dem, was war, dem, was ist, und dem, was sein wird. Also höre auf die Liebe. Höre auf dein Herz.

Nimm deine Gefühle wahr, und frage dich: »Was würde die Liebe sagen?« Und dann lasse Liebe in dieses Gefühl fließen, sodass es sich auflöst und nur die Liebe übrig bleibt.

Wichtig: Es geht nicht darum, uns von unserem Ego zu befreien. Meiner Meinung nach haben wir, solange wir leben, ein Ego. Wahrscheinlich werden wir uns nie ganz von unseren Egotypen verabschieden können in diesem Leben, aber wenn wir dem antreibenden Gefühl (Wertlosigkeit, Angst, Wut) begegnet sind und es lösen konnten, wenn wir unser Herz öffnen und die falschen Identifikationen abstreifen, dann bringen wir inneren Frieden, Liebe und Leichtigkeit in unser Leben. Unser Ego bringt uns nicht mehr in Situationen, die uns leiden lassen, sondern wir bleiben mit unserem wahren Selbst verbunden. Wir bleiben in unserer Liebe und können ein Leben erschaffen, das unserer Seele entspricht. Dann haben wir Raum, um Soulfulness zu leben. Wir machen Platz für die innere Balance von Seele, Herz, Verstand und Körper.

ÜBUNG: Welcher Egotyp bist du?

Lasse das Gelesene einmal Revue passieren und auf dich wirken. Hast du dich in einem Typ direkt erkannt? Es ist sehr wahrscheinlich, dass wir nicht nur eine Vermeidungsstrategie fahren. Wir haben im Laufe unseres Lebens gelernt, verschiedene Wege zu finden, um Angst, Wut oder Wertlosigkeit zu vermeiden. So kann es sein, dass du dich in mehreren Egotypen wiedererkennst. Doch meist haben wir eine starke Ausprägung.

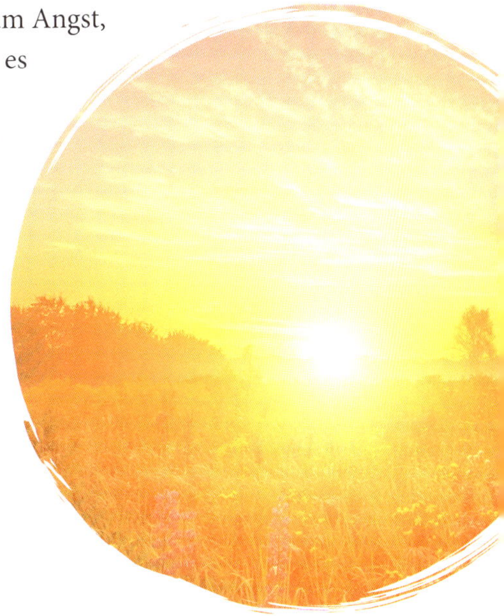

Sieh dir die Fragen zur größten Angst der jeweiligen Typen noch einmal an: Was vermeidest du? Welche Frage löst am meisten in dir aus?

Eine ausführlichere Übung dazu findest du am Ende des Kapitels (S. 100). Zuvor möchte noch darauf eingehen, was unsere Ängste uns lehren.

Alle Gefühle sind Boten

Ich bin der festen Überzeugung, dass unsere Gefühle unsere Wegweiser sind, unsere Boten. Sie möchten uns auf etwas aufmerksam machen. Sie möchten uns zeigen, dass ein Bedürfnis nicht erfüllt ist, dass etwas in uns Aufmerksamkeit braucht. Und wenn wir wieder lernen, so frei zu fühlen wie Kinder, fühlen wir uns viel freier.

Wenn wir davon ausgehen, dass das Leben für uns ist und alles in unserem Leben einen bestimmten Grund hat, dass alles geschieht, damit wir wachsen und lernen können, damit wir uns an unsere wahre Größe, unser wahres Potenzial erinnern können, dass alles geschieht, damit wir erkennen, dass das, was wir wirklich sind, davon unberührt ist, dass diese Liebe, diese Grenzenlosigkeit, diese Seele, die wir wirklich sind, von all dem, was um uns herum geschieht, nicht beeinflusst wird, dass das, was wir wirklich sind, grenzenlos, zeitlos ist, ohne Ende – wenn wir uns dessen bewusst sind, können wir vieles, was uns in unserem Leben widerfährt, mit ganz anderen Augen betrachten. Es ist, als würden wir unser Leben von oben betrachten. Wie ein Vogel. Aus dieser Perspektive wird eine Struktur, ein Muster erkennbar, vielleicht sogar ein roter Faden, der sich durch unser ganzes Leben zieht. Bestimmte Ereignisse, Begegnungen, Situationen, in denen wir unglücklich waren, ergeben auf einmal Sinn, wenn wir die Lernaufgabe und das Geschenk dahinter erkennen.

Unsere Gefühle wollen »richtig« gefühlt werden. Sie wollen Raum haben und nicht verdrängt werden. Verdrängte Gefühle kommen immer wieder hoch. Und das meist in Situationen, in denen wir von ihnen überrumpelt werden. Wiederkehrende Gefühle in bestimmten Situationen weisen uns auf ungelöste Themen hin. Wir können allen Gefühlen, auch den »unangenehmen«, dankbar sein, dass sie uns daran erinnern, dass etwas in uns geheilt werden möchte oder Beachtung braucht.

Angst als Lehrer

*Die Angst ist dein Lehrer. Nimm sie an,
und sie wird dich weiser und reicher zurücklassen.*

Auch unsere Ängste möchten uns etwas zeigen. Heute bin ich so weit, zu sagen, dass unsere Ängste sogar ein Geschenk sind, durch das wir erkennen, dass auch in ihnen Liebe ist. Denn wenn wir uns unseren Ängsten tief öffnen, kann Transformation geschehen. Wir kommen an den Kern. Wenn dieser sich lösen kann, verwandelt sich das Thema und schafft Raum für die Liebe, die Grenzenlosigkeit. Für das, was wirklich ist. Denn unsere Ängste entspringen unserem Ego. Sie wurden durch unsere Erfahrungen, unsere Erziehung, unser Ego und durch das Bewusstsein, in dem wir leben und aufwachsen, geprägt. Diese Prägung kann aufgehoben werden, wenn wir bereit sind, zu fühlen. Wenn wir bereit sind, nicht mehr zu verdrängen, sondern uns ganz hinzugeben. Im Englischen sagt man »to surrender«. Im Deutschen gibt es meiner Meinung nach keinen geeigneten Begriff. Am ehesten ist es die Hingabe. Hingabe an das, was ist. Hingabe an das Ungewisse. Hingabe an das Leben. Gerade, wenn wir uns persönlich und spirituell weiterentwickeln, wenn wir tiefer sehen und wachsen, müssen wir auch unsere Schatten, die dunklen Seiten betrachten und annehmen. Wir werden im Laufe unserer Entwicklung unvermeidlich darauf stoßen.

Mir ist die Beschäftigung mit der Angst besonders wichtig, weil ich selbst viele Ängste hatte, die mir viel aufgezeigt haben. Ich hatte keine Panikattacken und auch keine Angststörung, vielmehr waren es meine ausgeprägten Egoängste und auch überlieferte Ängste, die mich sehr geprägt haben. Ich hoffe sehr, dass dir meine Erfahrung hilft, auch für dich zu erkennen, dass deine Angst mehr ist, als du denkst. Dass sie nichts ist, wovor du Angst haben musst, und dass sie sich so lange zeigt, bis du sie annimmst, ihr Aufmerksamkeit schenkst und erkennst, was du aus ihr lernen darfst, was der Angst zugrunde liegt. Welche tiefere Wahrheit sie für dich bereithält.

Im Folgenden beschreibe ich aus meiner Erfahrung und beruflichen Praxis, was uns unsere Ängste lehren wollen.

Verlustangst

Dieser Angst liegt viel Schmerz zugrunde. Jemanden zu verlieren, den wir lieben, ist für uns oft das Schlimmste, was passieren kann. Noch schlimmer, als wenn uns selbst etwas passieren würde. Allein die Vorstellung ist schmerzlich für uns. Dieser Schmerz, den wir spüren, wenn wir die Verlustangst fühlen, ist der Schmerz der Unvollkommenheit. Er resultiert aus dem Irrtum, dass wir ohne die andere Person nicht vollständig sind. Der Illusion der Trennung. Der Angst, allein zu sein.

Es gibt unterschiedliche Arten von Verlustangst, und die Verlustangst hat mehrere Facetten.

- Wir fürchten, allein zu sein. (Isolation)
- Wir fürchten, keine Liebe zu haben und zu spüren.
- Wir fürchten, ohne den anderen wertlos zu sein.
- Wir fürchten den Schmerz, den die Verlustangst mit sich bringt. Wenn wir materielle Verlustangst haben, fürchten wir die Minderwertigkeit.

Bei Menschen, die sich insbesondere mit ihrem Image identifizieren (Egotyp 2, 3, 4), ist diese Angst oft stärker ausgeprägt, da sie an das Gefühl der Wertlosigkeit gekoppelt ist. Gerade Menschen, die sehr darauf achten, was andere denken, die sich also unbewusst über die Bewertung anderer definieren, haben dieses Thema.

Allen Verlustängsten liegt der Gedanke zugrunde: »Ich bin nicht gut genug.« Wenn du dich dieser Angst stellst, die Verlustangst annimmst, fühlst und gehen lässt (so, wie in Kapitel 1 beschrieben), findest du in ihrem Kern bedingungslose Liebe. Die endlose Liebe, die dich spüren lässt, dass du immer vollkommen bist. Im Gefühl selbst findest du die Wahrheit. Wenn du dich also traust, die Angst zu fühlen, ohne die Schreckensszenarien, die sie auslösen, zu nähren, sie einfach nur zu fühlen, dann gibst du dem Gefühl den Raum, damit es abfließen kann. Dann bleibt es nicht im Körper gespeichert und kann gehen.

Die Angst selbst ist eine Lüge. Sie belügt dich. Das, was sie dir vermittelt, ist nicht wahr! Du bist gut genug, du bist bereits vollständig. Du bist nicht allein, sondern eins mit allem. Du bist verbunden mit allem, was ist.

Mache dir bewusst: Verlust entsteht nur auf physischer Ebene. Auf seelischer Ebene bist du immer und zu jeder Zeit mit allem eins und verbunden. Auf dieser Ebene kannst du niemanden verlieren, weil du mit ihrer/seiner Seele verbunden bleibst. Die Angst vor Trennung ist eine Illusion, die du erkennen darfst. Wenn du mit deiner Seele verbunden bist, ist dir dies bewusst, du spürst die Einheit, das All-eins-Sein. (Das All-eins-Sein gleicht einem Bewusstseinszustand, in dem wir fühlen, wie sich Grenzen auflösen, wie alles verbunden ist. Diese Erfahrung kann man durch Meditation, Yoga oder auch verschiedene Coachingmethoden erreichen – und das ganz ohne bewusstseinserweiternde Mittel.)

Statt die Verlustangst also mit den Gedanken und Geschichten in deinem Kopf zu füttern, lenke deine Aufmerksamkeit auf das, was jetzt gerade ist. Auf das Gefühl, auf den Moment, auf das Jetzt. Beobachte das Gefühl immer wieder und so lange, bis es sich aufgelöst hat. Nimm wahr, was jetzt da ist. Vielleicht spürst du Liebe, vielleicht Freude, vielleicht Ruhe und Entspannung, vielleicht Dankbarkeit. Wenn die Angst sich nicht so leicht auflösen lässt, umarme sie mit deiner Liebe. Schenke ihr all deine Liebe. Manchmal möchten unsere Gefühle nur Aufmerksamkeit erhalten, damit sie gehen können. Du wirst merken, sobald du den Widerstand loslässt, wird es leichter. **Denn Widerstand verstärkt die Angst. Annahme lässt sie gehen.**

Also nimm das Gefühl an, und wenn du mit vielen Gedanken zu kämpfen hast, richte deinen Fokus auf die Dankbarkeit. Entscheide dich, nun diesen neuen Weg einzuschlagen. Den Weg der Liebe und Dankbarkeit. Richte deine Aufmerksamkeit auf all das, wofür du dankbar bist. So lange, bis du diesen Weg ganz automatisch nimmst.

Die Verlustangst will dir zeigen:
»Du bist gut, so, wie du bist. Du bist wertvoll.
Du bist vollständig. Du bist verbunden.«

Angst vor Kontrollverlust

Diese Angst entsteht durch die Identifikation mit dem Körper, dem Verstand oder dem Image. Wir alle tragen diese Angst also in gewisser Weise in uns, da alle Egotypen sie beinhalten. Dennoch ist sie besonders stark beim Körper- und beim Verstandestyp ausgeprägt.

Wir glauben, dass ein Kontrollverlust zu Chaos, Verlust und Vernichtung führen würde. Und das erzeugt diese starke Angst in uns. Allein die Vorstellung, dass wir Kontrolle abgeben müssten oder eben nicht alles kontrollieren können, ist das Schlimmste für uns. Wir versuchen mit unseren Handlungen alles, um die Kontrolle zu behalten, planen voraus, sodass nichts passieren kann. Dabei geht es vor allem um den körperlichen Schutz von uns selbst und jenen, die wir lieben, aber auch um die Kontrolle über zu erledigende Aufgaben. Menschen mit dieser Angst fällt es schwer, zu delegieren und Aufgaben abzugeben. Fehlendes Vertrauen in die Fähigkeit anderer, Dominanz, Strenge gegenüber sich und anderen sind typische Merkmale, wenn diese Angst zugrunde liegt.

Und dennoch, wenn du diese Angst wirklich fühlst, sie annimmst, wirst du feststellen, dass es nichts zu kontrollieren gibt, dass all die Versuche, Kontrolle zu erlangen, vergebens sind, dass Kontrolle nur eine Illusion ist, da wir im Grunde nichts kontrollieren können. Stattdessen kostet uns das Festhalten an dieser Illusion nur unnötig Kraft.

Wenn du durch die Angst gegangen bist, wirst du feststellen, wie schön es ist, loszulassen. Wie leicht und befreit das Leben dann ist. Du spürst, dass es gar nicht notwendig ist, irgendetwas zu kontrollieren, weil du, deine Seele, immer geschützt und getragen bist. Weil du immer aufgefangen wirst.

Die Angst vor Kontrollverlust will dir zeigen:
»Du darfst vertrauen und frei sein. Es darf leicht sein.«

Angst, nicht alles zu wissen

Egotypen mit dieser Grundangst identifizieren sich mit ihrem Verstand und ihren Gedanken. Da sie denken, dass sie ihr Verstand bzw. ihre Gedanken sind, ist für sie das Schlimmste, was passieren kann, dass sie nicht alles wissen, nicht alles erfassen können. Sie leben in der ständigen unterschwelligen Angst, dass aufgedeckt werden könnte, dass sie nicht alles wissen, dass sie Dinge und Wissen vortäuschen. Sie fürchten unbewusst, dass jemand herausfinden könnte, dass sie dumm sind, nicht so intelligent oder nicht so erfolgreich, wie es nach außen erscheint. Daher sind sie innerlich angetrieben, sich so viel Wissen wie möglich anzueignen. Sie fühlen sich erst vollständig, wenn sie alles erfassen können. Sie möchten alles verstehen und sind oft sehr detailverliebt und perfektionistisch.

Ein einzelner Mensch kann jedoch niemals alles auf logischer Ebene wissen und erfassen. Und doch sind wir alle tief in unserer Seele mit einer unendlichen Weisheit verwurzelt. Einer universellen Weisheit. Und genau darauf möchte diese Angst dich aufmerksam machen.

Die Angst, nicht alles zu wissen, möchte dir zeigen:
»Schau genau hin, du bist nicht dein Verstand, du bist viel mehr.
Du bist nicht deine Gedanken. Du bist nicht dein Wissen.
Wenn du dich mit dem, was du wirklich bist, verbindest,
bist du an der Quelle von unendlicher Weisheit.«

Dieses innere Wissen ist viel wertvoller als alles, was du über deinen Verstand aufnehmen kannst. Es ist nicht damit zu vergleichen, denn es geht weit darüber hinaus.

Kennst du diese Angst? Dann nimm sie an. Lasse sie zu, und gib ihr Raum. Dann kann sie gehen und sich auflösen. Du wirst merken, wie befreiend es ist, wenn du dich dieser Angst endlich gestellt hast. Und du wirst merken, wie viel leichter dein Leben wird.

Angst vor Einsamkeit und Isolation

Die Angst vor Einsamkeit und Isolation äußert sich im Alltag dadurch, dass wir lieber unter Menschen sind und nicht gut allein sein können. Wir lenken uns ständig ab, und es fällt uns schwer, wirklich zur Ruhe zu kommen. Oder sie äußert sich auch in dem Wunsch, es anderen Menschen recht zu machen. Dazuzugehören ist uns wichtiger als unsere persönlichen Gefühle und Meinungen. Lieber schlucken wir Dinge herunter, als Gefahr zu laufen, anzuecken.

Diese Angst kann sich aber auch darin äußern, viel dafür zu tun, um von anderen gesehen oder anerkannt zu werden. Unbewusst und tief unter diesem Vermeidungsverhalten liegt die Angst, ausgestoßen zu werden und allein nicht überleben zu können. Das ist, rein körperlich betrachtet, eine natürliche und nützliche Angst, wenn wir als Baby oder Kleinkind noch nicht fähig sind, uns selbst zu versorgen. Wenn wir diese Angst aber auch als Erwachsene noch stark in uns spüren, führt dies dazu, dass wir uns selbst nicht treu sind. Menschen mit dieser Angst empfinden sich häufig als eher schwach und haben wenig Selbstvertrauen und Durchsetzungskraft.

Der Angst vor Einsamkeit und Isolation liegt oft Wut zugrunde. Meist ist diese Wut stark unterdrückt und unbewusst. Es ist die Wut auf andere, die uns im Stich lassen könnten, aber auch die Wut auf uns selbst, weil wir nicht so leben, wie es sich unsere Seele wünscht. Auf das Thema »Wut« gehe ich auf S. 106 noch genauer ein.

Wenn du nun durch die Angst vor Einsamkeit gehst, sie zulässt, wirst du merken, wie du aufgefangen wirst. Dass deine Seele, die du bist, immer aufgefangen und getragen ist.

Die Angst vor Einsamkeit und Isolation will dir zeigen:
»Du bist nie allein, sondern mit allem eins – All-eins.«

Angst, wertlos oder nicht gut genug zu sein

Wenn wir diese Angst spüren, identifizieren wir uns mit unserem Image. Mit dem, was andere von uns wahrnehmen und über uns denken. Wir identifizieren uns mit Resultaten, mit unserem Erfolg, unserer Beliebtheit, unserem Aussehen, unserer Andersartigkeit. Vielleicht sogar mit unserer Sensibilität, sodass das Gefühl entsteht, dass niemand uns versteht und so tief fühlen kann wie wir. Wir haben ein Image um uns herum aufgebaut, das wir uns selbst und anderen immer wieder darlegen und bestätigen. Wir glauben, dass wir dieses Image sind. Wir glauben, wir sind nur wertvoll aufgrund unseres Charakters, aufgrund unserer Intelligenz, aufgrund unserer Besonderheit. Doch im Grunde steckt dahinter die große Angst vor Wertlosigkeit. Die Angst, nicht gut genug zu sein – nicht wertvoll genug, nicht liebevoll genug, nicht perfekt genug, nicht stark genug …

Wir unternehmen alle möglichen Dinge, um nach außen ein Bild von uns aufzubauen, das uns möglichst wertvoll erscheinen lässt. All das sind falsche Identifikationen. Sie entsprechen nicht der Wahrheit. Wir sind nicht unser Image und alles, was damit zusammenhängt oder was andere in uns sehen. Die Bestätigung und Anerkennung von anderen ist nicht, was wir brauchen, um die innere gefühlte Wertlosigkeit aufzulösen.

Wir müssen erkennen, dass unser Wert nicht materialisiert werden kann, dass unser Wert endlos, zeitlos, grenzenlos ist. Dass wir mehr sind als unser Image. Auch Gefühle wie Neid oder Missgunst wollen uns genau darauf hinweisen.

Mit der Angst, wertlos oder nicht gut genug zu sein,
will dir deine Seele zeigen:
»Schau hin, hier besteht Heilungsbedarf. Hier fühlst du dich noch nicht
wertvoll genug. Hier bist du noch nicht in deiner ganzen Liebe.
Hier vergleichst du dich, obwohl es eigentlich nichts zu vergleichen gibt.«

Angst, ausgeliefert zu sein, oder Angst vor Zerstörung

Diese Angst sitzt sehr tief. Man kommt erst an sie heran, wenn man mehrere andere Schichten gelöst hat. Sich aber von dieser Angst zu befreien, ist extrem wertvoll. Häufig haben wir diese Angst von unseren Vorfahren übernommen, vielleicht wurde sie uns karmisch oder genetisch mitgegeben. Fakt ist, dass wir in der heutigen Zeit in der Regel keinen Grund haben, uns ausgeliefert zu fühlen. Und dennoch springt dieses Programm manchmal in uns an.

Wenn du dich dieser Angst stellst, durch sie hindurchgehst, wirst du feststellen, dass sie nur auf Gedankenkonstrukten beruht, dass nichts davon in deinem Leben real ist und sie sich nur durch überlieferte Geschichten in deinem Unterbewusstsein festgesetzt hat. Tragen wir auch nur einen kleinen Samen dieser Angst in uns, erschaffen wir uns genau die Situationen, vor denen wir uns fürchten. Unbewusst natürlich.

Ich selbst habe diese Angst lange mit mir herumgetragen. Mittlerweile weiß ich, dass sie insbesondere durch meine Großeltern, die im Krieg aufgewachsen sind, an mich weitergegeben wurde, dennoch hat sie mich in meinem Leben beeinflusst. Mich dieser Angst zu stellen, ist mir sehr schwergefallen. Lange habe ich mich davor gesträubt. Doch als ich all meinen Mut zusammengenommen hatte und mich durch diese Angst durchfallen ließ, sah ich, wie all die Geschichten über böse Kräfte, die mich zerstören könnten, nur Gedankenkonstrukte waren. Ausgehend von einem initialen Gedanken hat sich diese Fantasie immer mehr Bestätigung gesucht und auf diese Weise Situationen hervorgerufen, die sie bestätigten. Mir wurde klar, dass, wenn ich diese Gedanken nie gehabt hätte, ich auch die Situationen nie erlebt hätte.

Alles beginnt mit dem einen Gedanken. Mit der einen Geschichte, die du hörst, die dich schockiert, verängstigt und sich in dir festsetzt. Und aus diesem einen Gedankensamen wird eine große Pflanze, manchmal sogar ein tief verwurzelter Baum, den wir aber fällen und dessen Wurzeln wir herausreißen können. Denn genau darum geht es: dass wir wieder Platz machen in unserem Unterbewusstsein, dass wir all die negativen, beängstigenden, einengenden Gedanken löschen und neue, positive, unterstützende Gedanken säen, damit daraus gute Bäume mit festen Wurzeln entstehen, die uns unterstützen, unseren Weg zu gehen und unser Leben in Vertrauen zu leben.

Als ich mich der Angst stellte, habe ich die Gedanken und Geschichten, die sie nährten, wie Seifenblasen wahrgenommen, die an mir vorbeischwebten. All diese kleinen und großen Dramen. In dem Prozess habe ich diese Seifenblasen platzen lassen. Und so haben sie sich aufgelöst. Für immer. Und dann war da nur der leere Raum, in dem die Gedanken entstehen. Das ist der Raum, der da ist, bevor wir Dinge bewerten, analysieren, interpretieren. In diesem leeren Raum kann alles entstehen. Und es ist deine Entscheidung, was du darin entstehen lassen möchtest. Was säst du? Was möchtest du pflanzen? Was soll in deinem Raum wachsen?

Wenn du die Angst gelöst hast, wird ein Gedanke dich nicht mehr triggern können. Dann kannst du dich wirklich entscheiden, ob du ihn weiterverfolgen und den Weg dieses Gedankens verstärken möchtest oder nicht. Dann bist du wieder voll und ganz selbst der Regisseur, der Autor deiner Geschichte. Dann bist du wieder ganz in deinem Ursprung. Und in diesem Ursprung kann so viel Schönes entstehen.

Für mich entstand in diesem Raum ein goldener, lichtvoller Weg. Ich sah ihn direkt vor mir, und ich wusste, es war der Weg, den meine Seele gehen wollte. Denn unsere Seele braucht und liebt Licht, sie braucht und liebt Fülle. Sie möchte, dass du dich ganz entfaltest und all dein Potenzial lebst. Dein ganzes Seelenpotenzial. Als ich diesen lichtdurchfluteten, goldenen Weg entlangging, sah ich, wie überall um mich herum die schönsten Blumen wuchsen. In wunderschönen Farben und Formen, ganz bunt, lebensfroh und voller Leichtigkeit. Und diese Blumen standen für all die Gedanken, die aus der Liebe entstehen. Für die Gedanken, die dich in den schönsten Farben und Facetten erstrahlen lassen. Und für alles, was du mit deiner Schöpferkraft erschaffst und der Welt schenkst. Für all die Wunder, die du in der Lage bist, wahr werden zu lassen – weil du selbst ein Wunder bist.

Die Angst, ausgeliefert zu sein oder zerstört zu werden,
möchte dir im Grunde nur zeigen:
»Deine Seele ist endlos, zeitlos, grenzenlos und kann nicht zerstört werden.
Du darfst dich daran erinnern, dass du auf seelischer Ebene mit dem
universellen Licht und der bedingungslosen Liebe verbunden bist.«

Angst vor dem Tod

Viele Menschen haben so lange Angst vor dem Tod, wie sie sich nur mit ihrer körperlichen Hülle identifizieren. Solange wir denken, dass wir unser Körper sind, ist der Tod das Schlimmste, was uns passieren kann. So versuchen wir, unseren Körper zu kontrollieren, mit Sport, gesunder Ernährung, der Anhäufung von Wissen über Gesundheit. Und dennoch wird diese Angst, solange wir uns nur mit unserem Körper identifizieren, unterschwellig immer da sein. Sie beeinflusst unser Denken, Fühlen und Handeln.

Seitdem ich die Erfahrung der Verbundenheit und des All-eins-Seins gemacht habe, habe ich keine Angst mehr vor dem Tod, denn ich weiß, dass es danach weitergeht, dass das, was ich wirklich bin, nicht sterben kann und dass dieses Leben dazu da ist, meiner Seele immer näherzukommen, indem ich falsche Identifikationen löse und die Liebe lebe, die ich bin.

Die Angst vor dem Tod will dir zeigen:
»Du bist mehr, als du siehst, denkst oder fühlst. Mehr als dein Körper. Deine Seele ist Liebe, sie ist zeitlos und bedingungslos. Du bist hier, um mit deinem wahren Sein, deiner Liebe, diese Welt zu einem schöneren Ort zu machen, solange du lebst.«

Also lasse uns dieses Leben nutzen und voller Lebensfreude genießen.

Der bewusste Umgang mit Angst

Die Sache mit der Angst ist:
Solange wir Angst vor ihr haben, solange wir weglaufen, sie verneinen, nicht wahrhaben wollen, solange wir sie vermeiden und unterdrücken, wird sie stärker. Es gibt keinen anderen Weg aus der Angst als durch sie hindurch, hat mir einmal jemand gesagt.
Und genau das ist es.

Die Hingabe, die Annahme, das Surrender in Bezug auf die Angst ist notwendig, um sie aufzulösen, um sie zu entmystifizieren, um ihr den Horror zu nehmen, denn dann erkennen wir, dass sogar der Kern der Angst Liebe ist. Es reicht allerdings nicht, das nur zu wissen. Es muss auch gefühlt und erlebt werden. Erst dann kommt es im Körper an.

Dieses erlebte Wissen ist wie eine Befreiung von einer Illusion, von einem Spiel, das du nie gern spielen wolltest. Und dann, wenn es dir bewusst ist, kannst du dich entscheiden – ob du wieder mitspielen möchtest, ob du der Angst den Raum auf der Bühne deines Lebens gibst oder ob du lieber einen anderen Hauptdarsteller wählst. Denn du bist der Regisseur. Du schreibst das Stück und übernimmst die Regie. Niemand anders. Doch solange du die Angst im Regiestuhl sitzen lässt, indem du sie unterdrückst, ihr den Rücken zukehrst und tust, als wäre sie nicht da, so lange hast du nicht die Eigenregie, und sie wird um ihren Platz kämpfen. Erst wenn du sie akzeptiert hast, wird sie bereit sein, den Stuhl zu räumen und dich wieder Platz nehmen zu lassen. Und dann erkennst du das nächste Mal, ob sie eine gute Schauspielerin ist oder nicht.

Der Sinn deines Lebens ist nicht, dich selbst kleinzuhalten, in deiner Komfortzone zu bleiben und dir von deinem Ego/deiner Angst einreden zu lassen, was alles passieren kann, dass das Leben und die Menschen gefährlich sind, dass du dich schützen und verstecken musst.

Der Sinn deines Lebens ist, zu erkennen, dass genau dies nicht wahr ist, dass diese Angst/dein Ego dir nur etwas aufzeigen will, dass du wachsen sollst, aus dir und über dich hinaus, dass du das, was du wirklich bist, erkennst und merkst, dass du eben nicht dein Ego/ deine Angst bist, dass du so viel zu geben und mit der Welt zu teilen hast. Dass es ein großer Verlust wäre, wenn du dein Seelenpotenzial nicht lebst, wenn du nicht deine wahre Größe erkennst und sie sich nicht zeigen lässt. Denn das, was du bist, ist das pure Leben, das sich durch dich ausdrücken möchte.

Also lebe dieses Leben. Enttarne dein Ego. Komme raus aus deiner Komfortzone. Stelle dich deinen tiefsten Ängsten. Gehe durch sie hindurch, hinein in ein freieres, bunteres, schöneres Leben. Denn wenn du dich nicht mehr von deinen Gedanken, deinen Ängsten kleinhalten lässt, wartet dein wirkliches Leben auf dich. Ein reiches Leben. Mit bunten Gefühlen, mit Ups und Downs, aber auch mit so vielen Glücksmomenten. Mit magischen Momenten. Mit wundervollen Begegnungen.

Wenn also deine Ängste wieder an die Tür klopfen, frage dich: Wie möchtest du am Ende deines Lebens gelebt haben? In Angst oder Freiheit?

ÜBUNG: Was vermeidest du?

Vielleicht konntest du dich beim Lesen schon in dem einen oder anderen Egotyp wiederfinden. Häufig haben wir mehrere Vermeidungsstratgien entwickelt. Frage dich immer wieder:

- Was vermeidest du, zu fühlen?

Gehe dann durch dieses Gefühl hindurch. Nimm es an, spüre es, und lasse es sich auflösen.

Sieh dir die Egotypen noch einmal genau an:

- Welcher Egotyp triggert dich am meisten?
- Was möchtest du auf keinen Fall sein?

Zumeist ist dies ein Hinweis darauf, dass wir hier näher hinsehen und ehrlich mit uns selbst sein sollten. Denn wir alle haben diese Facetten in uns. Verschiedene Typen sind nur beim einen oder anderen stärker ausgeprägt.

Es kann auch sein, dass mehrere Egotypen mit dir korrespondieren. Wir haben Strategien von unseren Eltern oder anderen Personen imitiert. Meist haben wir jedoch ein bis drei Vermeidungsstrategien, die wir am häufigsten und unser gesamtes Leben lang nutzen. Es ist so wertvoll, sich alle anzusehen und sich ihrer bewusst zu werden.

ÜBUNG: Ein Date mit deiner Angst

Wie du bereits weißt, macht das Weglaufen vor der Angst diese nur stärker. Es ist besser, ihr zu begegnen. Vielleicht möchtest du dich heute mit deiner Angst verabreden, dich mit ihr hinsetzen und sie fragen, was sie möchte. Frage sie, was sie braucht und dir sagen will. Frage sie, woher sie kommt und wie du ihr helfen kannst. Sage ihr, dass sie da sein darf ebenso wie alle anderen Gefühle. Dass sie nicht allein ist. Dass du ihr Liebe schenkst. Höre ihr zu, und umarme sie mit all deiner Liebe. Sage ihr ganz deutlich, dass sie dich nicht mehr beschützen muss. Dass sie ihren Job gut gemacht hat, du sie aber nicht mehr brauchst. Dass sie da sein darf für Notsituationen, sich aber ansonsten zurücklehnen und dir die Führung überlassen darf, weil du auf dich selbst aufpassen kannst und deinen Weg selbst wählst. Vielleicht ist deine Angst sogar erleichtert, das zu hören, denn sie hatte viele Jahre eine sehr anstrengende, kräftezehrende Aufgabe. Jetzt ist es an der Zeit, dass sie sich zur Ruhe setzt. Bedanke dich bei ihr für all ihre Unterstützung, vergib ihr falls nötig. Die Angst auf diese Weise zu behandeln und anzuerkennen, verändert deinen Blick auf sie und hilft dir, in deine Kraft zu kommen.

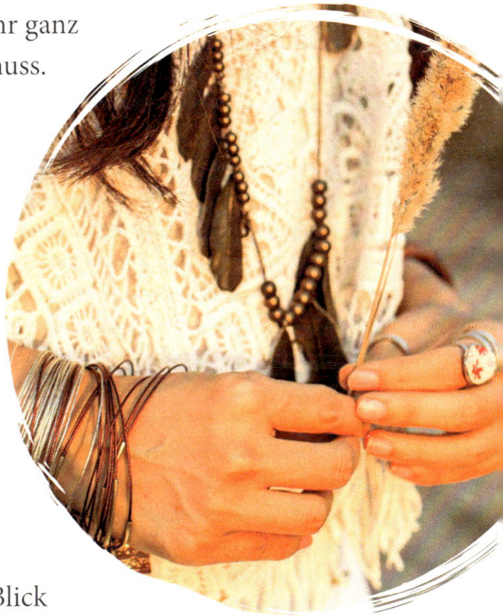

Coachingbeispiel: Angst vor der Angst

Martina kam zu mir ins Coaching, um die innere Unruhe loszuwerden. In unserem ersten Gespräch erzählte sie mir, wie getrieben sie sich fühlte. Ihren Tag packte sie so voll mit Aktivitäten und Aufgaben, dass sie gar nicht zur Ruhe kam. Einerseits beschwerte sie sich darüber, andererseits war ihr aber auch bewusst, dass sie diesen Zustand selbst herbeiführte. »Ich brauche einfach den Stress«, sagte sie zu mir. »Warum bist du dann hier?«, fragte ich sie.
Martina war bewusst, dass sie den Stress nur als Ausrede benutzte. Als Ausrede davor, zur Ruhe kommen zu müssen. Sie hatte Angst davor, in Stille, allein dazusitzen, ohne etwas zu tun – ohne Buch, ohne Musik, ohne zu putzen, einen Kaffee zu trinken oder zu schlafen. Sie hatte Angst vor ihren eigenen Gedanken. Im Grunde hatte sie Angst vor der Angst, die ihrem Egotyp 7 (dem Enthusiast) zugrunde lag. Die Angst, etwas zu verpassen, die Angst vor Ruhe und Stillstand, die Angst, nicht alles kontrollieren zu können. Sie hatte solche Angst vor diesen Gefühlen, dass sie stattdessen lieber in ihrem Verstand war. Doch ihre Gedanken ließen sie nie zur Ruhe kommen. Als wir uns im Coaching diese Gefühle ansahen, war Martina das erste Mal seit Langem wieder im Fühlen statt im Denken. Sie spürte ihre Gefühle, nahm sie an, ließ sie los. Und mit den Gefühlen baute sich der Druck ab, die Angst vor den Gefühlen, und auch die Gedanken wurden ruhiger. Der wichtigste Schritt für Martina war, die Angst zu spüren und nicht vor ihr wegzulaufen. Und als sie dies tat, merkte sie zum ersten Mal, dass es gar nicht schlimm war. Dass Angst ein Gefühl wie jedes andere ist, das sich wieder auflöst, wenn wir sie nicht mit Gedanken füttern. Wenn wir im reinen Fühlen sind.
Indem Martina sich dem Gefühl stellte, das sie am meisten vermeiden wollte, konnte viel heilen. Sie fand ihre innere Ruhe. Sie lief nicht mehr vor ihren Gefühlen davon, flüchtete sich nicht mehr in Aktivitäten und Planung, sondern lernte, achtsamer den Moment wahrzunehmen. Sogar Meditation in Stille wurde möglich.

Das Beispiel von Martina zeigt, wie sehr uns unsere Gefühle etwas mitteilen möchten. In dem Moment, wenn wir aufhören, vor dem, was wir vermeiden wollen, wegzulaufen, und uns stattdessen entschließen, es liebevoll anzunehmen, löst sich unser Leid auf. Wenn wir uns entscheiden, unsere Schatten zu umarmen, fangen wir erst wirklich an, zu leben. Echt und ehrlich von innen heraus.

TIPP:

Im Online-Kurs zum Buch gehe ich auch auf weitere Selbsthilfe-Methoden wie EFT ein, um emotionale Blockaden zu lösen.

HINWEIS:

In diesem Buch beschreibe ich allgemein die Urängste unseres Egos. Es handelt sich dabei nicht um Empfehlungen für die Behandlung von angstbasierten Krankheiten. Wenn du unter Panikattacken, Angstzuständen und starken Gefühlen der Angst leidest, suche dir bitte professionelle Hilfe, zum Beispiel bei einem Therapeuten.

Was dir deine Gefühle sagen möchten

Wie wir schon festgestellt haben, möchten dich alle Gefühle etwas lehren, dich auf etwas in dir hinweisen, was noch nicht geheilt ist. Etwas, womit dein Inneres Kind noch nicht im Reinen ist. Sie zeigen dir, wo du noch eine alte Wunde hast oder deine Egoangst angesprochen wird. Daher sind alle Gefühle eine Einladung zur Heilung – zur Heilung deines Inneren Kindes, deiner Seele, deines Ichs.

Im Folgenden gehe ich auf Gefühle ein, die wir neben der Angst ebenfalls als »unangenehm« empfinden und daher gern unterdrücken. Doch auch diese Gefühle haben eine Botschaft an dich. Ich hoffe, dass dir diese Betrachtung ebenfalls hilft, dich und deine Innenwelt besser zu verstehen.

Neid

Neid ist ein Gefühl, das in unserer Gesellschaft zwar sehr verbreitet, aber nicht gern gesehen ist. Wir erlauben uns meist selbst nicht, Neid zu fühlen. Dennoch ist das Gefühl sehr präsent. Es entsteht durch Vergleiche, Konkurrenz und basiert auf dem Gedanken: »Ich bin nicht gut genug.« Es ist also tief verwurzelt mit der Angst, wertlos zu sein (besonders ausgeprägt bei Egotyp 2, 3, 4). Nur wenn wir uns wertlos fühlen, verspüren wir Neid. In diesem Sinne ist auch Neid wieder eine Einladung, genauer hinzusehen. Wo darfst du heilen? Wo bist du noch nicht ganz mit dir im Reinen? Wo fühlst du dich nicht gut genug?

Neid ist auch ein Kompass für unsere Wünsche und Sehnsüchte. Er ist ein Wink deiner Seele, die dir vermittelt, dass sie etwas ebenfalls erreichen oder erleben möchte.

Deine Seele sagt dir durch das Gefühl von Neid:
»In dir steckt so viel mehr, nutze dein Potenzial endlich. Du bist wundervoll, einzigartig. Niemand ist wie du. Zeige dich mit all dem, was du bist, und gehe deinen Weg. Du bist schon vollständig. Das, was du in anderen siehst, bist und kannst auch du. Traue dich!«

Neid wird durch Klatsch und Tratsch und Vergleiche geschürt. Nimm Abstand davon. Wenn du selbst aufhörst, andere für ihr Aussehen, ihr Verhalten oder Ähnliches zu beurteilen, verständnisvoller und sanfter mit anderen umgehst, wirst du merken, wie du in dir sanfter wirst.

Neid beruht auf einem Mangeldenken. Auf dem Gedanken, dass es zu wenig für alle gibt. Zu wenig Liebe, zu wenig Anerkennung. Doch das Einzige, was zu wenig vorhanden ist, wenn wir das glauben, ist: unsere Selbstliebe und Selbstannahme. Denn Liebe ist genug vorhanden. Liebe ist eine Energie, die endlos, zeitlos und grenzenlos ist. Unsere Suche nach Anerkennung und Bewunderung ist im Grunde nichts anderes als eine Suche nach Selbstliebe. Nach der Verbindung zur Liebe in uns.

Die Medien suggerieren uns in der Regel, dass diejenigen, die berühmt sind und von vielen Menschen bewundert werden, wertvoller oder liebenswerter sind. Wir selbst fühlen uns dann zurückgedrängt, nicht gesehen, ungerecht behandelt. Wir denken unbewusst, es wäre nicht genug Anerkennung und Liebe für uns da. Aber dem ist nicht so. Wenn es etwas gibt, was immer und im Überfluss da ist, dann ist es Liebe.

Neid und Konkurrenz sind Wegweiser dafür, die Liebe in dir endlich zu erkennen. Endlich zu sehen, dass niemand im Außen deinen Wert bestätigen kann, wenn du tief in dir selbst nicht daran glaubst. Egal, wie viele Menschen dich lieben, du bleibst derselbe Mensch.

Heile die Wurzel deines Themas:

- Wann hast du dich nicht geliebt, nicht gesehen oder nicht wertgeschätzt gefühlt?
- Welche Glaubenssätze in Bezug auf fehlende Anerkennung hast du verinnerlicht? Was ist zu deiner Wahrheit geworden?
- Was solltest du für dich erkennen?

Löse diese Wahrheit mithilfe der Übungen zu den Glaubenssätzen am Ende dieses Kapitels (ab S. 127). Dann kommst du in deiner Liebe an.

Jeder von uns hat ein besonderes Geschenk mit auf diese Welt gebracht. Unsere Aufgabe in unserem Leben ist es, herauszufinden, welches es ist und dieses dann mit der Welt zu teilen. Dann sind wir Teil eines großen Ganzen. Wie ein Puzzle, das sich zusammenfügt. Die Natur macht es uns so schön vor: Jede Blume, jede Pflanze, jeder Baum ist besonders.

Lasse alle Vergleiche und Bewertungen hinter dir. Lasse alles hinter dir, was dich davon abhält, dein Geschenk in die Welt zu tragen. Denn in dir liegt so viel, womit du diese Welt verschönern kannst.

Deine Seele möchte dir durch Neid sagen:
»Du trägst ein einzigartiges Geschenk in dir, deine Talente und bedingungslose Liebe. Wenn du deine Talente und die Liebe in dir erkennst und lebst, gibt es nichts, worauf du bei anderen neidisch sein musst. Dann lebst du deine Erfüllung.«

Wut

Wut ist ein Gefühl, das zu leben vielen Menschen Angst macht. Wenn wir an Wut denken, haben wir Bilder von zornigen, vor Wut schäumenden Menschen vor Augen und verbinden entsprechend etwas Schlechtes oder Böses damit. Dabei ist Wut nichts anderes als eine sehr starke Energie, die durch den ganzen Körper fährt und sich dort sehr kraftvoll entlädt.

Nun stelle dir vor, wie es für deinen Körper sein muss, diese starke Energie immer wieder zu unterdrücken, weil du sie nicht fühlen möchtest. Das ist für den Körper und auch die Organe extrem kräftezehrend.

Im Grunde ist die Wut nicht schlecht, sie ist wie jedes Gefühl neutral. Nur das, was wir im Allgemeinen mit ihr verbinden, indem wir handgreiflich werden oder gemeine Worte sagen, ist schlecht. Doch wir müssen all dies nicht tun, wenn wir Wut fühlen. Wir können die Wut ganz einfach im Körper spüren, ohne sie nach außen, an andere abzugeben. Wenn wir den richtigen Umgang mit Wut schon als Kind gelernt hätten, würde es uns als Erwachsene viel leichter fallen, mit ihr umzugehen.

Besonders wütend sind Kinder ja in der Trotzphase, etwa im dritten Lebensjahr. Wenn wir ihnen in dieser Phase die Wut absprechen und ihnen zu verstehen geben, dass sie nicht wütend sein dürfen, nehmen wir ihnen den natürlichen Zugang zu ihren Gefühlen. Sie lernen, zu verdrängen, und schaden damit wiederum ihrer Seele und ihrem Körper. Viel besser wäre es, wenn wir ihnen zeigten, wie sie Wut »richtig« fühlen können.

Wie ist es dir als Kind ergangen?
Hast du Wut fühlen dürfen? Oder war Wut ein Tabuthema?
Wie wurde in deiner Familie mit Wut umgegangen, und welche
Überzeugungen haben sich dadurch in dir gebildet?

In meinen Coachings merke ich immer wieder, dass Frauen, die als Kind nicht wütend sein durften oder die eine negative Erfahrung zum Thema »Wut-Erleben« gemacht haben, Schwierigkeiten haben, sich durchzusetzen. Denn Wut zu leben, bedeutet auch, Grenzen zu setzen. Wenn wir wütend sind, merken wir:

Hier hat jemand meine persönliche Grenze überschritten. Hier möchte ich Nein sagen. Nicht wütend sein dürfen, bedeutet also häufig auch, schwer Nein sagen können.

Wut entsteht, wenn wir das Gefühl von Kontrollverlust haben. Sie ist besonders stark bei den Körpertypen (Egotypen 8, 9, 1) ausgeprägt.
Bei Egotyp 8 oft in gelebter, impulsiver Form nach außen.
Bei Egotyp 9 oft extrem unterdrückt, so, als ob Wut gar nicht existiert.
Bei Egotyp 1 oft nach innen gerichtet, als innere Kritik.

Auch Wut tut gut und ist ein wichtiges Gefühl, das Raum braucht. Wenn du die Wut also einfach im Körper spürst, wirst du merken, wie sie sich in Stärke und dann etwas tiefer in Lebensfreude verwandelt. Also fühle die Wut, und komme in deiner Lebensfreude an.

Deine Seele möchte dir durch die Wut sagen:
»Es gibt nichts zu kontrollieren. Niemand kann dich, deine Seele, zerstören oder ausstoßen. Du bist endlos, zeitlos, grenzenlos.«

Scham

Auch Scham ist ein Gefühl, über das wir nicht gern sprechen. Wir vermuten, es würde uns schwach wirken lassen, und das möchte unser Ego natürlich vermeiden. Doch auch Scham hat wie jedes andere Gefühl seine Berechtigung und seinen Sinn. Denn durch sie erkennst du, wo du dich selbst noch nicht ganz annimmst, nicht vollkommen zu dir stehst und dich die Beurteilung anderer verunsichert.

Scham ist an die Angst vor Beurteilung gekoppelt, an die Angst, wertlos zu sein. Vermeiden wir diese Angst, entsteht Scham (Egotyp 2, 3, 4). Um die Scham zu fühlen, musst du ehrlich mit dir sein und dir erlauben, sie zu fühlen. Denn oftmals erlauben wir uns dies nicht. Der Scham Raum zu geben, ist sehr wichtig. Sie ist das Gefühl, das wir häufig am stärksten unterdrücken.

Deine Seele möchte dir durch die Scham zeigen:
»Verstecke dich nicht. Du bist immer wertvoll, unabhängig von deinem Aussehen, deinem Verhalten oder dem, was andere sagen. Dein Kern ist Liebe. Bedingungslose Liebe.«

Schuld

Schuld ist ein sehr schweres Gefühl. Es lastet auf uns, auf unserem Herzen, wie ein harter Stein oder eine schwere Decke. Gerade der Egotyp 1 plagt sich oft mit Schuld herum. Teilweise unbewusst. Schuld mit sich herumzutragen, ist sehr belastend. Umso wichtiger ist es, uns die Situation, aufgrund derer wir uns schuldig fühlen, genau anzusehen – damit wir sie verarbeiten können, damit dieser Teil in uns heilen kann, damit wir uns selbst verzeihen können.

Fehler geschehen. Fehler sind menschlich. Es ist in Ordnung, Fehler zu machen. Im Grunde gibt es keine Fehler, nur Erfahrungen. Du lernst. Jeden Tag. Immer wieder. Verzeihe dir. Jeden Tag. Und immer wieder.

Vielleicht ist das Gefühl der Schuld eine Einladung an dich, dir anzusehen, wie du in Bezug auf Fehler mit dir selbst umgehst. Erlaubst du dir und anderen, Fehler zu machen? Vielleicht gibt es hier noch einschränkende Überzeugungen oder Gefühle, die du ergründen darfst, um mehr zu heilen?

Deine Seele möchte dir durch die Schuld sagen:
»Verzeihe dir. Es ist Zeit, sanfter und mitfühlender mit dir selbst zu sein.«

Wie du einschränkende Überzeugungen lösen kannst, erfährst du ab S. 125.

Schuld hat mich im Zuge der Trennung von meinem Exmann lange begleitet – die Schuld, einen geliebten Menschen tief verletzt zu haben. Ich durfte erkennen, dass ich nicht nur ihn, sondern auch mich verletzt hatte und es durch das Tragen der Schuld immer weiter tat. Als wäre es meine Bürde, die ich zu tragen hatte. Doch tief in mir wusste ich, dass es keine Schuld gibt. Nur Erfahrungen.

Und dass es wichtig war, mir zu vergeben, dem Leben zu vergeben und wieder zu vertrauen. Erst als ich mir selbst vergeben habe, konnte ich diese Schuld auflösen.

Taubheit und Leere

Wenn wir unsere Gefühle lange nicht gelebt haben, kann es sich irgendwann taub in uns anfühlen. Nicht nur die »unangenehmen« Gefühle können nicht mehr gespürt werden, sondern auch die »angenehmen« wie Freude, Liebe, Mitgefühl.

Hast du mit einer solchen Taubheit, Leere, Dumpfheit zu kämpfen, ist dies ein Zeichen dafür, dass viele energetische Blockaden in dir existieren, wodurch das eigentliche Gefühl sich nicht bewegen und nicht fließen kann. Eine Trennung von Seele, Herz, Kopf und Körper hat stattgefunden. Daher ist dieses Gefühl eine dringende Einladung an dich, diese Verbindung wiederherzustellen.

Gerade Egotyp 9 hat dieses Gefühl oft, da er seine Wut unterdrückt, damit der innere Frieden nicht gestört wird. Dies kann im schlimmsten Fall zur Depression führen.

Deine Seele möchte dir durch die Taubheit sagen:
»Spüre dich wieder. Fange wieder an, zu fühlen. Alle Gefühle.
Löse die Blockaden. Alles darf sein. Alles ist gut. Du bist heil.«

Die Übungen in diesem Buch unterstützen dich dabei, die Verbindung zwischen Seele, Herz, Verstand und Körper wiederherzustellen und somit die Taubheit aufzulösen.

Trauer

Trauer mag sich für uns wie ein dunkler Schleier anfühlen, wie ein dichter Nebel oder ein stechender Schmerz. Doch auch in der Trauer finden wir Liebe.

Wenn du die Trauer zulässt, einfach nur fühlst, ohne in Gedankenschleifen zu verfallen, wirst du merken, wie sich der Nebel lichtet, wie es klarer, ruhiger und sanfter in dir wird, vielleicht sogar wärmer. Dann nimm dieses Gefühl, das sich nach der Trauer zeigt, einmal wahr, und gib ihm Raum. Sehr oft zeigt sich in der Wärme schon die Liebe und das Mitgefühl, das dich tröstet und dir Kraft spendet. Du erkennst, dass du mehr bist als die Trauer, dass du immer verbunden bist mit der Liebe und dass Trauer durchaus sein darf. Du kannst Trauer fühlen und dennoch in Liebe sein und durch deine Liebe die Trauer umarmen und immer weiter auflösen. Trauer ist der Schmerz des Loslassens. Du erhältst die Trauer aufrecht, wenn du nicht loslassen kannst.

Die Trauer möchte dich daran erinnern, dass es okay ist, etwas loszulassen. Zwar kann das Loslassen mit Schmerz verbunden sein, doch dieser Schmerz kann auch als Schmerz des inneren Wachstums oder der Veränderung erkannt werden. Wenn du dich der Trauer in Liebe öffnest und weitergehst, wirst du erkennen, wofür das Loslassen notwendig war. Dass du nur so wachsen und lernen konntest.

Deine Seele möchte dir durch die Trauer sagen:
»Es ist okay, traurig zu sein. Ein neuer Abschnitt beginnt. Du darfst loslassen, du darfst nach vorn blicken und dich für die Liebe öffnen.«

Freude

Freude ist in der Regel ein Gefühl, das wir alle gern empfinden, nach dem wir streben. Aber es gibt auch Menschen, die sich nicht erlauben, Freude zu empfinden, die Glaubenssätze in sich tragen wie »Erst die Arbeit, dann das Vergnügen« und die tief in sich verinnerlicht haben, dass das Leben hart ist und »man sich nicht zu früh freuen« sollte.

Und doch ist die Freude das Gefühl, das unsere Energie hebt, uns mit unserer Seele verbindet. Ich rate meinen Klientinnen oft: »Folge deiner Freude.« Denn wenn wir Dinge tun, die uns Freude bereiten, kommen wir in den kreativen Flow, auf den ich in Kapitel 3 »Dein Weg« detaillierter eingehen werde. Lasse deine Freude zu. Lasse sie so groß wie möglich werden. Lasse durch sie alles in dir und um dich herum erstrahlen.

Ich persönlich nehme die Freude in mir immer als sprudelnden Springbrunnen wahr, als sprudelnde Quelle, die nie versiegt, die immer da ist, um mich und die Welt fröhlich zu machen. Diese Freude ist immer in dir, vielleicht ist sie von einer Schicht anderer Gefühle verdeckt, aber sie ist da. Du bist diese Freude.

Deine Seele möchte dir durch die Freude sagen:
»Schau hier öfter hin, tue dies öfter. Genau hier liegen deine Stärke,
deine Liebe, deine Kraft und dein wahres Sein.
Und das braucht diese Welt.«

Du siehst also, wie wichtig es ist, keine Angst vor deinen Gefühlen zu haben, sondern wirklich alle Gefühle anzunehmen, ihnen Raum zu geben, sie zu fühlen und dann loszulassen. Das sollte so natürlich sein wie das Atmen: Hinfühlen und loslassen.

Atme ein.
Atme aus.
Lasse das Gefühl herein.
Und wieder hinaus.

Die Sucht nach Gefühlen

Gefühle wie Neid, aber auch Angst können uns immer wieder begegnen und auf gewisse Weise »süchtig« machen. Vielleicht beschäftigen wir uns gern mit Klatsch und Tratsch und reden viel über andere. Vor allem das Konkurrenzdenken, das Neid schürt, kann wie eine Art Sucht sein und ist weit verbreitet. Manchmal reden wir einfach lieber über andere, als uns mit unseren eigenen Themen zu beschäftigen. Zeitschriften, die viel Klatsch und Tratsch beinhalten, TV-Sendungen, die sehr auf Neid, Streit und Konkurrenz aufbauen, beeinflussen uns mehr, als wir denken. Mit allem, was wir konsumieren, auch auf mentaler und emotionaler Ebene, füttern wir unser Unterbewusstsein. Denn dieses denkt in Bildern und Gefühlen. Für unser Unterbewusstsein ist alles, was wir fühlen, real. Was nehmen wir also in uns auf, wenn wir uns mit Neid und Streit beschäftigen? Gedanken wie »Diese Welt ist ungerecht«, »Menschen sind schlecht«, »Ich bin weniger wert als andere« setzen sich in unserem Unterbewusstsein fest und beeinflussen unser Verhalten.

Ebenso kann Angst süchtig machen, deshalb sind Horrorfilme, Krimis und Thriller bei vielen Menschen so beliebt. Unser Fernsehprogramm ist voll davon. Wenn du dir einen Horrorfilm ansiehst, ist es für dein Unterbewusstsein so, als würdest du die Angst, die du dabei fühlst, und die erschreckenden Bilder, die du siehst, wirklich erleben.

Für unser Unterbewusstsein ist alles real, was wir denken, fühlen und sagen. Wenn wir immer wieder kritisieren und Dinge schlecht reden, fühlt es sich für unser Unterbewusstsein so an, als würden wir uns selbst meinen. Genauso im positiven Sinne: Wenn wir uns für jemanden wirklich freuen, werden wir Freude erleben. Wofür entscheidest du dich?

Zwar mögen uns Klatsch und Tratsch von unseren eigenen Themen ablenken und ein guter Krimi aus unserem öden Alltag ausbrechen lassen, doch wenn wir bewusster leben möchten, heißt es, darauf zu achten, was wir mental und emotional in uns aufnehmen. So, wie wir auf gesunde Ernährung achten, dürfen wir uns auch auf dieser Ebene bewusster werden, was wir konsumieren.

Es kann auch sein, dass du immer wieder, wenn alles in deinem Leben gut ist und du dich richtig wohlfühlst, der Sache nicht traust oder dass irgendetwas geschieht, was dich wieder in ein unangenehmes Gefühl bringt. Meist von uns selbst initiiert. Das kann ein zugrunde liegender Glaubenssatz sein wie »Nach jedem Hoch kommt ein Tief«, der unser Denken und Verhalten unbewusst beeinflusst. Oder es ist unser Ego, das wieder an die Tür klopft und uns erinnert: »Hallo, ich bin auch noch da.«

Ein Weg, mit solchen Gefühlen umzugehen, ist bewusstes Beobachten und Annehmen. Mache dir bewusst, dass es okay ist, dass du dieses Gefühl wieder fühlst. Dass es wie jedes Gefühl dazugehört. Du musst dich deshalb nicht schlecht oder schuldig fühlen und kannst dich jederzeit neu entscheiden, einen anderen Weg zu gehen. Den Weg der Liebe, der Freude, der Leichtigkeit. Wovon auch immer du gern mehr im Leben hättest. Sprich mit dem Gefühl, und mache ihm klar, dass es in Ordnung ist, dass es da ist und du es loslässt, dann identifizierst du dich nicht mit ihm und entkommst der Spirale.

Also reflektiere einmal für dich selbst. Welchen Gedanken, welchen Weg wählst du heute?

Je öfter du den neuen Weg einschlägst, desto eher weiß dein Gehirn, dass der alte Weg nicht mehr gilt. Dass du ab jetzt nur noch den neuen Weg nimmst. Immer und immer wieder, bis dein Gehirn ihn dir ganz automatisch aufzeigt und der andere keine Option mehr ist. Das ist möglich, weil du es entscheiden kannst. Weil du die Power hast, dein Leben so zu leben, wie du es möchtest.

Die folgende Meditation hilft dir, Gefühle leichter loszulassen und zu transformieren. Im Online-Kurs zum Buch gibt es auch einen sehr wertvollen, tiefergehenden, transformierenden Coachingprozess zu diesem Thema.

MEDITATION: Gefühle loslassen und transformieren

Setze dich bequem hin. Schließe die Augen. Atme tief ein. Und wieder aus. Atme tief in deinen Bauch ein. Und wieder aus. Stelle dir vor, wie du ganz viel Vertrauen einatmest und wie sich dieses Vertrauen im ganzen Körper ausbreitet. In jeder Zelle. Dann stelle dir vor, wie du Mut einatmest. Und spüre, wie sich der Mut in dir ausbreitet. Und dann spüre in dich hinein, und frage dich: »Was möchte ich gern loslassen? Welches Gefühl taucht immer wieder auf und blockiert mich? Was möchte ich endlich transformieren?« Sprich aus, was du loslassen möchtest. Formuliere deinen Wunsch, und sende ihn ans Universum. Sieh, wie er hinaufsteigt und dort ankommt. Und dann sieh, wie als Antwort ein wunderschöner Schutzengel zu dir kommt. Ein Schutzengel, der hell leuchtet und bei dem du dich sicher und geborgen fühlst. Er kommt zu dir, reicht dir seine Hand. Und nun spüre, wie er all die angestauten, blockierten Gefühle in dir mit viel Licht reinigt. Sieh und spüre, wie das Licht durch seine Hand in dich hineinfließt und in alle deine Knochen, Organe, Muskeln, in das Gewebe, in jede Zelle deines Körpers fließt und sie reinigt. Du spürst, wie du dich immer leichter und freier fühlst.

Wenn du das Gefühl hast, dass ein bestimmtes Gefühl an einer Stelle in deinem Körper festhängt, stelle dir vor, wie dein Schutzengel genau dort seine Hand auflegt und das Licht auch diese Stelle erhellt und reinigt.

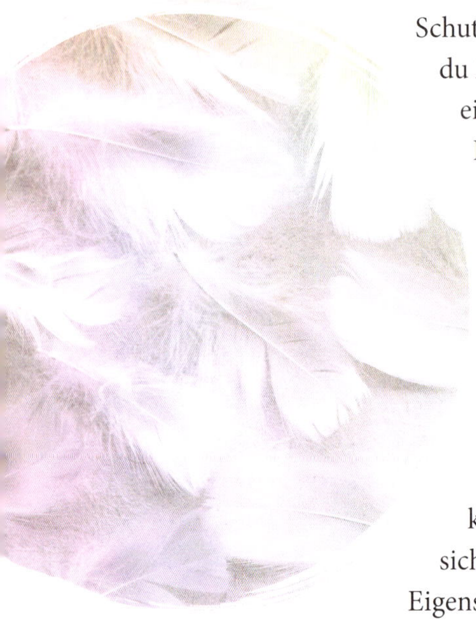

Wenn alles in dir hell leuchtet und strahlt, sage deinem Schutzengel, was du noch brauchst. Vielleicht brauchst du Mut, Vertrauen oder Selbstliebe. Dann sieh, wie ein zweites Ich von dir auf dich zukommt. Ein Ich aus der Vergangenheit oder der Zukunft, das bereits all diese Eigenschaften in sich trägt. Wie sieht dein Ich aus? Wie bewegt es sich? Was sagt es dir? Dein ressourcenreiches Ich gibt dir nun genau die Fähigkeiten, die du derzeit brauchst. Wenn du Vertrauen brauchst, dann spüre, wie dein Ich dir dieses Vertrauen gibt. Vielleicht überträgt es das Vertrauen durch seine Hände, oder vielleicht integriert es sich komplett in dich. Lasse es so geschehen, wie es sich für dich richtig anfühlt. Spüre, wie du all die Eigenschaften in dich aufnimmst, nach denen du dich sehnst. Lasse diesem Prozess so viel Zeit, wie er braucht.

Jetzt kannst du dich bei deinem Ich und deinem Schutzengel bedanken. Vielleicht haben sie noch eine wichtige Nachricht für dich. Was sagen sie? Nimm diese Botschaft in dein Herzen auf.

Atme tief ein. Atme tief aus. Und komme langsam zurück ins Hier und Jetzt, und öffne deine Augen.

Kollektives und überliefertes Bewusstsein

Wie wir Menschen hat auch die Gesellschaft, in der wir leben, ein Bewusstsein. Dieses ist von den Erfahrungen und Gefühlen der Menschen über Generationen hinweg geprägt. Dieses kollektive Bewusstsein prägt uns, unsere Erziehung, unser Verhalten, und nicht selten können wir es deutlich spüren, denn es bestimmt die Mentalität der Menschen, die in einem Land leben. Deutschland hat zum Beispiel ein vom Egotyp 6 (der Zweifler) geprägtes Bewusstsein. Und so werden Deutsche auch im Ausland oft als sehr ordnungsliebend, korrekt und ängstlich wahrgenommen.

Wer tief an seinen Themen und Ängsten arbeitet, sollte durchaus auch einen Blick auf diese kollektiven Ängste wagen. Überlege dir, welche Glaubenssätze und Muster du aufgrund des kollektiven Bewusstseins des Landes, in dem du lebst, übernommen hast.

Neben dem kollektiven Bewusstsein, das uns auf unbewusster Ebene beeinflusst, tragen wir auch überlieferte Gefühle von unseren Vorfahren in uns. Das sind die Erfahrungen des Familiensystems unseres Vaters und das unserer Mutter. Zum Beispiel Ängste unserer Großeltern aus dem Krieg oder unterdrückte Gefühle unserer Eltern, die noch in unserer DNA gespeichert sind. Das bedeutet, wir fühlen etwas, was seinen Ursprung nicht bei uns hat, was nicht zu uns gehört.

Dazu hatte ich einmal ein sehr heilsames Erlebnis in einem Journey-Prozess. Es ging um das Thema »Angst davor, sich zu zeigen«. Tief in mir war die Angst meiner Großeltern verwurzelt, die im Krieg gelernt hatten, sich zu verstecken und klein zu machen. Ich spürte, dass, wenn ich mich zeigte, etwas »Schlimmes geschehen« konnte – dieselbe Angst, die meine Großmutter hatte. Im Prozess konnte ich die energetischen Verbindungen trennen und diese Angst endlich auflösen. Ich spürte diese energetische Reinigung als ein sehr intensives, helles, reinigendes Licht in mir, das alles auflöste, was nicht zu mir gehörte.

In einem anderen tiefgehenden Prozess kam eine Erinnerung in mir hoch, die nicht aus meinem derzeitigen Leben stammte. Ich kann nicht sagen, ob die Erinnerung einem früheren Leben entsprang oder es sich dabei um prägende Erfahrungen meiner Vorfahren handelte. Wichtig ist jedoch, dass ich diese Verlustangst und die damit verbundenen Glaubenssätze in meinem Unterbewusstsein durch gezielte Meditation transformieren konnte.

Die nachfolgende Meditation kann dir helfen, überlieferte Ängste aufzulösen. Vielleicht möchtest du zuvor für dich reflektieren: Welche Ängste sind nicht deine? Was wurde dir über das kulturelle oder familiäre Bewusstsein weitergegeben? Was möchtest du loslassen? Was gehört nicht zu dir?

Eine Erfahrung, die mich in diesem Zusammenhang sehr überrascht hat, war, dass bestimmte Emotionen und energetische Verbindungen auch durch Gegenstände von Verstorbenen wirken können. So hatte ich eine Zeit lang verstärkt Angst beim Einschlafen. Diese Angst kam einer Todesangst nah. Ich konnte mir nicht erklären, woher die Angst kam. Ich fühlte sie, ließ sie los, doch sie kam immer wieder. Ich wusste, dass sie etwas war, was ich mir näher ansehen sollte. Und ich spürte auch, dass es womöglich nicht meine Angst war. Erstaunlich war, dass ich diese Angst nur im Schlafzimmer verspürte. Ich stellte mir die Frage, was mich hier beeinflusste und bat meine Intuition um Hilfe, dieses Thema zu lösen. Ich verspürte den Impuls, in einem Schrank in der Ecke des Zimmers nachzusehen. Als ich den Schrank öffnete, fand ich darin die Ringe meiner verstorbenen Oma, die sie trug, als sie starb. In den Ringen waren Edelsteine eingefasst, und ich erinnerte mich, dass Edelsteine negative Energien speichern konnten. So legte ich sie in eine metallene Dose und verstaute sie im Keller, bevor ich sie einige Zeit später energetisch reinigte. Als die Ringe aus meinem Schlafzimmer verschwunden waren, waren auch die Ängste verschwunden. Vielleicht mag es sich für dich merkwürdig anhören, aber ich glaube wirklich, dass die im Stein des Ringes meiner Oma gespeicherten negativen Energien auf mich wirkten, da wir bis heute emotional und energetisch verbunden sind.

Ich schildere diese Erfahrung, um dich zu ermuntern: Sieh genau hin, ob es Gefühle gibt, die du auf energetischer Ebene von deiner Familie oder anderen übernommen hast.

MEDITATION: Überlieferte Ängste auflösen

Komme zur Ruhe. Schließe die Augen. Atme tief ein und wieder aus. Spüre in dein Herz. Atme noch einmal tief ein und wieder aus. Komme immer tiefer in dir an. Stelle dir vor, wie du noch tiefer in dich hineingehst. Wie du immer mehr in deinem inneren Licht ankommst. Und dann lade deinen Schutzengel ein. Er wird dich in dieser Meditation begleiten.

Bitte deinen Schutzengel, deine Vorfahren, deine Ahnen herbeizuholen. Stelle dir vor, wie sie alle hintereinanderstehen. Du musst nicht all deine Ahnen sehen. Es genügt, ein Gefühl dafür zu bekommen, dass sie da sind. Und dann nimm wahr, wie über euch ein Bewusstsein schwebt. Ein kollektives Bewusstsein, das aus Erfahrungen, Gefühlen und Gedanken besteht. Es liegt wie ein Schleier oder eine Wolke über euch.

Und nun bitte deinen Schutzengel, dieses Bewusstsein mit weiß-goldenem Licht zu reinigen. Bitte ihn, das gesamte Bewusstsein anzuheben, lichtvoll zu reinigen und mit Liebe, Leichtigkeit und Mitgefühl zu füllen. Lasse deinen Engel alle überlieferten Ängste lösen. Und lasse ihn das Bewusstsein mit ganz viel Liebe und Licht füllen. Mit Selbstliebe, Mitgefühl, Vertrauen, Leichtigkeit, Freude, Humor, Fülle. Lasse ein komplett neues, freies Bewusstsein entstehen. Und spüre, wie sich dieses neue Bewusstsein auch in dir ausbreitet, wie es deinen gesamten Körper durchdringt. Jede Zelle speichert dieses neue, freie Bewusstsein ab. Jede Zelle wird erneuert.

Spüre ganz intensiv, wie sich immer mehr Leichtigkeit in dir einstellt, wie all der alte Ballast weggewaschen wird, wie sich alles in dir frisch und rein anfühlt. Und spüre auch die Erleichterung und Dankbarkeit bei deinen Vorfahren.

Wenn das gesamte Bewusstsein angehoben wurde, bitte deinen Schutzengel, alle negativen, niederen Energiestränge, die zu deinen Vorfahren, deinen Ahnen bestehen, zu durchtrennen. Nur die negativen. Alle positiven bleiben bestehen. Sieh, wie dein Schutzengel all die negativen energetischen Verbindungen mit Licht durchtrennt und wie sich dadurch tiefe Erleichterung in dir einstellt.

Bedanke dich bei deinen Ahnen für alles, was du durch sie lernen durftest. Bedanke dich dafür, dass sie dich immer unterstützen und an deiner Seite sind, wenn du das möchtest. Vergib ihnen alles, wofür sie Vergebung brauchen. Öffne dein Herz, und lasse ganz viel Vergebung und Liebe auch zu dir fließen. Und spüre die Dankbarkeit deiner Ahnen, dass du nun diese alten belastenden Verbindungen und das alte belastende Bewusstsein lösen konntest. Breite dich in dieser Freiheit und Dankbarkeit aus. Mache dich ganz weit. Und öffne dein Herz so weit, wie es geht.
Nimm dieses neue Bewusstsein nun mit in deinen Alltag. Spüre und sieh, was sich dadurch bei dir verändert. Was ist jetzt, wo du von den überlieferten Ängsten deiner Vorfahren befreit bist, anders? Wie fühlst du dich? Inwieweit verhältst du dich anders? Wie beeinflusst dies deine Entscheidungen? Spüre ganz intensiv, wie es sich anfühlt, mit diesem weiten, freien, neuen Bewusstsein zu leben. Für dein Unterbewusstsein ist das, was du dir vorstellst, schon jetzt real. Das heißt, du kannst all das schon jetzt leben.
Auch wenn du jetzt wieder in diesen Moment zurückkommst, deinen Körper spürst, tief ein- und wieder ausatmest, bleibe in diesem weiten, freien Bewusstsein. Jetzt und für alle Zeit. Und nun öffne langsam deine Augen.

ÜBUNG: Auf Angst basierende Gedanken lösen

Oft halten wir an auf Angst basierenden Gedanken fest, die uns leiden lassen und uns das Leben schwerer machen, als es wirklich ist. Gedanken hinsichtlich unserer Zukunft, unserer Gesundheit, der Gesundheit unserer Familie, finanzieller Unsicherheiten. Uns ist in diesen Momenten meist gar nicht bewusst, dass wir uns gegen diese Angst entscheiden können. Daher möchte ich dich mit dieser kleinen Übung daran erinnern:

Wenn negative Gedanken aufkommen, erkenne die Angst an, und stelle dir vor, wie Liebe in sie fließt und wie die Liebe die Angst auflöst. Und dann sage dir: »Danke, dass ich alle auf Angst basierenden Gedanken auflöse.« Und spüre die Leichtigkeit, die dieser Satz mit sich bringt.

HINWEIS:

Diese Übung ist angelehnt an das Buch von Debra Landwehr Engle »Sieben kleine Worte«.

Meine Begegnung mit der Liebe in mir

Ich sitze auf dem Bett eines kleinen Appartements in Spanien, habe die Augen geschlossen und höre Emma zu. Emma ist gerade in ihrer Ausbildung zum Journey Practitioner und macht einige Fallstudien. Ich bin eine davon. Sie leitet mich durch einen Prozess, in dem ich den eigenen Lebenssinn erkennen soll. Dazu sind wir bis in meine Kindheit gereist. Und noch weiter, bis in den Bauch meiner Mutter. Und dann bis in die Zeit, in der ich noch nicht geboren war. Als ich nur Seele war, in diesem weiten, freien Bewusstsein. Und plötzlich strömt ein extrem helles Licht in mich ein. Ein Licht, das so hell ist, dass es mich blendet, obwohl ich die Augen geschlossen habe. Ein Licht, das einer unendlich kraftvollen Energie gleicht. Und plötzlich ist alles klar. Ich sehe von oben auf die Erde. Ich sehe die Erde, und ich sehe, wie alles miteinander verbunden ist. Es ist ein Erinnern, ein Wiedererkennen. Ich erkenne, dass wir alle Liebe und Licht sind und dass wir dies nur vergessen haben. Dass wir vergessen haben, wer wir wirklich sind. Es ist, als würde dieses Licht, diese Kraft, durch mich sprechen, durch mich denken, durch mich existieren. Eigentlich gibt es gerade kein Denken. Nur Wissen. Und Erinnern. Als hätte sich ein Vorhang gelüftet. Ich bin überwältigt, in hellster Freude, Euphorie, voller Begeisterung und zugleich in tiefer Dankbarkeit und Demut.

Mir ist nun eindeutig bewusst, dass es eine wichtige Aufgabe in meinem Leben ist, wieder zu erkennen, dass wir alle so viel mehr sind, als wir denken, sehen oder fühlen. Dass wir so viel mehr sind, als Worte beschreiben können. So viel mehr, als jede Wissenschaft erkennen kann. Dass es eine Kraft gibt, die alles umfasst. Und diese Kraft ist voller Güte, Liebe, Stärke und Freude. Und wir sind in dieser Kraft alle miteinander verbunden.

Ich sitze auf dem Bett in diesem kleinen Schlafzimmer in Spanien und frage Emma, ob sie das auch gerade gespürt hat, um mich zu versichern, dass ich das wirklich erlebt habe. »Ja, es war so hell und kraftvoll. Ich habe diese liebevolle Energie am ganzen Körper gespürt«, höre ich sie sagen.

Seit dieser Erfahrung hat meine innere Suche ein Ende. Ich hatte zuvor als Egotyp 2 und 4 viel Wert darauf gelegt, es anderen recht zu machen. Weil ich unbewusst die Angst in mir trug, nicht wertvoll genug zu sein, und daher unbewusst versuchte, mir Liebe zu verdienen. Doch jetzt hatte ich erkannt, dass ich diese Liebe nirgends suchen muss. Dass ich selbst diese Liebe bin und immer gewesen war. Dass ich mich nur erinnern durfte. Genau wie du.

Heute nutze ich täglich Meditationen, um mich an dieses Gefühl zu erinnern, mich zu verbinden, mit mir im Einklang zu sein. Es ist meine Zeit mit meiner Seele. Ein bisschen wie in Liebe baden. Es ist die Zeit für mein Licht. Die Zeit, anzukommen, mich wohlzufühlen und mein spirituelles Bewusstsein zu erweitern. Ich spüre die Präsenz von universellem Licht und Liebe, lade mir lichtvolle Engel ein, spreche mit dem Universum, bin dankbar, bete, manifestiere, genieße es, die Verbindung zu spüren.

Jeder hat diesen Zugang. Es liegt an dir, ihn auch zu öffnen.

MEDITATION: Innere Stärke

Schließe deine Augen. Atme tief ein und wieder aus. Lasse zu, dass dein Atem dich immer mehr, immer tiefer entspannt. Und nun stelle dir vor, dass du an einem wunderschönen Meer bist. Du blickst auf das schöne, türkisblaue, ruhige Wasser und spürst den Sand unter deinen Füßen. Du spürst den leichten Wind, der dich umgibt. Hörst das leise Rauschen des Wassers, ganz sanft. Vielleicht riechst du die salzige Luft. Die Sonne wärmt deinen Körper. Du fühlst dich sicher und entspannt. Und nun spürst du, wie du alle alten Gefühle, alle Blockaden, all die alte Energie, alles, was du nicht mehr brauchst, in den Boden abgibst. Es ist, als würde der Sand die negativen, dich hemmenden Eigenschaften aus dir hinausziehen. Du bist getragen und geschützt von diesem Sand, dieser Erde, die dir alles abnimmt, was schwer für dich ist. Du darfst alles abgeben, was dein Leben schwer macht. Gib alles ab, was nun gehen darf. All den Ballast, all die negativen Gedanken. Alles fließt in den Sand, ganz automatisch. Mit jedem Atemzug fühlst du dich immer leichter, immer freier, immer weiter. Du spürst, dass du auch im Oberkörper immer weicher und freier wirst und möchtest deine Arme ausbreiten. Spürst den zarten Wind, der dich umgibt, und fühlst dich unglaublich wohl und entspannt. Du spürst, wie viel Raum auf einmal da ist. Und während du aufs Meer blickst, verliert sich dein Blick in dieser Weite. Und dann merkst du, wie auch du dich grenzenlos ausdehnst. Wie sich dein Bewusstsein ausdehnt, endlos, vor und hinter dir. Zu allen Seiten, unendlich weit. Durch diese Ausdehnung spürst du, dass du mit allem verbunden bist. Dass du diese Freiheit bist. Einfach nur, indem du hier stehst und atmest, in die Weite blickst, deine Arme ausbreitest und den Moment genießt. Hier und jetzt.

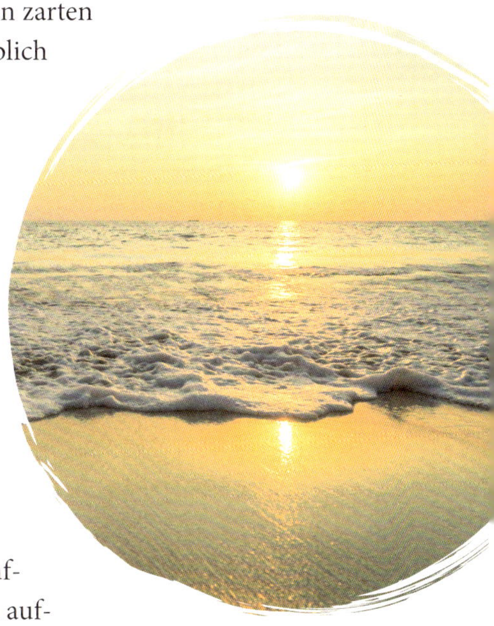

Du spürst, wie du jetzt wahnsinnig viel Kraft aufnimmst. Wie du die Energie des Meeres in dich aufnimmst. Durch diese Verbundenheit und mit jedem Atemzug atmest du die Energie des Meeres ein. Ganz tief. Bei jedem Atemzug spürst du, wie sich diese Energie in dir ausbreitet und du ganz stark wirst. Wie sich diese Stärke in dir ausbreitet. Und dann nimmst du diese Stärke in dir als Farbe wahr. Welche Farbe hat deine Stärke? Vielleicht ist sie ganz hell wie Licht? Oder eher lebendig wie Orange oder Rot? Vielleicht ruhig wie Blau oder Grün? Welche

Farbe auch immer deine Stärke hat, lasse sie groß werden und wachsen. Lasse sie alles andere übermalen. Mache deine Stärke so groß, wie du kannst. Wenn es sich für dich besser anfühlt, wechsle die Farbe. Welche Farbe muss deine Stärke haben, damit sie sich richtig, richtig gut anfühlt? Drehe das Gefühl einmal richtig hoch. Und noch höher. Du selbst kannst es heller oder dunkler machen, größer oder kleiner. Du selbst kannst es regulieren. Stelle deine Stärke so ein, dass sie genau die richtige Farbe und Größe für dich hat.
Diese Stärke ist jetzt fest verankert. Jedes Mal, wenn du die Farbe in deinem Alltag siehst, wirst du an deine Stärke erinnert. Jedes Mal, wenn du diese Farbe siehst, wirst du sie direkt in dir fühlen. Nimm dir jeden Tag einen Moment Zeit, um in dich hineinzuschauen, diese Farbe in dir anzuschalten und deine Stärke zu spüren, die immer da ist. Du selbst entscheidest, wann du sie aktivieren und wachsen lassen möchtest.
Was in deinem Alltag kann dich an diese Stärke erinnern, was nimmst du mit? Wie kannst du sie in deinen Alltag integrieren?
Spüre noch einmal den Sand unter deinen Füßen und die Energie, die von dieser Erde ausgeht, von der du immer getragen wirst, immer gehalten wirst. Atme noch einmal tief ein und wieder aus. Lausche dem Rauschen der Wellen. Und so, wie du jede Welle kommen und gehen siehst, genauso versuche, den Moment wahrzunehmen. Moment für Moment.
Je mehr du das übst, desto mehr bleibst du im Hier und Jetzt. Und das Hier und Jetzt ist der Ort, wo du deine innere Stärke findest. Atme noch einmal tief ein und wieder aus. Und wenn du so weit bist, öffne langsam deine Augen.

Bis hierhin hast du dich intensiv mit deinen Gefühlen und den Egoängsten beschäftigt. Zusätzlich ist die Betrachtung deiner Überzeugungen wichtig, die du in deinem Unterbewusstsein gespeichert hast. Unser Unterbewusstsein beeinflusst uns zu einem viel größeren Anteil, als wir annehmen. 90–95 Prozent unserer Handlungen sind auf unser Unterbewusstsein zurückzuführen. Im Folgenden betrachten wir daher noch genauer, welche Überzeugungen über dich und dein Leben dich täglich prägen.

Mit den Übungen kannst du negative, hemmende Überzeugungen so transformieren, dass sie dich auf deinem Weg unterstützen. Denn auch deine Gedanken sollen dich zukünftig mehr in die Liebe bringen, statt Ängste oder Sorgen in dir auszulösen. Zudem schauen wir uns an, wie dein nahes Umfeld und deine Beziehungen dich spiegeln und dir helfen können, zu wachsen.

Was ist deine Wahrheit?

Täglich werden wir mit zahllosen Informationen konfrontiert – mit Eindrücken von der Welt, dem Leben und den Menschen. Jeden Tag prasseln Erfahrungen und Meinungen anderer Menschen auf uns ein. Und jedes Mal wird dabei deutlich: Es gibt nicht nur eine Wahrheit, sondern viele verschiedene individuelle und überlieferte Wahrheiten.

Die Frage ist:
Was möchtest du annehmen? Was nicht?
Und die wesentliche Frage ist:
Was ist deine Wahrheit?

Deine Wahrheit findest du tief in dir. Sie liegt unter all den erlernten Mustern, Überzeugungen verborgen. Deine Intuition kennt deine Wahrheit.

Für mich ist es einer der wichtigsten Schritte in der persönlichen Entwicklung, sich wieder mit der eigenen Wahrheit zu verbinden. Mit dem Ursprung. Als Kind fiel es mir schwer, meine Wahrheit zu bewahren. Ich war umgeben von einigen starken, dominanten, aber liebevollen Menschen, die aus ihrer Sicht nur das Beste wollten und mir daher ihre Wahrheit übergaben. Aber es war ihre und nicht meine. Als Kind fiel es mir schwer, das zu unterscheiden. Ich glaubte meiner Oma, die mir unbewusst zu verstehen gab: Die Welt ist gefährlich, du musst dich schützen. Ich glaubte meiner Mama, die mir unbewusst suggerierte: Wenn du lieb bist, bist du wertvoll. Ich glaubte meinem Papa, der mir unbewusst vorlebte: Wenn du etwas erreichst und leistest, bist du wertvoll. Ich habe alle drei Wahrheiten viele Jahre geglaubt und zu meiner gemacht. Doch ursprünglich war sie es nicht. Denn eigentlich wusste ich:

- Das Leben ist schön.
- Das Leben liebt mich.
- Nur das Beste erwartet mich.
- Ich bin immer wertvoll.
- Ich muss nichts werden, erreichen oder tun, um wertvoll zu sein.
- Ich darf einfach nur sein.

Und heute glaube ich mir selbst wieder. Glaube meiner ursprünglichen Wahrheit.

Was ist deine innere Wahrheit?
Was hast du geglaubt, bevor du die Meinungen anderer angenommen hast?

ÜBUNG: Deine Wahrheit

Nimm dir Zeit, und schreibe alle Wahrheiten und Überzeugungen auf, die du übernommen hast:

- Was denkst du über das Leben?
- Was denkst du über dich?
- Was ist dein Lebensmotto?
- Was möchtest oder würdest du deinen Kindern mitgeben?
- Wie würdest du das Leben in einem Satz beschreiben?
- Was liebst du besonders an den Menschen, die dir am liebsten sind? Was hat das mit dir zu tun?
- Welche Werte hast du? Warum?
- Wie lebst du deine Werte?

Welche Glaubenssätze trägst du in dir?

Oft fehlt uns die eigene Erlaubnis, Liebe und Leichtigkeit zu spüren. Manchmal ist es sogar das Einzige, was uns noch hindert, wirklich glücklich zu sein. Wir erlauben es uns nicht, oder wir denken, dass wir die Erlaubnis von anderen brauchen. Vielleicht haben wir irgendwann eine Situation erlebt, in der wir diesen Entschluss gefasst haben. Unbewusst.

Auch mir hat lange Zeit die Erlaubnis gefehlt. Meine eigene Erlaubnis, meiner Intuition mehr zu vertrauen als meinem Kopf. Die Erlaubnis, mich und meine Seele auszudrücken und zu zeigen. Die Erlaubnis, frei von den Meinungen anderer meinen Weg zu gehen. Die Erlaubnis, mir selbst und meinem Leben zu vertrauen. Und meine Herzenswahrheit auszusprechen.

Die Anfänge meines eigenen Bewusstwerdungsprozesses haben einen Samen in mir gepflanzt. *Den Samen der Selbstliebe.* Den Samen, mir selbst zu erlauben, das Leben zu leben, das mich glücklich macht. Und zwar nicht nur privat, sondern auch beruflich. Und aus diesem einen Samen entstand eine wunderschöne Pflanze. Dazu musste ich mich natürlich um den Samen kümmern, mich um mich selbst kümmern, an mir arbeiten. Ängste, Zweifel, all das Unkraut beseitigen. Und noch mehr wunderschöne Samen pflanzen, die mich auf meinem Herzensweg begleiten und unterstützen. Durch die es eigentlich erst möglich wird, diesen Herzensweg zu gehen.

Diese Samen sind deine Glaubenssätze. Deine Überzeugungen über dich. Über deinen Wert. Darüber, was du verdienst und wie du leben darfst, um glücklich zu sein. Es sind Sätze wie »Ich schaffe das, ich bin gut genug, ich bin wertvoll, ich bin liebenswert, ich bin frei in meinen Entscheidungen, ich bin für mein Glück verantwortlich, ich bestimme über mein Leben, ich bin der Autor meines Lebens.«

Und das Unkraut kannst du dir vorstellen wie die Glaubenssätze und Überzeugungen, die dich auf deinem Herzensweg eher bremsen, dich kleinhalten, dich verunsichern, dir Angst machen. Es sind Sätze wie »Ich kann das nicht, das können andere besser, ich bin nicht gut genug, ich bin wertlos, ich bin zu dumm, ich bin zu dick, ich bin nicht perfekt genug, ich bin nicht …«

Bei mir persönlich war es vor allem: »Ich muss lieb sein, um liebenswert zu sein. Ich muss perfekt sein. Es ist wichtig, dass andere mich mögen. Es ist wichtig, dass andere mich lieben. Denn nur, wenn ich von anderen geliebt werde, bin ich wertvoll. Nur, wenn ich beliebt bin, bin ich ein guter Mensch. Nur dann darf ich sein. Die Meinung der anderen über mich und mein Leben ist kraftvoller und richtiger als meine eigene.« Diese Sätze waren mir nicht bewusst, und doch haben sie mein Handeln und mein Leben beeinflusst. Und ich habe mich mit ihnen identifiziert. Ich habe geglaubt, dass ich so bin.

Aber im Grunde sind es nur Gedanken, die du irgendwann von anderen oder durch Erlebnisse übernommen hast. Die du als deine Wahrheit abgespeichert hast. Und diese Gedanken kannst du ändern. Diese Gedanken und Glaubenssätze sind in deinem Unterbewusstsein gespeichert. Sie bestimmen deine Gefühle und dein Handeln. Und somit deine Erlebnisse, deine Realität, dein Leben. Du hast angefangen, diese Sätze zu glauben. Sie wurden zu deiner inneren, unbewussten Wahrheit. Diese Sätze beeinflussen, wie du dich selbst und das Leben siehst. Sie beeinflussen, wie du mit dir selbst umgehst. Und wie du mit anderen umgehst, wie du dein Leben gestaltest. Sie beeinflussen dein gesamtes Leben.

Daher ist es so wichtig, dir dieser Glaubenssätze bewusst zu werden. Dir bewusst darüber zu werden, was dich hemmt, was dich abhält, dir und deinem Leben zu vertrauen. Was dich abhält, die Liebe in dir zu spüren, sie dir zu schenken und zu leben. Was dich abhält, dich leicht und frei zu fühlen.

Du erkennst diese negativen Glaubenssätze an Verallgemeinerungen: »Immer wenn …, dann …«, »Man muss …«, »Man sollte …«, »Es ist wichtig, dass …« **Oder an negativen Gedanken über dich selbst, wie** »Ich bin zu … (zum Beispiel zu dick, zu dumm, nicht gut genug).«

Ich habe in der folgenden Übung einige Fragen für dich vorbereitet, mit denen du diese negativen Glaubenssätze über dich herausarbeiten kannst. Und auch die positiven, die du gern glauben würdest, die dich bestärken und beflügeln. Im Anschluss kannst du dann die Meditation machen, um all diese negativen Glaubenssätze aufzulösen und um Raum zu schaffen für die neuen, positiven, unterstützenden Glaubenssätze, die in dein Unterbewusstsein integriert werden sollen. Wir reißen sozusagen das ganze Unkraut mit der Wurzel heraus und säen neue Samen. Und aus diesen Samen wachsen dann wunderschöne Pflanzen. Pflanzen, die dir entsprechen und dich in deiner Herzenswahrheit unterstützen. Sie werden deine neue Wahrheit, dein neues Leben.

Ich habe in den nachfolgenden Übungen und der Meditation einzelne Elemente aus meinen verschiedenen Ausbildungen zusammengeführt und sie unter Berücksichtigung meiner Erfahrungen und Erlebnisse ergänzt.

ÜBUNG: Ungesunde Glaubenssätze identifizieren

Im ersten Schritt ist es wichtig, zu identifizieren, welche Überzeugungen dich einschränken:

- In welchen Situationen kommst du nicht weiter, bremst du dich selbst, verfällst du immer wieder in dieselben alten Muster, machst immer wieder dieselben, vielleicht schmerzhaften Erfahrungen?

Stelle dir diese Situationen vor, gehe gedanklich in die jeweilige Situation hinein, und frage dich:

- Was denkst du in diesem Moment von dir selbst?
- Welche Überzeugung hast du über dich, deinen Körper, dein Verhalten, deine Gefühle, deine Persönlichkeit?

Dann schreibe die Sätze auf, die in dir aufkommen. Die Liste kann ruhig lang sein. Du erkennst die Glaubenssätze an allgemeinen Formulierungen wie »Es ist wichtig, dass …«, »Jeder sollte …«, »Ich bin zu …«, »Ich kann nicht …«, »Immer wenn …, dann …«, »Schon immer …«.

ÜBUNG: Kernüberzeugung identifizieren

Um tiefer liegende Glaubenssätze aufzuspüren, frage dich bei jedem zuvor notierten Satz:

- Auf welcher tiefer liegenden Überzeugung könnte dieser Glaubenssatz beruhen? Was liegt darunter?

Und die wichtigste Frage, die du dir stellen solltest, ist:

Wenn es eine Kernüberzeugung unter allen ungesunden Überzeugungen gibt, welche ist das?

ÜBUNG: Sich von ungesunden Glaubenssätzen befreien

Wenn du deine hemmenden Glaubenssätze und Überzeugungen entlarvt hast, gehe zu jedem Satz einzeln nacheinander die folgenden Fragen (nach Robert Dilts) durch. Gern kannst du die Antworten dazu aufschreiben, dann festigt sich die jeweilige Erkenntnis noch besser.
Ziel ist es, dass du verstehst, wie nutzlos deine limitierenden Glaubenssätze sind. Natürlich hatten viele Überzeugungen in der Vergangenheit einen bestimmten Sinn für dich, aber dies muss heute nicht mehr wahr sein. Du hast die Erlaubnis, dich heute von dem zu trennen, was dir nicht mehr weiterhilft und dich blockiert.

Also stelle zu jedem einzelnen Glaubenssatz die folgenden Fragen:

- Wo und wie genau schränkt dich dieser Glaubenssatz ein?
- Willst du diesen Glaubenssatz weiter glauben?
- Bist du sicher, dass dieser Glaubenssatz wahr ist?
- Woher weißt du, dass der Glaubenssatz wahr ist?
- Gilt der Glaubenssatz in allen Fällen, und trifft er wirklich immer zu?
- Was wäre, wenn genau das Gegenteil wahr wäre?
- Welche Beweise für das Gegenteil kennst du schon?
- Gibt es Menschen, die in der gleichen Situation andere Glaubenssätze haben? Haben sie damit mehr Erfolg?

Wenn du diese Fragen für jeden Satz durchgegangen bist, konntest du sicher einige deiner limitierenden Überzeugungen auflösen. Nun gilt es, positive, bestärkende Glaubenssätze zu finden und in dein Unterbewusstsein zu integrieren.

ÜBUNG: Gesunde Glaubenssätze finden

Um neue bestärkende Glaubenssätze zu definieren, frage dich:

- Was möchtest du gern glauben?
- Was wären Überzeugungen, die dich positiv unterstützen würden?
- Was müsstest du glauben, um dein Ziel zu erreichen, deinen Wunsch, deinen Traum wahrzumachen?
- Was würdest du über dich selbst glauben, wenn du ganz mit dir im Reinen wärst?

Schreibe die Antworten auf. Wenn du alle neuen bestärkenden Überzeugungen aufgeschrieben hast, lies sie dir selbst jeweils drei Mal laut vor. Wiederhole die Sätze wie Affirmationen immer wieder, jeden Tag. Wiederholungen helfen dabei, die Sätze im Unterbewusstsein zu verankern.

TIPP:

Du kannst den Zettel mit deinen neuen Glaubenssätzen auch neben dein Bett legen und vor dem Schlafengehen und nach dem Aufwachen lesen oder einen besonders schönen Satz an den Spiegel oder Kühlschrank hängen. Wichtig ist, dass du die Sätze immer wieder liest und laut aussprichst. Werde gern kreativ, wenn du möchtest, und lasse deine neuen bestärkenden Glaubenssätze zum Beispiel in ein gemaltes Bild oder eine Collage einfließen. Lasse deiner Kreativität freien Lauf.

MEDITATION: Negative Glaubenssätze auflösen und positive integrieren

Schließe deine Augen. Komme ganz in diesem Moment an, indem du deinem Atem folgst. Nimm einen tiefen Atemzug, atme ein. Und wieder aus. Achte nur auf deinen Atem. Atme noch einmal ein. Und wieder aus.
Stelle dir vor, wie du mit jedem Atemzug Entspannung einatmest. Tief einatmest. Und wie du mit jedem Ausatmen alte Anspannung loslässt. Atme Entspannung ein. Und lasse beim Ausatmen Altes los. All das, was du nicht mehr brauchst, fließt einfach ab. Du spürst, wie sich ganz automatisch mit jedem Atemzug die Entspannung immer weiter ausbreitet. Ohne dein Zutun. Ganz von selbst. Die Entspannung breitet sich von oben über deinen Kopf aus. Vielleicht spürst du sie als sanften, reinigenden Regen auf deiner Kopfhaut oder als sanftes Kribbeln. Die Entspannung breitet sich über deinen Kopf aus und fließt langsam tiefer, über dein Gesicht. Deine Augenlider entspannen sich, sogar deine Augenwinkel werden locker und entspannt. Die Entspannung fließt weiter über deine Wangen, lässt deinen Mund, deine Mundwinkel und auch deinen Kiefer entspannen. Alles wird ganz weich und ruhig. Und noch weicher.
Die Entspannung fließt auch über deinen Hinterkopf, lässt deine Gedanken entspannen, sanft werden. Sie werden immer leiser. So, als ob du ein Radio immer leiser drehst, werden auch deine Gedanken immer leiser – und sind still.
Du entspannst dich mit jedem Atemzug immer mehr. Du spürst vielleicht, wie sich dein Nacken, dein Hals, deine gesamte Schulterpartie entspannt und ganz weich wird. Wenn du das Gefühl hast, dass noch eine Last auf deinen Schultern liegt, spüre, wie sie jetzt abfällt. Einfach auf den Boden fällt und sich auflöst.
Die Entspannung fließt nun weiter über deine Schultern in deine Arme bis in deine Fingerspitzen. Deine Arme sind ganz locker und leicht. Auch dein gesamter Oberkörper entspannt sich, deine Brust, sogar dein Herz.
Und nun spüre, wie die Entspannung weiter in deinen Unterkörper fließt, sie lässt alle Organe sich entspannen, deinen Bauch und deine Hüften. Alles ist locker und entspannt.
Bis in deine Beine fließt die Entspannung und erreicht schließlich deine Zehenspitzen. Sie fließt ganz von allein, bis alles locker, weich und entspannt ist.
Und nun gehe in dein Herz. Öffne dein Herz. Lasse es so weit werden wie die Welt. Als ob du all die Liebe einladen und empfangen möchtest, die auf dich wartet. Wenn du nun einen Herzenswunsch für diese Meditation hast, eine Intention, dann formuliere sie für dich aus dem Herzen heraus. Was wünschst du dir aus tiefstem Herzen? Mehr Leichtigkeit? Mehr Freude? Liebe? Was brauchst du? Atme diese Intention tief ein.

Nun kommt dein Schutzengel oder dein Krafttier als Begleitung und Unterstützung zu dir.
Und jetzt stelle dir vor, wie du all die negativen Glaubenssätze, die dich von diesem Herzenswunsch abhalten, aus dir herausnimmst, als ob du sie herausziehst. Lege sie in einen großen Korb. Nimm alles heraus, was du nicht mehr brauchst. Wenn du Unterstützung benötigst, stelle dir vor, wie dein Schutzengel oder dein Krafttier dir dabei hilft, alles aus dir herauszunehmen, was dich davon abhält, deinen Herzenswunsch zu leben. Vielleicht fühlt es sich auch an, als würdest du einen Anzug oder eine Rüstung ablegen. Nimm alles ab, und lege es in diesen Korb. Wenn du alles herausgenommen hast, was du nicht mehr brauchst, übergib es deinem Schutzengel oder deinem Krafttier. Der Korb wird mit den negativen Glaubenssätzen nun in den Himmel geschickt, wo er immer kleiner wird.
Bis du ihn nicht mehr siehst. Bis er ganz verschwunden ist.
Und jetzt kannst du die positiven, unterstützenden, neuen Wahrheiten über dich integrieren.
Was möchtest du glauben? Welche neuen Glaubenssätze über dich und dein Leben sollen integriert werden?
Spüre, wie dein Herz ganz groß und weit wird und dein Schutzengel oder Krafttier nun all die wunderschönen, neuen Glaubenssätze in es hineinfließen lässt. Sätze wie »Ich bin gut so, wie ich bin«, »Ich bin wichtig«, »Ich bin wertvoll«, »Ich bin liebenswert« fließen in dein Herz und integrieren sich dort in jeder Zelle. Sie werden ein Teil von dir. Und von deinem Herzen aus breiten sich diese wunderschönen Glaubenssätze aus. Dein ganzer Körper wird von diesen neuen, bestärkenden Überzeugungen durchflutet, und sie integrieren sich ganz fest und unaufhaltsam in dich. Sie werden ein fester Bestandteil von dir, sie werden zu dir.

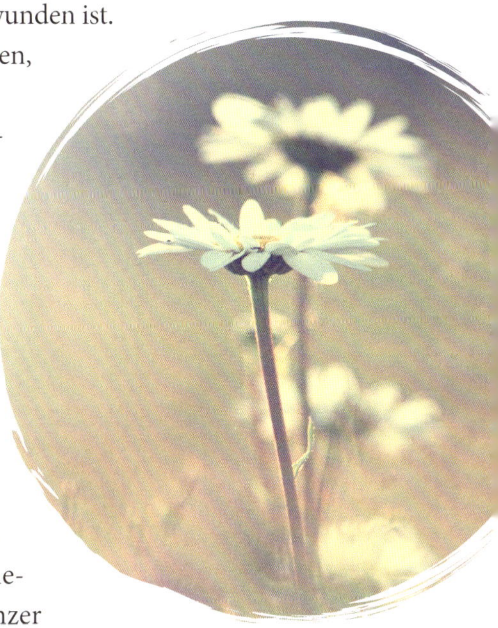

Wie fühlt es sich an, nun mit diesen neuen, positiven Überzeugungen ausgestattet zu sein? Wie ist es, das zu denken, was dich wirklich glücklich macht? Wie fühlst du dich so frei von all dem alten Ballast, so reich an positiver Energie und all den neuen, bestärkenden Gedanken?
Genieße diesen Moment ganz intensiv. Gehe einmal tief in dieses Gefühl, und spüre die Stärke und innere Kraft. Welche Farbe hat sie? Welche Form? Kannst du sie noch intensivieren? Hat sie eine bestimmte Melodie? Einen Geruch?

Stelle dir dieses Gefühl so schön und intensiv wie möglich vor. Und wenn es am intensivsten ist, sage zu dir selbst: »Gespeichert.«
Dann ist es Zeit für dein Versprechen an dich selbst. Was möchtest du dir jetzt versprechen, damit du dein Leben mehr in Liebe und Leichtigkeit leben und ganz bei dir ankommen kannst? Sprich dieses Versprechen leise für dich.
Und nun, in diesem neuen, transformierten Gefühl, in diesem freien Bewusstsein, gereinigt und bestärkt mit all den neuen, bestärkenden Glaubenssätzen, sieh dich selbst in der Zukunft. Spüre, wie es ist, wenn alles noch tiefer integriert ist, du dein Leben mit mehr Liebe und Leichtigkeit lebst. Wie fühlst du dich? Wie lebst du mit deinen neuen, gesunden Glaubenssätzen?
Spüre und sieh dich selbst, wie all die positiven Überzeugungen bereits gelebter Bestandteil deines Selbst sind. Stelle dir vor, dass du noch viel mehr Liebe und Leichtigkeit im Leben spürst. Wie lebst du? Spüre intensiv, wie es ist, dein zukünftiges Ich zu sein. Male es dir in den schönsten Farben aus. Mache dieses Gefühl so stark wie möglich, und bedanke dich bei dir, dass du diesen Weg gegangen bist, dass du an dich glaubst. Bedanke dich auch bei deinem Schutzengel oder Krafttier für seine Unterstützung.
Bleibe in diesem Gefühl, auch wenn du nun langsam wieder deinen Körper bewegst. Atme tief ein und aus, und öffne langsam deine Augen.

VISUALISIERUNG: Gesunde Glaubenssätze integrieren

Stelle dir vor, wie dein Leben verläuft, wenn du die eben formulierten Sätze wirklich glaubst und lebst:

- Was ist anders?
- Wie verlebst du den Tag?
- Wie stehst du morgens auf?
- Wie gestaltet sich dein Tagesablauf?
- Woran erkennen andere deine positive Veränderung?
- Wie fühlst du dich?

Je intensiver du dir vorstellst, wie es ist, mit diesen neuen, bestärkenden Glaubenssätzen zu leben, desto besser integrieren sie sich und werden Teil deines Unterbewusstseins. Es ist wie ein kleiner Samen, der gepflanzt wurde und nun stetig gegossen werden muss, damit er wächst und sich entwickeln kann. Wichtig ist, dass du fühlst, was anders ist, wenn du die neuen Glaubenssätze denkst. Wie fühlt es sich an, mit ihnen zu leben? Nach einiger Zeit wirst du dir gar nicht mehr vorstellen können, dass du einmal andere Überzeugungen hattest.

HINWEIS:

Eine intensive Coachingübung, um negative Glaubenssätze aufzulösen und positive zu integrieren, findest du in meinem Online-Kurs. Falls du also die Arbeit intensiveren möchtest, findest du alle Informationen dazu am Ende dieses Buches.

Die wichtigsten Fragen an dich, wenn du dieses Kapitel über Angst und Ego gelesen hast:

Wovor hast du am meisten Angst?

Wozu dient diese Angst? Was möchte sie dir zeigen?

Wie verändert sich dein Leben,
wenn du deine Hauptangst überwunden hast?

Was fühlst du? Wie geht es dir? Was machst du?
Was erlebst du?

HABE DEN MUT, ZU FÜHLEN

Weißt du eigentlich, wie viel Liebe in dir ist?
Vielleicht ist sie noch unter verdrängten Gefühlen vergraben,
aber sie ist da.
Eine grenzenlose, bedingungslose Liebe.
Und diese Liebe kann niemals enden.

Egal, wie viel du gibst. Egal, was du erlebst.
Egal, was du fühlst. Egal, was du über dich denkst.
Denn diese Liebe ist die Essenz deiner Seele.
Deine Seele ist endlos, zeitlos, grenzenlos und voller Liebe.
Und du bist deine Seele.
Fühle, und öffne dein Herz, auch wenn du Angst davor hast
und denkst, du müsstest dich schützen.
Dich zu verschließen und nicht fühlen zu wollen, schützt dich nicht.
Es verletzt nur dich und andere.
Wenn du dich aber traust, tief in dein Herz zu schauen und all das zu
fühlen, was dir begegnet, öffnest du die Tür zu deiner Liebe wieder.
Wenn du dich traust, dich deinen inneren Themen und Blockaden
zu stellen, kannst du deine wahre Schönheit entdecken.
Wenn du selbst spürst, wie wertvoll du bist, wirst du dich
nie mehr wertlos fühlen.
Wenn du selbst spürst, wie geborgen du bist, wirst du der Angst
nicht mehr glauben.
Wenn du erkennst, dass du mehr bist, als du denkst,
wirst du dich ganz wahrnehmen können.
Wenn du den Mut hast, wirklich zu fühlen, kannst du ganz
in dir ankommen.

Beziehungen als Spiegel

Die Reflexion dessen, was wir erleben, kann uns helfen, noch mehr in uns anzukommen. Menschen, denen wir begegnen, Situationen, die wir erleben, all das kann so manchen blinden Fleck bei uns aufdecken. Wenn wir uns über etwas ärgern, wütend oder enttäuscht sind, sind wir dazu eingeladen, genauer hinzuschauen: »Woran erinnert mich die Situation? Wann habe ich mich schon einmal so gefühlt? Was möchte noch geheilt werden?«

So bewusst und ehrlich mit uns selbst umzugehen, ist nicht immer leicht. Aber es ist in jedem Fall der Weg, durch den das Leben leichter wird. Es ist der Weg, der uns näher zu uns selbst, zu unserer Seele führt. Der uns die Anteile in uns zeigt, die wir noch nicht annehmen. Die Verletzungen, die noch heilen möchten. Die Erlebnisse, die noch unsere Vergebung benötigen.

Du kannst dich bei jedem Konflikt entscheiden: »Wer darf wachsen – meine Seele oder mein Ego? Möchte ich mich weiterhin als Opfer meiner Umstände sehen (Ego), oder erkenne ich, dass ich es selbst in der Hand habe, mein Leben so zu gestalten, wie es mir entspricht (Seele). Dass ich es selbst in der Hand habe, an meinem Inneren zu arbeiten, mich mit meinem Inneren Kind zu beschäftigen, verdrängte Emotionen zu lösen und vor allem zu erkennen, was ich aus meinen Erfahrungen lernen darf. Was möchte meine Seele lernen? Was möchte sie erkennen?«

Wenn wir das erkennen, können wir verstehen, annehmen und abschließen. Heilung kann geschehen. Wir können wirklich loslassen und werden freier. Wir lösen Muster, die vielleicht schon über Generationen gelebt und weitergetragen wurden. Und wir erkennen, dass unsere innere Welt unsere äußere erschafft. Sicherlich hast du den Satz »Wie innen, so außen« schon oft gelesen. Für mich ist er so wahr.

Betrachte das Ganze noch einmal mit dem Soulfulness-Ansatz: Wie erschaffst du mit deiner inneren Welt deine äußere? Ein Bild, das sich bei mir eingeprägt hat, ist der »Hund im Spiegelkabinett«, wie es Bärbel Mohr in ihrem Buch »Bestellungen beim Universum« beschreibt. Bellt der Hund und knurrt, richten sich viele knurrende, bellende Hunde in den Spiegeln gegen ihn. Freut er sich und wedelt freundlich mit dem Schwanz, erwidern die Hunde im Spiegelkabinett seine Freude.

Manchmal sind die Menschen, die uns am meisten triggern, genau diejenigen, durch die eine Tür geöffnet wird. Eine Tür, die uns näher zu unserem wahren Selbst führt, weg von unseren Egomustern. Diese Menschen halten uns den Spiegel vor. Das kann beängstigend sein, denn wir sehen durch sie genau die Anteile in uns, die wir nicht mögen, die wir ablehnen, die wir noch nicht lieben gelernt haben, auf die wir aber unser Licht scheinen lassen dürfen. All dies darf angenommen, umarmt und in unserem Licht transformiert werden. Wir dürfen uns selbst vergeben, weil es keine Fehler gibt, sondern nur Erfahrungen. Immer wieder. Jeden Tag. Wir dürfen lernen, aus dem Herzen zu leben. Immer mehr in der Liebe zu sein. Im Einklang mit all unseren Seiten, dem Schatten und dem Licht. Und lernen, alle Seiten an uns zu lieben.

Lasse deine Glaubenssätze darüber, wie etwas zu sein hat, los. Lasse den Verantwortungsdruck los, alles richtig machen zu wollen. Erinnere dich an deine Verbindung, daran, dass du geleitet wirst auf deinem Herzensweg, und daran, dass wahre Wunder geschehen können, wenn du es zulässt.

Coachingbeispiel:
Die Wirkung innerer Überzeugungen

Als Klara zu mir kam, wirkte sie sehr kontrolliert und streng. Sie hatte Probleme in ihrer Beziehung und geriet immer wieder an Vorgesetzte, die sehr dominant und autoritär waren. Das löste großen Stress in ihr aus. Es war spürbar, dass viel Angst und Selbstzweifel dahinter lagen. Auch wenn Klara diese tiefer liegende Angst nicht bewusst war. Sie schien schließlich alles unter Kontrolle zu haben. Und dennoch war es die Angst des Egotyps 1 (der Prediger), die sie durch ihr Verhalten vermied. Die Angst vor Isolation, die Angst, etwas falsch zu machen, verstoßen oder bestraft zu werden. Diese unterschwellige Angst führt dazu, dass die Menschen dieses Egotyps sehr streng, perfektionistisch und kritisch mit sich und anderen sind, um das Gefühl von Kontrolle zu haben. Und genau diese Angst wurde natürlich von den autoritären Personen in ihrem Umfeld immer wieder getriggert. Es war, als ob zu ihrer inneren kritischen Stimme noch eine äußere kritische Stimme hinzukam. Doch im Grunde wollte das Leben oder das Schicksal Klara damit nicht ärgern. Vielmehr wollte es ihr einen Spiegel vorhalten, damit sie diese Angst endlich ansieht.

In unserem Coaching unterstützte ich Klara, diese tief liegende Angst aufzulösen. Wir arbeiteten mit der Journey-Methode und auch an ihren tiefer liegenden Glaubenssätzen. Sie hatte in verschiedenen Situationen in ihrer Kindheit Überzeugungen entwickelt und von anderen übernommen, die sie sehr belasteten. Als junges Mädchen hatte sie eine katholische Schule besucht, in der ein sehr autoritärer Erziehungsstil vorherrschte. Auch ihre Großmutter war sehr streng gewesen und hatte ihr oft das Gefühl gegeben, dass sie etwas falsch machte, war diese doch selbst so erzogen worden. Es half Klara, eine andere Perspektive auf die damalige Situation zu erlangen. Sie konnte mit dem Thema abschließen und ihren Lehrerinnen und auch ihrer Großmutter verzeihen. Das setzte einen Heilungsprozess in Gang und ermöglichte es Klara, wieder in ihre eigene Kraft zu kommen. Die Auflösung der hemmenden, destruktiven Glaubenssätze und die Integration der neuen, unterstützenden Glaubenssätze beeinflussten ihr Unterbewusstsein positiv, und so veränderte sich nicht nur ihr Lebensgefühl, sondern auch ihre Partnerschaft. Klara fand zudem einen Job, bei dem der neue Chef einen kooperativen Führungsstil an den Tag legte. All diese Veränderungen konnten nun entstehen, da die Blockaden und negativen Überzeugungen gelöst waren. Der innere Kampf gegen sich selbst beendet war.

ÜBUNG: Muster erkennen und verstehen

Reflektiere für dich: Welche Personen in deinem Umfeld triggern dich am meisten? Was genau stört dich? Wie siehst du dich in der Situation? Wie die andere Person? Welche Rollen nehmt ihr ein?

Und nun betrachte die Situation von oben, als ob du aus dem Universum auf sie hinunterblickst. Was ist anders? Was verändert sich? Was kannst du erkennen? Gibt es Muster? Worum geht es eigentlich, wenn du tiefer schaust?

Und jetzt schaue einmal in dich hinein. Welche Anteile in dir werden durch diese Person angesprochen? Was drückt sie aus, was du nicht annehmen kannst? Gibt es diese Anteile auch in dir? Oder sind es unterdrückte Anteile? Gefühle, die du nicht fühlen und wahrhaben möchtest? Oder werden deine Werte verletzt? Was ist es, was dich so verletzt, und wann hast du dies schon einmal gefühlt? So kommst du an die eigentliche Ursache des Themas.

Und dann löse das Thema, indem du dir professionelle Unterstützung suchst. Du kannst auch die Übungen und Meditationen in diesem Buch (zum Beispiel zu den Themen »Glaubenssätze«, »Gefühle« und »Inneres Kind«) zur Unterstutzung machen.

Wenn du diese alten Blockaden und Muster gelöst hast, werden sich deine Erfahrungen ändern. Du wirst anders mit den Personen umgehen, ziehst bestimmte Situationen nicht mehr an, verfällst nicht mehr in alte Muster. Du bist bewusster und ehrlicher mit dir und deinen Mitmenschen und verstehst das Verhalten des anderen nicht als Angriff gegen dich, sondern erkennst, dass auch er nur aus seinen Erfahrungen und aus seinem Schmerz handelt. Hierzu lies gern noch einmal den Abschnitt zum Thema »Vergebung« (ab S. 53).

Durch das Gelesene und die Übungen, die du bisher gemacht hast, bist du einen entscheidenden Schritt weitergegangen auf deinem Weg in ein erfüllteres, freieres und bewussteres Leben. Du hast begonnen, deine innere Welt aufzuräumen, zu verschönern, alten Ballast abzuwerfen und Raum für Neues zu schaffen. Für schöne Bilder, die dein Denken, Fühlen und Verhalten, dein gesamtes Sein beeinflussen. Du bist stiller geworden, um deine Intuition zu hören, um das, was noch unbewusst ist, bewusster zu machen, um deine Erfahrungen zu erkennen, sie zu verstehen und aus ihnen zu lernen und um mit dir im Reinen zu sein, deine innere Balance zu finden. Denn in dir ist die Welt, in der deine Wünsche und Visionen entstehen. Eine Welt, in der du dir selbst begegnest. Eine Welt voller Freiheit, Liebe, Licht und Glück. Gehe im Folgenden noch einige Schritte weiter auf deinem Weg, und entdecke deine einzigartige, wunderschöne innere Welt.

MEDITATION: Weniger Ego, mehr Liebe

Schließe deine Augen. Atme tief ein und aus. Stelle dir vor, wie du Liebe ein- und alles, was du nicht mehr brauchst, ausatmest.

Spüre in dein Herz. Stelle dir vor, wie du mit einem Aufzug tief in dein Herz fährst. Steige aus, und schaue dich im Raum deines Herzens um. Wie sieht er aus? Was ist hier? Was fühlst du? Überwiegt Angst oder Liebe?

Nun siehst du vor dir einen wunderschönen, gemütlichen Platz, an dem du dich setzen darfst. Es ist ein Platz, an dem du dich sehr wohlfühlst. Nun lade dein Ego und die Liebe ein. Vielleicht möchten beide auf deinem Schoß Platz nehmen.

Was möchtest du deinem Ego sagen? Vielleicht möchtest du dich bei ihm bedanken für alles, was es nach seinem Wissen getan hat. Bedanke dich, und sage ihm, dass du dich entschieden hast, ihm eine neue, verantwortungsvolle Aufgabe zu geben. Sage ihm, dass es ab heute dein Notfallhelfer sein und bei Gefahren und in Notfällen eingreifen darf, um dich zu schützen. Sage ihm, dass du ab heute wieder die Führung in deinem Leben übernimmst und dich selbst beschützen kannst. Dass du ab heute Platz machst für mehr Liebe, mehr Freude.

Nun wende dich der Liebe zu. Bedanke dich bei ihr dafür, dass sie immer da war. Vielleicht möchtest du dich entschuldigen, dass du sie so lange nicht wahrgenommen hast, und ihr versichern, dass sie ab heute der Impulsgeber sein und dir den Weg weisen darf.

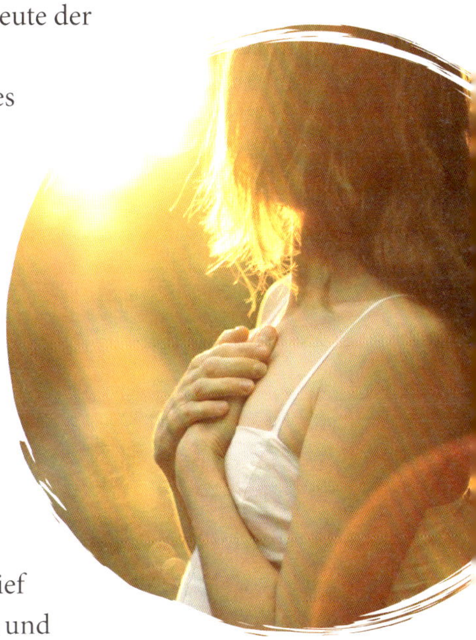

Wenn dein Ego noch Zweifel hat, lasse die Liebe es umarmen. Lasse Liebe in das Ego fließen, denn häufig braucht unser Ego nur Liebe und Aufmerksamkeit.

Was möchte die Liebe zum Ego sagen? Welche Botschaft hat sie für dich?

Lasse die Liebe ganz groß werden. Vielleicht spürst du, wie sie sich weit über dich hinaus ausdehnt. Die Liebe erinnert dich daran, dass du dich entspannen kannst, dass du sicher bist, dass alles gut ist, du getragen wirst, dass du ein Kind der Liebe bist.

Bleibe im Gefühl der grenzenlosen Liebe. Atme tief ein und wieder aus. Bewege langsam deine Arme und Beine, und öffne deine Augen.

Kapitel 3

Dein Weg

Welcher Weg ist der richtige?

Den Weg zu finden, der uns wirklich erfüllt und glücklich macht, ist gar nicht leicht, wenn wir nur im Außen nach ihm suchen. Denn in diesem Meer von Möglichkeiten das zu finden, was zu uns passt, ist nahezu unmöglich. Fragen wir unser Ego, unsere Freunde, Familie, Lehrer, Chefs oder Mentoren, so mögen sie uns wertvolle Antworten geben, und doch bringen sie nur ihre eigene Wahrnehmung und Interpretationen ins Spiel. Und es besteht die Gefahr, dass wir ihren Weg gehen und nicht unseren.

Der einzige Weg, wirklich das zu finden, was uns entspricht, geht also nur über unser Inneres. Ich empfinde es als grundlegend wichtig, bei allen Fragen über die eigene Zukunft und den eigenen Weg immer erst in sich selbst hineinzuhören, sich mit der eigenen Intuition zu verbinden. Denn unsere Seele hat all die Antworten, die wir suchen. Sie kennt unseren Weg und weiß, was wir brauchen, um erfüllt und glücklich zu leben. Wenn wir ihr folgen und erkennen, dass wir Liebe und mit allem verbunden sind, und diese Liebe leben und weitergeben, ist nicht nur uns, sondern der gesamten Welt gedient. Wir leben unsere Seelenaufgabe und teilen unser Geschenk mit der Welt. Mit unserer Liebe tragen wir dazu bei, die Erde zu einem schöneren Ort zu machen. Stelle dir vor, wie wundervoll dicse Welt wäre, wenn jeder diese Liebe lebte. Für mich ist das nicht nur ein Traum, sondern es ist möglich – wenn jeder bei sich beginnt.

Für mich ist ein erfülltes Leben (soulful life) das Leben, das uns mit unserer Schöpferkraft, unserer Kreativität, unserem Glauben und unserer Liebe verbindet. Ein Leben, in dem wir die Verbindung zu unserer Umwelt spüren, uns darüber bewusst sind, dass unser Inneres das Äußere bestimmt.

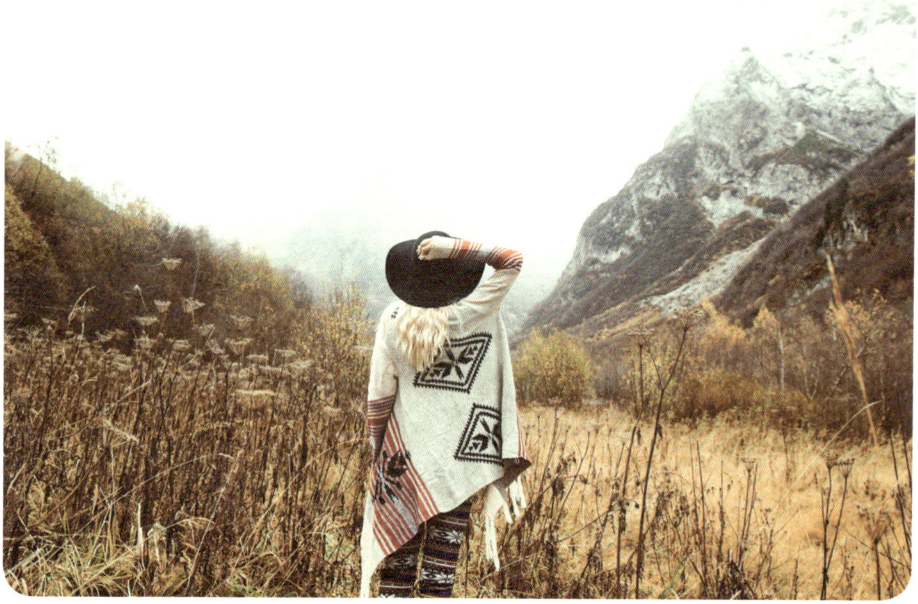

Durch die Übungen in diesem Buch hast du schon einiges dafür getan, bei dir zu beginnen. Das ist so wertvoll, nicht nur für dich. Sicherlich hast du schon einige Impulse für deinen Weg gefunden. In diesem Kapitel gehen wir noch einen Schritt weiter. Du erfährst, was deine Seelenaufgabe und dein Seelenpotenzial sind und wie du mit allem verbunden bist. Dein Seelenweg ist der Weg, auf dem deine Seele und deine Intuition dir die Impulse für dein Leben geben, auf dem sie deine Gefühle, deine Gedanken und deinen Ausdruck/dein Handeln steuern und ein Team mit Herz, Kopf und Körper bilden, wie in Kapitel 1 »Deine Suche« beschrieben. Für mich bedeutet das ein intuitives Leben. Wie solch ein Leben gelingt, darauf gehe ich im Folgenden ein.

Intuitiv leben

Intuitiv zu leben, bedeutet für mich, sich seiner selbst bewusst zu sein. **Unsere Intuition ist unser bester Wegweiser, unser bester Kompass.** Sie ist in der Lage, uns immer wieder auf den richtigen Weg, unseren Weg, zu bringen.

Kennst du Situationen, in denen du dich ärgerst, weil du nicht auf deine Intuition gehört hast? Oder in denen dein erster Impuls der richtige war?

Mit unserer Intuition als Ratgeberin an unserer Seite können wir uns vor Enttäuschungen durch Menschen und vor falschen Entscheidungen schützen. Doch Vorsicht: Wir sollten die Intuition nicht mit unseren Gefühlen, also unserem Herzen, verwechseln. Die Intuition ist unser inneres Wissen, unsere innere Körperweisheit. Sie reagiert mit »hin zu« oder »weg von«. Sie gibt uns Impulse, die wir in unserem Bauchraum spüren, und ist diese leise Stimme, die ganz sanft und liebevoll zu uns spricht. Sie ist die Stimme der Liebe. Unsere Intuition kennt weder Bewertung noch Angst. Wohl aber kann sie vorsichtig sein, zögernd. Und diese Zeichen sollten wir wahrnehmen.

Deine Intuition kann dir in allen Lebensbereichen den richtigen Weg weisen. Ob in Beziehungen, Freundschaften, bei der Berufswahl, bei der Urlaubsplanung, bei Entscheidungen aller Art. Sie kann dich auch hinsichtlich deiner Gesundheit leiten, zum Beispiel, indem sie dir zeigt, welche Nahrungsmittel du gut verträgst, was dein Körper gerade braucht und welche Nahrungsmittel du eher meiden solltest. Intuitiv zu essen, bedeutet, bewusst zu essen, bewusst mit dem Körper zu kommunizieren und mit der eigenen Körperweisheit verbunden zu sein. Wenn wir intuitiv essen, können wir auch unser ideales Gewicht erreichen und halten. Wir können gesünder werden und uns sogar selbst heilen, denn unsere Intuition ist mit unseren Selbstheilungskräften verbunden. Je mehr du also mit deiner Seele und deiner Intuition verbunden bist, desto besser kannst du deine Selbstheilungskräfte aktivieren.

Intuitiv leben bedeutet also, sich selbst viel näher zu kommen. Vermehrt nach innen zu schauen und in sich Antworten zu suchen statt im Außen. Nach innen sehen. In sich selbst Antworten finden. Der inneren Weisheit vertrauen. Auf Basis innerer Bilder und Wünsche das Leben erschaffen.

Wenn du mich fragst, was sich in meinem Leben verändert hat, seit ich meiner Intuition folge, kann ich dir sagen: **Alles. Alles ist leichter. Alles fließt. Alles fühlt sich freier an. Wahrhaftiger. Richtiger. Echter.** Seit ich in allen Lebensbereichen auf meine Intuition höre, ihr vertraue und sie mit meinem Verstand ein Team bilden lasse, gestalte ich mein Leben von innen heraus. Ich höre erst in mich, bevor ich auf andere höre. Ich spüre erst, was ich brauche, bevor ich schaue, was andere machen. Ich bleibe bei mir und meinen Wünschen und kann mich davon distanzieren, was andere vielleicht von mir erwarten. Und das bedeutet für mich, frei und erfüllt zu leben. Frei zu sein in allem, was ich tue. Mich nicht mehr nur mit meinen Gedanken, Gefühlen oder meinem Image zu identifizieren, sondern zu wissen und zu spüren, dass wir alle so viel mehr sind, dass in uns eine enorme innere Kraft ist, die wir nutzen können. Und ich bin mir ganz sicher: Wenn wir mit dieser Kraft verbunden sind, können wir alles schaffen.

Für mich bedeutet, intuitiv zu leben, wirklich ehrlich mit sich selbst zu sein. Weil wir dann auf die Impulse hören, die von unserer Seele kommen. Und unsere Seele kannte unseren Weg schon, bevor wir in diesen Körper geboren wurden.

Das Schöne ist: Alles ist in dir!
Du musst nichts werden.
Du musst nichts sein.
Du musst dich nicht verändern.
Darfst nur das loslassen, was du nicht mehr brauchst.
Du darfst einfach IN dich hineinhören.
Dich wirklich erkennen.
Deine Antworten IN dir finden.
Deine Kraft und Ressourcen reaktivieren.
IN dir ankommen und wirklich DU selbst sein.

Dass du so bist, wie du bist, ist ein Geschenk. Es ist kein Zufall, dass du genau jetzt in diesem Körper lebst. Sieh, höre und spüre in dich hinein, folge deiner inneren Führung, und gehe deinen eigenen intuitiven Weg.

Coachingbeispiel: Vom Kopf ins Herz

Als Louisa zu mir ins Coaching kam, hätte ich sie als »Kopfmensch« beschrieben. Sie war sehr strukturiert, besonnen, klar, bewertend und analysierte gern. Und doch bemerkte ich, dass da eine ganz feine Seele war, die wahrgenommen werden wollte. Die nicht länger untergehen wollte in der Dominanz von Vernunft und Gedanken. Ich bemerkte, dass da keine ausgeglichene Balance zwischen Seele, Herz, Verstand und Körper war. Vielmehr sah ich eine Blockade zwischen Herz und Kopf. Als würde Louisa so sehr im Kopf leben, dass sie die Verbindung zu den Gefühlen und zur Intuition abgeschnitten hatte. Für sie äußerte sich dies in einer inneren Traurigkeit und Melancholie, die sie sich mit dem Verstand nicht erklären konnte. Es ging ihr doch gut. Sie wusste nicht, warum sie sich so anstellte, sagte sie mir.

In unserer gemeinsamen Arbeit stellten wir die Verbindung zwischen Körper, Kopf, Herz und Seele wieder her. Und es war so viel, was raus wollte. Louisas Seele hatte schon lange darauf gewartet und angeklopft. Dies hatte sich sogar in körperlichen Beschwerden und Krankheit geäußert.

Das Interessante war, dass Louisa sehr schnell feststellte, dass sie in ihrer Kindheit sehr intuitiv gewesen war, die Intuition nur über die Jahre »weggepackt« hatte. Zu groß war die Angst, als naiv abgestempelt zu werden. Sie dachte, sie müsse härter werden und könne ihren Gefühlen nicht trauen. Stattdessen versuchte sie, alles mit dem Verstand zu regeln. Doch sie merkte im Coaching, wie sehr sie diese Lebensweise beeinträchtigt und schließlich sogar krank gemacht hatte. Und die Verbindung zur Intuition war schnell wieder da, nachdem wir die Blockaden gelöst hatten. Wie eine Blume, die schon so lange darauf gewartet hatte, zu blühen, blühte Louisa in ihrem Leben auf. Und hatte endlich das gefunden, was sie vorher so vermisst hatte: innere Ausgeglichenheit und Freude.

ÜBUNG: Die Intuition wahrnehmen

Versuche heute einmal, eine Stunde lang nur das zu tun, was deine Intuition dir sagt. Horche in dich hinein. Brauchst du Stille? Bewegung? Möchtest du dich kreativ ausdrücken? Brauchst du Natur um dich herum? Was sagt dir deine Intuition?

TIPP:

Mache daraus ein Morgenritual. Spüre morgens in dich hinein: Was braucht dein Körper heute? Welche Art der Bewegung? Yoga, Tanzen oder einen Spaziergang? Welche Nahrung brauchst du heute, um dich gut zu fühlen?

Je mehr wir üben, unsere Intuition in unseren Alltag zu integrieren und nicht nur bei wichtigen Entscheidungen zurate zu ziehen, desto glücklicher und entspannter leben wir – weil wir ehrlich mit uns sind, das befreit. Ich arbeite mittlerweile sogar intuitiv. Das heißt, ich habe keinen Wochenplan mit To-dos. Natürlich habe ich meine wichtigen Termine und Projekte im Auge und im Kalender, aber die restliche Zeit nutze ich intuitiv und entscheide mich spontan, was ich als Nächstes erledige. Das Spannende ist: Auf diese Weise bin ich viel produktiver als mit einem vollgepackten und durchgeplanten Terminkalender, weil ich mehr im Moment bin, die Dinge, die ich erledige, bewusst und mit Liebe tue. Gerade in Berufen, in denen man kreativ ist, ist das enorm wichtig.

Um das leben zu können, habe ich mich von dem Zwang befreit, mich beeilen zu müssen, dass alles seine Ordnung haben oder auf bestimmte Weise gemacht werden muss. Ich habe mich von den Zwängen befreit, die mir irgendwann von außen übergestülpt wurden. Vielmehr mache ich jetzt meine eigenen Regeln. Die meinem Weg entsprechen. Und das ist durch und durch befreiend.

Bis ich aber so weit war, all das Alte loszulassen, habe ich eine Menge innere Arbeit gemacht, und damit bin ich auch noch lange nicht fertig. Eine der wichtigsten Erkenntnisse in dieser inneren Arbeit für mich war, zu spüren, was meine Seelenaufgabe ist und mit welchem Potenzial meine Seele auf diese Erde gekommen ist. Und genau darum geht es im nächsten Abschnitt.

Seelenaufgabe und Berufung finden

In unserer Gesellschaft sind wir nun über die Stufe der Selbstverwirklichung getreten hin zur Spiritualität. Mit Spiritualität meine ich die Suche nach dem tieferen Sinn unseres Daseins. Wir möchten etwas erschaffen, etwas zu dieser Welt beitragen. Wir möchten unsere Welt zu einem schöneren Ort machen. In diesem Zuge sprechen wir oft von Berufung, Lebenssinn, Seelenaufgabe oder Seelenplan. **Kennst du deinen Seelenplan?**

Den eigenen Seelenplan zu leben, hat für mich viel mit Vertrauen zu tun. Dem Vertrauen, der eigenen Intuition zu folgen und sich von ihr leiten zu lassen, um genau das zu erfüllen, was der Plan ist. Im Grunde müssen wir nur den kleinen Impulsen lauschen, die immer wieder anklopfen, die wir aber leider oft überhören oder nicht beachten. Folgst du den kleinen Impulsen? Der sanften, vielleicht leisen, aber liebevollen Stimme in dir? Den Ideen und Träumen, die sich wie Geistesblitze zeigen?

Wenn du es schaffst, deine Gedanken leiser werden zu lassen, wirklich hinzuhören und nach innen, nicht nach außen zu sehen, dann spürst du sie – die zarten Impulse deiner Seele. Sie zeigen sich als plötzliche Ideen, tiefe Herzenswünsche, innere Bilder und sind mit einer leisen, liebevollen Stimme, deiner Intuition, verbunden.

Deine Seele ist anfangs schüchtern und vorsichtig, weil du sie so lange nicht wichtig genommen hast, daher verschließe dich nicht, sondern höre genauer hin. Sie ist dein bester Freund, dein klügster Kopf. Sie weiß mehr, als dein Verstand je erfassen könnte, ist sie doch verbunden mit dem universellen Bewusstsein. Einem energetischen Feld, in dem alle Informationen aus Vergangenheit, Gegenwart und Zukunft gespeichert sind. Einem unendlichen Wissen, in dem alle Bücher, Kunstwerke und Erfindungen gespeichert sind, die je erschaffen wurden und erschaffen werden. Das universelle Bewusstsein ist ein Feld purer Kreativität, reinen kreativen Bewusstseins, in dem alles entstehen kann und alles möglich ist. Diejenigen, die sich verbinden, zuhören, den Impulsen nachgehen und sie umsetzen, geben dem Wissen eine Form und tragen es in die Welt.

Es liegt also bei dir, ob du hinhörst, die Impulse wahrnimmst und sie weiterverfolgst. Ob du sie mutig umsetzt, auch ohne den konkreten Plan zu kennen. Es liegt bei dir, ob du der Führung des Universums, deiner Intuition vertraust. Ob du all die Saboteure in dir, die dir sagen »Das kannst du nicht«, »Träum nicht groß«, »Das ist doch nur Spielerei«, in die Schranken weist und mutig weitergehst. Es liegt bei dir, ob du dem Nicht-Sichtbaren vertraust, damit es sichtbar werden, sich entfalten und durch dich ausdrücken kann.

So ist jeder Künstler, jeder Autor, jeder Erfinder im Grunde nicht die Quelle der Kreativität selbst, sondern verbunden mit dem einen kreativen Ursprung allen Seins. Mit unendlichen Möglichkeiten und Projekten, die darauf warten, ins Leben gerufen zu werden. Von DIR. Also traue dich! Höre auf diese subtile, zarte Stimme in dir. **Folge den Impulsen, und du wirst merken, dass du geführt wirst.** Wie durch eine unsichtbare Hand geleitet. Und nach und nach zeigt sich der große Plan dahinter. Alles fügt sich zusammen.

Der Weg wird dir geebnet, wenn du ihn mutig gehst und zu deinen Träumen stehst. Wenn du an dem festhältst, was du in dir siehst. Dich nicht beirren lässt durch Menschen, die ihren Glauben, ihre Träume und ihre Kreativität verloren haben und dem Verstand mehr trauen als sich selbst. Das bedeutet vielleicht, dass du über dich hinauswachsen, deine Komfortzone verlassen und mutig für deine innere Wahrheit einstehen darfst. Vielleicht fühlst du dich anders als die anderen. Vielleicht hast du das Gefühl, dass dich niemand versteht. Dann erinnere dich: Jeder ist auf seinem individuellen Weg. Und der richtige ist der, den nicht die Masse geht, sondern der, der in deinem Herzen entsteht. Dann bist du verbunden und in deinem kreativen Flow – enjoying the being of your soul. Dann bist du mit deinem Seelenplan verbunden. Mit dem Plan, für den du hier bist. Dessen Erfüllung du dir als Ziel gesetzt hast. Ohne Druck, das ist ganz wichtig.

Alles darf fließen und leicht sein. Es geht darum, im Fluss mit sich selbst, der eigenen Intuition und Kreativität zu sein. Im Flow mit sich und dem Leben. Und dem Universum.

Dennoch kann sich deine Seelenaufgabe oder Berufung im ersten Schritt »zu groß« anfühlen. Vielleicht denkst du: »Wie soll ich das je schaffen?«, »Das ist unmöglich«, »Was sollen andere von mir denken?« Doch das ist nicht die Stimme deiner Intuition, sondern die deines Egos, deiner Angst. Du weißt bereits, was dann zu tun ist: Annehmen, fühlen, loslassen, weitergehen und deiner Intuition vertrauen. Denn deine Seelenaufgabe ist mit Sicherheit die Aufgabe in deinem Leben, an der du am stärksten wächst. Die dir hilft, dich daran zu erinnern, wer du wirklich bist. Und das ist nicht immer einfach. Wie du bereits gelesen hast, müssen wir uns dann auch Themen und Gefühle ansehen, die wir lieber verdrängen. Aber wie du weißt, ist das Verdrängen nur eine kurzfristige Lösung, nichts, was uns gesund, erfüllt und glücklich macht.

Deine Seelenaufgabe ist genau dafür da: dich wachzurütteln und aus der Identifikation mit deinem Ego herauszuholen. Dich dazu zu ermutigen, in dich zu sehen und auf deine Intuition zu hören, unabhängig davon, was andere denken. Deinen Weg zu gehen und dich von dem abzugrenzen, was dir nicht entspricht.

Dies ist ein Weg, der viel Vertrauen, Glaube und Mut erfordert.
Aber auch ein Weg, der dich mit unendlich viel Vertrauen,
Glaube, Mut, Liebe, Freiheit, Freude und Erfüllung belohnt.

Wie gesagt, deine Seelenaufgabe ist nichts, was du außerhalb von dir findest. Die Antwort darauf kann dir kein anderer Mensch oder Guru geben. Diese Antwort kann nur aus dir kommen.

Ich finde es, auch mit Blick auf meine eigene Geschichte, nicht gerade ideal, wie wir in unserer Gesellschaft normalerweise unseren Beruf aussuchen. In der Regel verschaffen wir uns einen Überblick darüber, welche Berufe es gibt, welche möglich und vielleicht gefragt sind. Und dann entscheiden wir meist nach dem Ausschlussprinzip. Viele junge Menschen sind von dem unendlichen Meer an Möglichkeiten überfordert. Und dann machen sie meist das, was ihnen von ihren Eltern geraten wird, was ihre Freunde machen oder was eben »vernünftig« ist. So war es auch bei mir.

Obwohl ich mich immer schon für Psychologie, Pädagogik, Spiritualität und Persönlichkeitsentwicklung interessiert habe, habe ich Betriebswirtschaft studiert. Ein Fach, zu dem mir von vielen geraten wurde, weil ich damit ja »alles machen« konnte. Bei der Auswahl habe ich nicht auf meine Intuition gehört, sondern mich von meinem Verstand und anderen leiten lassen. Habe nicht bedacht, was meine Begabungen sind und was ich der Welt geben konnte, was mich innerlich erfüllt und glücklich macht, sondern nur darauf gehört, was »vernünftig« ist. Und was ist geschehen? Ich war nie zufrieden, war zwar gut in dem, was ich tat, aber es hat mich nie erfüllt und glücklich gemacht. Und so habe ich mit Anfang dreißig noch einmal komplett von vorn begonnen. Ich habe am eigenen Leib erfahren, wie unglücklich und leer man sich fühlen kann, wie das Leben die falschen Wege einschlägt, wenn man nur nach außen sieht und nicht nach innen hört. Für mich war dieser Entwicklungsprozess wichtig, und ich denke, dass meine Seele die Erfahrung machen wollte, wie es sich anfühlt, nicht der Intuition zu folgen. So ist jeder Umweg okay, solange wir irgendwann erkennen, dass wir falsch abgebogen sind, und dann wieder auf unseren Weg zurückfinden. Jedenfalls dann, wenn wir erfüllt leben möchten.

Ob du diesen Weg gehst, ist natürlich deine eigene Entscheidung. Aber meiner Meinung nach wäre es viel zu schade, wenn du deine besonderen Fähigkeiten, dein schöpferisches Potenzial, deine Kreativität nicht lebst. Wenn du sie nicht mit der Welt teilst. Denn sie sind dir bei deiner Geburt geschenkt worden. Möchtest du dieses Geschenk auspacken oder liegen lassen?

Ich habe mich für das Auspacken und Nutzen entschieden. Und interessanterweise sind genau die Fähigkeiten, die in meinem ersten Beruf oft hinderlich waren, die ich unterdrücken musste, diejenigen, die ich in meinem neuen Beruf brauche und nutze. Die mich ausmachen, die wichtig sind, um so zu schreiben und zu coachen, wie ich es tue: meine Sensibilität und Empathie. Erst als ich diese beiden Eigenschaften nicht mehr als negativ betrachtete und nicht mehr glaubte, ich müsste härter sein, um in der »harten Unternehmenswelt« bestehen zu können, erst als ich mein Sein mit Liebe umarmte und meinen Fähigkeiten Raum gab, hat sich mir mein Weg wirklich gezeigt. Erst seit ich meine Sensibilität und Empathie nutze, seit ich auch im Beruf wirklich authentisch bin, seit ich keinen Unterschied zwischen der Alexandra im Beruf und im Leben mache, erst seitdem fügt sich alles. Türen öffnen sich, die zuvor verschlossen waren. Ich erlebe Begegnungen, die mich auf meinem Weg bestärken. Erst als ich wirklich ich selbst war und meine Wahrheit auch kommunizierte in Wort und Schrift, wurde mir mein Weg ganz deutlich und klar. Wurden Visionen zu erlebten Situationen. Wurden Wünsche zu Leben. War ich endlich angekommen.

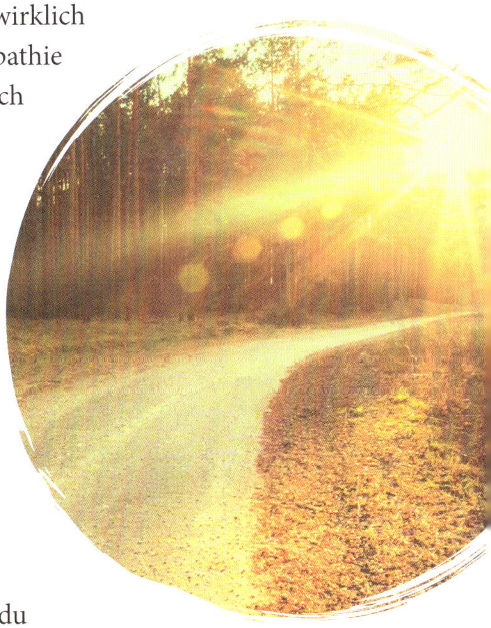

Und auch du kannst deinen Weg finden, wenn du nach innen hörst, wenn du dich an deine einzigartigen Eigenschaften, Gaben und Erfahrungen erinnerst und erkennst, wie du diese für dich und andere nutzen kannst. Oft liegt unsere Berufung in dem, was wir selbst lernen möchten, was wir mehr an uns selbst akzeptieren möchten. Sie ist das, was uns dazu bringt, authentischer mit uns und anderen zu sein.

Reflektiere für dich: Was macht dich aus? Was kannst du aus deinen Erfahrungen lernen und weitergeben? Was lässt dein Herz höherschlagen?

Jeder von uns hat eine besondere Aufgabe in diesem Leben. Eine Aufgabe, die unsere Seele sich gestellt hat, bevor wir auf diese Welt kamen. In dieses Leben. Sie hat sich ausgesucht, was sie lernen möchte. Sie wurde mit entsprechenden Ressourcen ausgestattet. Ich glaube fest daran, dass wir ähnliche Situationen immer wieder erleben, bis wir erkannt haben, was wir aus ihnen lernen sollen.

Es gibt viele Theorien und Methoden, um diesen Seelenplan zu lesen. Doch für mich beschreibt die Kabbalah diesen Plan am besten. Ich habe bei meiner Kollegin Sabine Langer das erste Mal von ihr gehört. Als ich meine persönliche Kabbalah las, wurde erst vieles für mich klar. So vieles eröffnete sich mir, wodurch ich besser verstehen und annehmen konnte, warum gewisse Dinge in meinem Leben passiert sind. Und warum uns diese Dinge öfter passieren, bis wir wirklich gelernt haben, was unsere Seele lernen wollte. Bei mir zeigte sich ganz deutlich, dass es zwischen meinem 25. und 35. Lebensjahr turbulent werden würde. Und das war rückblickend wirklich die turbulenteste Zeit meines Lebens: meine erste Hochzeit, meine Scheidung, der Tod meiner Oma, die Krankheit meiner Mutter, die Aufgabe des alten Jobs, meine zweite Heirat, meine Fehlgeburt, die Trennung meiner Eltern. Und die Geburt meines Sohnes. Mit ihr war die turbulente Zeit dann beendet, und eine innere Ruhe und Zufriedenheit und ein Angekommensein stellten sich ein.

In meiner turbulenten Zeit habe ich besonders gelernt, dass es nicht wichtig ist, was andere von mir denken. Zuvor wollte ich es oft allen recht machen. Aufgrund des unbewussten Glaubenssatzes »Du bist erst wertvoll, wenn du von anderen geliebt wirst« war es mir sehr wichtig, was andere über mich dachten. Doch durch die Begegnung mit meinem heutigen Mann war dieser Wunsch hinfällig. Ich hatte meinen Seelenpartner gefunden, wir haben uns verliebt, obwohl wir beide verheiratet waren und unser Leben bereits anders geplant hatten. Das, was ich früher bei anderen verurteilt hatte, was für mich moralisch gar nicht infrage kam, erlebte ich nun selbst. Das war eine der schwersten Situationen in meinem Leben. Die härteste, aber zugleich auch lehrreichste. All die Gefühle von Schuld, Scham, Trauer, Verlustangst, Existenzangst, Angst vor der Be- und Verurteilung durch andere, Angst vor dem Ungewissen wollten verarbeitet werden. Ich glaube rückblickend sogar, ich habe diese Situation nur erlebt, damit ich diese Ängste heilen konnte.

Ich verließ mich in der damaligen Situation komplett auf meine Intuition, obwohl vom Verstand her alles dagegensprach. Viele meiner Freunde konnten mich nicht verstehen, wandten sich von mir ab. Doch in dieser Situation war es für mich gar nicht wichtig, von anderen verstanden zu werden. Ich, die zuvor so viel Bestätigung von außen gebraucht hatte, den Beweis, dass ich doch wertvoll bin, merkte auf einmal, dass mein Leben dennoch weiterging. Unabhängig von den Beurteilungen anderer. Unabhängig von meinen Gefühlen. Unabhängig von der Situation. Unabhängig von allem, wovor ich Angst hatte.

Wahrscheinlich waren wir alle in unserem Leben schon in Situationen, vor denen wir große Angst hatten. Die vielleicht sogar alles infrage stellten, woran wir bisher glaubten und womit wir uns identifizierten. Glaube mir: Genau diese Situationen sollen uns unserer Seele näherbringen. Denn genau in diesen Momenten entsteht – trotz all der Schwere, die die Situation äußerlich mit sich bringt – eine innere Leichtigkeit, eine innere Führung, die uns den Weg weist. Ein inneres Vertrauen und Wissen, dass wir auf dem richtigen Weg sind, auch wenn es zunächst wehtut.

Meine Seelenaufgabe habe ich in der Life Purpose Journey das erste Mal klar vor mir gesehen und gespürt, wie in Kapitel 2 beschrieben. Damals wusste ich noch nicht, wie und auf welche Weise ich die Menschen daran erinnern möchte, dass sie Liebe und mit allem verbunden sind. Das hat sich erst im Laufe der Zeit gezeigt. Heute mache ich es durch Wort, Schrift und Bild. Und immer, wenn ich das tue, fühle ich mich im Flow. Verbunden mit einer tiefen Wahrheit. Oftmals möchten die Worte durch mich fließen. Manchmal in Form von Gedichten oder anderen Texten, die ich in meinen Büchern und auch auf Social Media teile. Das ist meine Art des Ausdrucks. Als Kanal der universellen Liebe und des Lichts. Und ich bin mir sicher, dass wir alle auf unsere Art dieser Liebe Ausdruck verleihen dürfen, um sie mit der Welt zu teilen. Denn sie ist unser wahres Potenzial.

Alles, was wir dafür tun müssen, ist, uns mit dem auseinanderzusetzen, was wir lieber verdrängen würden. Wir dürfen uns unseren Schatten stellen und sie annehmen. Wir dürfen und müssen uns trauen, unserer Seele zu vertrauen. Und wenn wir das tun, können wir unsere schönsten Träume, unsere tiefsten Sehnsüchte, unsere innere Erfüllung erleben.

Vielleicht möchtest du mit der folgenden Übung starten, um dir der Situationen in deinem Leben bewusst zu werden, die zwar schwer, aber mit einer Botschaft für dich verbunden waren.

ÜBUNG: Entdecke deine Seelenaufgabe

Beantworte die folgenden Fragen ganz ehrlich für dich selbst. Nimm dir Zeit für diese Aufgabe. Setze dich an einen schönen Ort, nimm dein Notizbuch zur Hand, und beantworte die Fragen intuitiv. Vielleicht möchtest du zuvor die Augen schließen, bewusst atmen, im Moment ankommen und dich mit dir verbinden. Dann lies die jeweilige Frage durch, und schreibe die ersten Impulse auf, die dir in den Sinn kommen.

- In welchen Situationen in deinem Leben wurden deine Werte verletzt?
- In welchen Situationen hast du entgegen deiner Moral, deinen Werten, deinen Erwartungen gehandelt?
- Was solltest du durch diese Erfahrungen erkennen? Was wollte deine Seele dir zeigen? Was solltest du lernen?
- Was möchtest du leben? Welche Werte? Welche Eigenschaften?
- Was möchtest du erschaffen?
- Was möchtest du dieser Welt hinterlassen? Was soll auf der Erde zurückbleiben, wenn du sie als Seele wieder verlässt?
- Wo, bei wem möchtest du am Ende deines Lebens Spuren hinterlassen haben?
- Was möchtest du geben? Was möchtest du weitergeben?
- Was strahlt durch dich in die Welt?
- Wenn dein Leben einen Titel, ein Motto hätte, welcher/welches wäre es?
- In was für einer Gesellschaft würdest du gern leben? Wie sieht sie aus? Was kannst und willst du dazu beitragen?
- Wozu bist du auf dieser Welt?
- Was möchtest du mit dem Abschnitt deines Lebens anfangen, der vor dir liegt?
- Was lässt dich morgens aufstehen?
- Was möchtest du gern noch erleben?
- Wozu bist du der Schlüssel?
- Auf welche Weise bist du ein Künstler/Schöpfer?
- Woran möchtest du arbeiten, was über deine Lebenszeit hinausgeht?
- Was möchtest du tun, um mehr von dir zum Ausdruck zu bringen?
- Warum braucht es gerade dich auf dieser Welt? Als Teil welches größeren Ganzen ergibt dein Leben einen Sinn?
- Wie äußert sich die universelle, göttliche Führung in deinem Leben?
- Wo möchte deine Liebe hinfließen?
- Wer bist du, wenn du aus deinem Herzen heraus lebst?
- Wenn du drei Wünsche frei hättest, was würdest du dir wünschen?
- Wenn du eine Stunde zur besten Sendezeit im Fernsehen bekommen würdest, worüber würdest du sprechen und mit welchem Ziel?

Lasse das Geschriebene erst einmal wirken. Vielleicht möchtest du dir deine Antworten zu den Fragen in ein paar Tagen nochmals ansehen und für dich reflektieren. Nimm dir die Zeit, die du brauchst.

TIPP:

Eine längere Meditation, um deine Seelenaufgabe zu erkennen, findest du im Online-Kurs zu diesem Buch.

ÜBUNG: Deine innere Wahrheit

Was möchtest du mit der Welt teilen, traust dich aber nicht? Deine innere Wahrheit zu leben und auszudrücken, kann Teil deiner Aufgabe in diesem Leben sein. Leider halten wir unsere innere Wahrheit oft lange zurück. Manchmal ein ganzes Leben lang. Oftmals aufgrund der Angst vor Beurteilung durch andere. Oder weil wir denken, dass das, was wir sagen möchten, nicht wichtig ist. Ich habe die Erfahrung gemacht, dass es unendlich befreiend ist, wenn die eigene innere Wahrheit endlich Raum bekommt. Es fühlt sich an wie ein innerer Energieschub. So, als könnte alles in uns endlich frei fließen. So, wie es eigentlich unser natürlicher Zustand ist.

Von einer höheren Perspektive betrachtet, ist alles, was wir erleben, eine Erfahrung im menschlichen Körper, die uns aber nicht definiert. Weil unser wahres Sein weit über das, was wir erleben, hinausgeht. Betrachte deine derzeitigen Erfahrungen einmal aus dieser erweiterten Perspektive, und frage dich:

- Was möchtest du ausdrücken?
- Was ist deine innere Wahrheit?
- Was möchtest du mit der Welt teilen?
- Was darf durch dich in die Welt?

Coachingbeispiel: Berufung erkennen

Sina kam zu mir, weil sie sehr unzufrieden in ihrem Beruf war. Sie hatte zwar Karriere gemacht und war gut in dem, was sie tat, aber sie fühlte sich dennoch leer und auf der Suche. Sie sagte zu mir: »Alexandra, ich habe schon viel gemacht, Coachings, Yoga, Selbstfindungsseminare, und doch weiß ich einfach nicht, was meine Berufung ist, warum ich hier bin und was ich der Welt geben kann. Immer wenn ich darüber nachdenke, kommen Gedanken in mir hoch wie ›Was soll ich schon erzählen?‹ oder ›Das interessiert doch keinen‹.«

Wir arbeiteten zum einen an Sinas Egofixierung, sodass sie sich nicht mehr so stark mit ihrem Image identifizierte, und an dem Gefühl der Wertlosigkeit. Denn erst als Sina dieses Gefühl loslassen und die dazugehörigen negativen Glaubenssätze lösen konnte, konnte sie ihre Intuition besser hören. Sie hatte ihre Intuition zuvor oft mit der Stimme der Angst verwechselt. Ich erklärte ihr, dass unsere Intuition niemals angsterfüllt spricht, sondern immer liebevoll und unterstützend.

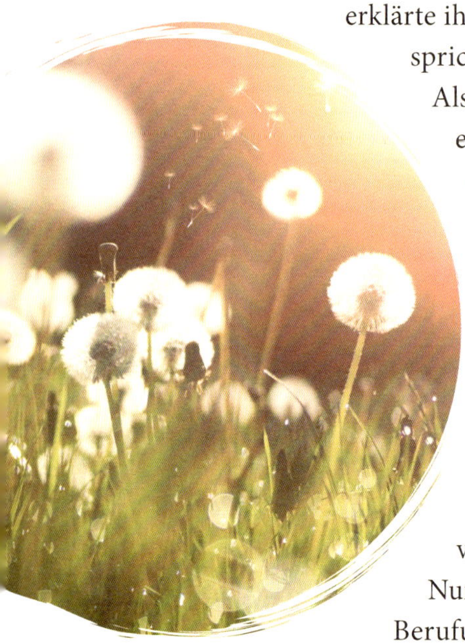

Als Sina die Verbindung zu ihrer Seele spürte, als sie erkannte, warum sie hier war, war es, als ob sich ein Schleier lüftete. Alles ergab auf einmal Sinn. Sie erkannte, warum sie gewisse Erfahrungen machen musste, erkannte den Sinn hinter vielen Begegnungen und, dass ihre Intuition bzw. Seele sie immer wieder in die richtige Richtung schubsen wollte. Doch durch ihre ungelösten Ängste und falschen Identifikationen konnte sie diese innere Führung nicht erkennen. Sie hatte sich praktisch selbst davor verschlossen.

Nun war jedoch der Weg frei, und Sina lebte ihre Berufung: Sie machte eine Ausbildung zur Tierkommunikatorin und hilft seitdem Tieren und ihren Besitzern.

Du bist **frei.**

Du bist **ein Wunder.**

Du bist **heilig.**

Du bist **nie allein.**

Du bist geboren als Mensch.
Und doch bist du nicht dein Körper.

Du sprichst eine Sprache.
Bist aber nicht, was du sagst.

Du hast so viele Gefühle.
Und doch bist du nicht, was du fühlst.

Du hast viele Gedanken,
Bist aber nicht, was du denkst.

Du bist mehr.
Du bist Seele.
Du bist Liebe.
Du bist Licht.
Du bist verbunden.
Egal, was geschieht, erinnere dich daran,
dass es mehr gibt,
dass du mehr bist,
als du vielleicht gerade siehst …

Zweifel auf deinem Weg

Wenn du dich auf deinen Weg begibst und deiner Intuition folgst, wird dich das Leben mitunter auf die Probe stellen. Es werden immer wieder Zweifel aufkommen durch Situationen oder Menschen, die dich zweifeln lassen. Aber all diese Erfahrungen sind wiederum eine Einladung an dich, noch einmal genauer hinzusehen und zu erkennen, wo du noch heilen darfst, wo du noch nicht vollkommen in deiner Liebe bist, wo dir Ängste noch etwas zeigen möchten.

Lasse dich nicht beirren. Höre immer auf dein Herz. Höre auf deine Intuition. Sei mutig. Lernen findet außerhalb deines gewohnten Umfelds statt – dann, wenn du dich etwas traust, etwas Neues ausprobierst, etwas wagst. Es geht darum, deinem wahren Selbst, deiner Seele, Raum zu geben, ihr zu vertrauen, deine Kreativität und Schöpferkraft zu leben. Das kann viel Mut kosten, hilft dir aber, über dich hinauszuwachsen. Immer wieder.

Erinnere dich: Deine Seelenaufgabe ist so groß, weil deine Seele grenzenlos ist. Sie ist der Grund, aus dem du hier bist.

Wenn du also auf deinem Weg zweifelst, erinnere dich daran:
Deine Seele ist einzigartig ebenso wie es deine Persönlichkeit und deine Erfahrungen sind. Jemanden wie dich gibt es kein zweites Mal.
Wenn du denkst, dass andere Dinge besser machen oder alles schon da ist, erinnere dich: Da wir alle ein einzigartiges Geschenk in uns tragen, sind Vergleiche und Konkurrenzdenken nicht notwendig.
Sei dankbar für deine Einmaligkeit, und nutze sie.

In dir ist Licht.
Vielleicht denkst du das nicht.
Doch was weiß schon dein Verstand?
Alles, was er nicht kennt, ist für ihn nicht relevant.

In dir, da ist Licht.
Vielleicht erkennst du dadurch dich.
Erkennst, dass du mehr bist, als du mit bloßem Auge siehst.
Spürst, dass mehr in dir ist als das, womit du dich identifizierst.

In dir, da ist Licht.
Vielleicht erinnerst du dich.
Erinnerst dich an all die schönen Gaben, die deine Seele trägt.
Erinnerst dich an deinen wahren Wert, vom Universum in dich gelegt.

In dir, da ist Licht.
Es funkelt nicht nur für dich.
Ist hier, um die Welt zu erhellen.
Gemeinsam zu gehen, Herzen zu verstehen
und deinen einzigartigen Weg zu sehen.

Du bist Licht,
vergiss das bitte nicht.

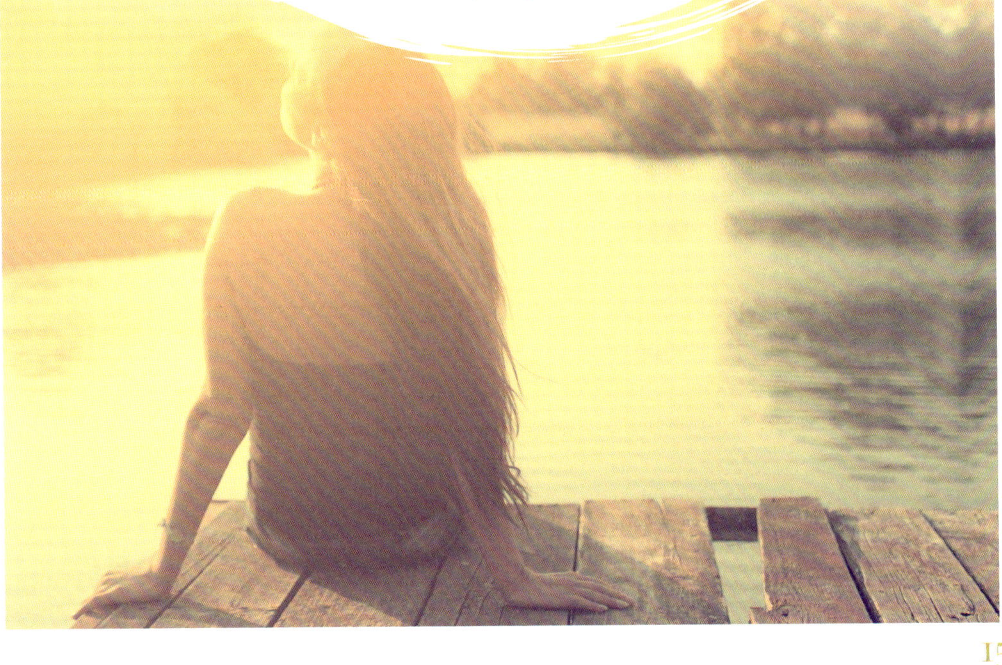

Kreativität als Schlüssel zur Freiheit

Unsere Seelenaufgabe ist auch verbunden mit der uns innewohnenden Kreativität. Diese ist ein wichtiger Bestandteil, denn durch sie kann sich unsere Seele ausdrücken. Wir alle haben in uns einen Künstler. Ein kreatives Ich. Sogar ein kreatives Genie. Denn wir alle sind mit der einen kreativen Quelle verbunden. Mit dem einen Fluss, der voll ist mit Ideen, Inspiration. Unsere Seele will erschaffen, sie möchte kreativ sein, und genau das teilt sie dir über deine Intuition mit.

Leider nehmen wir uns häufig wenig Zeit für die Dinge und Tätigkeiten, die uns zwar Freude machen, für unseren Verstand aber wenig Sinn ergeben. Wir fragen uns: »Wie kann ich meine Zeit effektiver nutzen?« Anstatt uns zu fragen: »Wonach fühle ich mich? Was möchte ich mit meinen Händen erschaffen? Was macht mir einfach Freude, ohne dass es ein Ziel verfolgt?«

Künstlerisch tätig oder kreativ zu sein, heißt, sich ganz dem intuitiven Flow hinzugeben. Ohne Bewertung. Ohne das Ergebnis zu kennen. Sich einfach dem hinzugeben, was durch unsere Seele zum Ausdruck gebracht werden möchte. Das kann durch Schreiben geschehen. Durch Malen oder Zeichnen. Durch Fotografieren oder Kochen. Durch Singen, Schauspielern, Tanzen. Durch Designen oder Handwerken. Deine Intuition weiß genau, auf welche Weise du dich ausdrücken und etwas erschaffen möchtest. Was dir am besten liegt.

Bei welcher Tätigkeit vergisst du die Zeit,
bist ganz bei dir und wie in einem Flow?

Ich habe dieses Gefühl sowohl beim Malen und Zeichnen als auch beim Schreiben und Meditieren. Wenn ich mit meiner Intuition verbunden bin und schreibe, denke ich nicht über die Worte nach, die ich schreibe. Vielmehr lasse ich sie auf das Papier (oder jetzt gerade in die Tastatur) fließen. Natürlich gibt es Momente des Innehaltens und Überlegens, jedoch bleibe ich mit meinem Herzen verbunden. Sobald ich in den Kopf gehe und bewerte oder mir viele Fragen über das, was ich schreibe, stelle, gerate ich aus dem Fluss.

Fragen, die den kreativen Fluss blockieren, sind zum Beispiel: »Was denken andere darüber?«, »Was könnten andere daran auszusetzen haben?«, »Was, wenn ich mich lächerlich mache?«, »Was, wenn ich nicht gut genug bin?«, »Was, wenn andere das viel besser machen als ich?« Solche Bewertungen trennen uns von unserer Intuition. Der Grund für diese Zweifel sind unser Streben nach Perfektion und die Angst vor Beurteilung. Im Grunde die Angst vor Wertlosigkeit und Isolation, auf die ich schon im vorherigen Kapitel eingegangen bin. Wie du bereits weißt, sind diese Ängste nicht wahr. Du bist immer wertvoll. Du bist wundervoll. Du bist genau richtig, so, wie du bist. Du bist mehr, als deine Gedanken dir einreden wollen. Du bist Liebe, bist grenzenlos, endlos und verbunden mit allem, was ist.

Die Wahrheit ist auch: Das Universum, Gott, an wen oder was du auch immer glaubst, möchte, dass du kreativ und schöpferisch bist. Du bist auf diese Erde gekommen, um das Göttliche in dir zu leben. Und das Göttliche in dir ist deine Schöpferkraft. Sie ist das, was dich befreit. Was deine Seele zum Tanzen bringt und deine Augen mit Freudentränen füllt.

Gib deinem inneren Künstler Raum, sich zu entfalten. Lasse deine Seele frei sein und sich ausdrücken. Tue es nicht für andere. Tue es für dich. Für deine Seele. Und für das Universum. Tue es, weil es noch mehr Menschen ermutigt, ihrer Seele zu folgen. Tue es, weil du hier bist, um genau dies zu tun.

ÜBUNG: Kreativität leben

Die folgenden Kurzübungen und Impulse helfen dir, dich mehr mit deiner Kreativität zu verbinden:

- **Folge den Impulsen deines Herzens:** Komme im Laufe des Tages immer wieder in dein Herz zurück. Verbinde dich ganz bewusst mit ihm. Öffne deinen Brustraum von innen, als ob du große Türen aufmachst. Flügeltüren in beide Richtungen. Öffne sie ganz weit. Öffne sie, so weit du kannst. Und dann spüre genau hin. Was kannst du jetzt tun, was dir Freude bereitet? Einfach nur Freude. Wobei geht dein Herz auf? Folge den Impulsen mindestens zwei Mal am Tag.
- **Schreibe intuitiv:** Diese Übung kennst du bereits vom Anfang des Buches, die Idee stammt aus Julie Camerons »Der Weg des Künstlers«. Stelle dir den Wecker etwas früher als sonst, und nimm dir noch vor dem Aufstehen 15 Minuten Zeit zum Schreiben. Lege dazu Papier und Stift direkt neben dein Bett. Schreibe einfach, ohne zu bewerten. Das geht besonders gut direkt nach dem Aufwachen. Das, was du schreibst, kann ruhig wirr sein. Es kommt nur darauf an, deiner inneren Stimme Raum zu geben und mit ihr in Verbindung zu kommen. Wenn du dies regelmäßig machst, wirst du spüren, wie die Schreibimpulse auch während des Tages kommen. Du wirst stärker mit deiner Intuition verbunden sein und sie besser wahrnehmen. Wenn du die Übung einige Wochen gemacht hast, kannst du dir auch Themen für deine Morgenseiten vornehmen und den Stift dazu einfach fließen lassen. Probiere aus, wie es sich für dich gut und richtig anfühlt.
- **Lasse dich inspirieren:** Probiere Neues aus, besuche eine Kunstausstellung, gehe in die Natur, besuche einen Malkurs, mache das, was du schon lange machen wolltest, dir aber bisher nicht erlaubt hast. Gönne dir und deinem inneren Künstler Zeit für kreativen Input und Inspiration. Dies ist keine verlorene Zeit, sondern die, die dich wirklich erfüllt und glücklich macht. Was ist also wertvoller?
- **Löse Blockaden:** Schaue dir noch einmal genau an, was dich in deiner Kreativität blockiert. Welche Überzeugungen und Glaubenssätze tauchen während des Kreativseins auf? Was hält dich ab, deine Kreativität mehr zu leben? Wo bist du vielleicht zu perfektionistisch? Wo hinderst du dich daran, Freude und Leichtigkeit zu erleben? Decke diese Gefühle, Ängste und Gedankenmuster auf, und löse sie mit den Übungen aus Kapitel 2.

Coachingbeispiel: Kreativität wiederentdecken

Emma kam zu mir, weil sie sich innerlich getrieben und unruhig fühlte. Sie sagte, sie wüsste nicht, warum sie immer so unzufrieden sei. Im Coaching arbeiteten wir an der Wurzel des Themas, und es wurde deutlich, dass die in ihr fließende kreative Energie blockiert war. Emma erzählte mir, dass sie als Kind sehr kreativ gewesen war, immer gern Theater gespielt und gesungen und den Traum gehabt hatte, auf einer großen Bühne zu stehen. Eine einschneidende Erfahrung während ihrer Schulzeit hatte sie damals von ihrem Traum abgebracht: Bei einer Theateraufführung verpasste sie ihren Einsatz, und das gesamte Publikum fing an, zu lachen. Es lachte aufgrund der Situation, nicht über Emma. Doch das war der kleinen, zehnjährigen Emma nicht bewusst. Sie dachte, alle hätten sie aufgrund ihrer Stimme ausgelacht und dass sie nicht singen könne. Damals schwor sie sich, nie wieder zu singen. Doch mit diesem Schwur starb ihre Leidenschaft, und ihr Zugang zu ihrer natürlichen Kreativität ging verloren. Sie unterdrückte ihre kreative Energie, die sich immer wieder in Form von körperlichen Beschwerden und Verspannungen, innerer Unruhe und Rastlosigkeit bei Emma meldete.
Als wir dieses Thema im Coaching gelöst hatten, wurde Emmas kreative Energie wieder sehr aktiv. Sie meldete sich in einer Musicalschule an und arbeitet jetzt als Musicaldarstellerin.

Das Beispiel von Emma zeigt noch einmal deutlich, wie wichtig es ist, dass wir unserer kreativen Energie Raum geben. Das bedeutet nicht, dass wir jetzt alle Musicaldarsteller werden sollen, sondern das für uns passende Ventil finden – den kreativen Ausdruck, der unsere Seele glücklich macht. Ob Fotografieren, Malen, Schauspielern, Singen, Handarbeit, Kochen, Design, Arbeiten mit Holz oder auch Floristik, alles, wobei wir etwas Neues erschaffen, ist im Grunde ein kreativer Akt.

Energetischer Schutz

Welcher Schutz ist nötig, und was kannst du dafür tun?

Als hochsensibler Mensch ist es nicht immer einfach, bei sich zu bleiben und die Emotionen, Reize und Energien um sich herum nicht an sich heranzulassen. Sensible Menschen haben häufig das Gefühl, wie ein Schwamm alles aufzusaugen, alles mitzufühlen, mehr bei anderen zu sein und deren Gefühle zu fühlen als ihre eigenen.

Häufig sind das sehr positive Menschen, die gern leichte, liebevolle, lichtvolle Energie um sich haben. Doch es fällt ihnen schwer, diese positive Energie in sich zu halten. Sie geben sie oft unbewusst an Menschen ab. Häufig ist es dann so, dass es den anderen zum Beispiel nach einem Gespräch besser geht, sie selbst fühlen sich jedoch ausgelaugt.

Ich selbst hatte dieses Problem der Abgrenzung anfangs in sehr intensiven Coachings. Ich hatte das Gefühl, mich von der negativen Energie, die meine Klienten losließen, nicht abgrenzen zu können, sie aufzunehmen und meine positive Energie zu verlieren. Ich brauchte danach oft einige Zeit für mich, um mich wieder »aufzuladen«. Heute weiß ich, dass es viel mit Selbstliebe, Selbstfürsorge und Eigenverantwortung zu tun hat, ob man die Energien der anderen aufnimmt oder bei sich bleiben und seine eigene Energie halten kann.

Wenn wir uns selbst wirklich lieben und mit dieser Liebe für uns, unseren Körper, unseren Geist, unser Herz und unsere Seele, sorgen, können wir auch in schwierigen Situationen in unserem Zentrum bleiben. Dabei geht es darum, die innere Balance zu finden und genügend Zeit für sich selbst aufzubringen, um diese Balance auch zu halten. Um wieder aufzuladen. Nur wenn wir uns um uns selbst kümmern, können wir auch für andere da sein. Und nur, wenn wir erkennen, dass wir nicht für andere da sein müssen, um wertvoll zu sein, schätzen wir unseren Wert wirklich.

Dein Wert ist nicht von deiner Hilfsbereitschaft abhängig! Du darfst auch Nein sagen, wenn du spürst, dass es sich für dich nicht richtig anfühlt. Du darfst Grenzen setzen. Du darfst auf deine Bedürfnisse achten. Du darfst nicht nur, du musst sogar. Denn andernfalls läufst du Gefahr, innerlich auszubrennen. Und vor allem darfst du deine Autorität und Verantwortung für deine eigene Energie zurückgewinnen. Erkenne, was nicht deins ist, und gib es ans Universum ab. Du darfst und sollst sogar ganz in deiner Energie bleiben.

Du kannst dich am besten vor negativen Energien und Emotionen anderer schützen, indem du also gut für dich sorgst und dir deiner selbst bewusst bist – indem du meditierst, in der Natur bist, dich bewegst, gesund ernährst, kreativ bist, was auch immer dein Herz dir sagt. **Sorge täglich für dein Licht. Lasse es strahlen. Finde heraus, was dir Spaß macht, dich erfreut und was dir innere Ruhe schenkt. Und tue dies so häufig wie möglich, bis du das Gefühl hast, ganz in dir angekommen zu sein.**

Auch beim Thema »Schutz« gilt, dass andere nur das in uns triggern können, was auf Resonanz stößt. Vielleicht möchtest du einmal für dich reflektieren, was bei dir hinter fehlender Abgrenzung und unzureichendem Schutz versteckt liegen könnte.

Vielleicht fragst du dich auch: Wenn doch im Grunde alles Liebe ist, gibt es überhaupt einen Grund, sich zu schützen? Wenn wir alle verbunden sind, wovor schützen wir uns dann?

Meine Erfahrung ist, dass es keinen Grund für Schutz gibt, wenn es uns gelingt, in unserer Mitte zu bleiben, in unserer Liebe. Denn die Liebe löst alles Negative direkt auf. Erinnere dich, wie du in den Coachingübungen in Kapitel 2 die Gefühle einfach angenommen und fließen lassen hast und schließlich in der Liebe angekommen bist. Das ist allerdings nur möglich, wenn du genug auf dich achtest und diese Liebe lebst. Wenn du noch nicht völlig im Reinen mit dir bist, sind alle Emotionen, die dir von anderen gespiegelt werden, eine Einladung, etwas in dir zu lösen. Solange ein Triggerpunkt gedrückt wird, merkst du, dass es noch etwas gibt, was angeschaut und losgelassen werden möchte, damit du wieder deine innere Balance findest.

Mache dir bewusst, dass jede Dunkelheit, also negative Energie oder Emotion, nur die Abwesenheit von Licht ist und dass du nur das Licht in dir anmachen musst, um diese Dunkelheit zu erhellen. Wenn du in deiner Mitte bist und dein Licht strahlen lässt, erhellst du alles um dich herum.

Im Grunde haben alle Emotionen, auch die unangenehmen, einen lichtvollen Kern. Im Grunde besteht alles aus Licht. Jede deiner Zellen. Jedes Atom. Jedes Molekül. Es kommt nur darauf an, worauf du dein inneres Licht scheinen lässt. Welchen Fokus du wählst. Wo deine Energie hinfließt. Fließt sie hin zum Negativen, oder lässt du das Positive wachsen? Wohin fließt deine Aufmerksamkeit?

Wenn du mit der universellen, göttlichen Energie verbunden bist, kann sie nie versiegen. Dann kannst du nie zu viel davon geben – denn sie fließt unendlich. Wenn du das Gefühl hast, ausgelaugt zu sein, verbinde dich wieder mit der universellen Energie, dem universellen Licht, und lade dich auf. Die nachfolgende Meditation unterstützt dich dabei.

MEDITATION: Aufgeladen mit Licht

Schließe deine Augen. Atme tief ein. Und wieder aus. Komme ganz in diesem Moment an, und sieh vor dir ein wunderschönes, helles, goldenes Licht. Atme dieses Licht tief ein, und spüre, wie es durch deinen Körper fließt. Atme Licht ein, und lasse es in alle Zellen fließen. Lasse jede Zelle hell erstrahlen.

Und nun spüre, wie sich dein Herz öffnet und dieses wundervolle, universelle, goldene, helle Licht aus dem Himmel, das Licht des Lebens, deinen gesamten Herzraum flutet. Stelle dir vor, wie dieses Licht alles erhellt, jede dunkle Stelle, alle Zwischenräume. Alles ist hell und von Licht durchflutet.

Lasse das Licht genau in der Stärke und Intensität in deinen Brustraum fließen, wie es für dich angenehm ist. Lasse es so hell werden, wie du möchtest. Und schöpfe aus der gesamten Lichtenergie. Da ist so viel heilendes Licht. Lasse es dich komplett durchfluten, und hole dir immer wieder so viel Licht in dich hinein, wie du brauchst. Und noch mehr. Und noch mehr. So viel und so lange, bis jede Zelle erstrahlt. Bis dein gesamter Körper leuchtet. Bis alles ganz hell ist. Lasse dieses Licht in dein Gesicht fließen, deinen Hals, deinen gesamten Oberkörper, deine Arme, deine Hände, deinen Bauch, lasse es alle Organe fluten. Spüre, wie dein Darm leuchtet, deine Leber, deine Nieren, alles ist erfüllt von heilendem Licht. Alles Dunkle löst sich in Licht auf. Jede dunkle Stelle wird erhellt. Alles heilt.

Lasse das Licht so lange fließen, bis wirklich alles hell ist. Lasse das Licht in dein Becken fließen, deine Beine, die Knie, die Knöchel, die Füße, die Zehen. Und wenn du das Gefühl hast, dass alles in dir hell ist, spüre die Freude in dir. Spüre, wie sehr sich alle deine Zellen freuen, endlich zu leuchten. Wie schön es für sie ist, so rein und hell zu sein. Lasse diese Freude durch deinen ganzen Körper wandern. Lächle. Lache. Lasse dein Herz strahlen.

Und wenn es am schönsten und angenehmsten ist, speichere dieses wundervolle Licht und diese Freude in dir. Sage innerlich: »Gespeichert.«

Nimm dieses Licht jetzt mit. Du kannst es immer wieder aktivieren, wenn du es möchtest, oder es die ganze Zeit hell strahlen lassen. Dieses Licht kann nie gehen, es ist immer in dir, in deinen Zellen gespeichert. In diesem Wissen atme tief ein und wieder aus. Komme langsam ins Hier und Jetzt zurück, und öffne deine Augen.

Meine liebsten Schutzrituale

Wenn es dir dennoch schwerfällt, bei dir und in deiner Kraft zu bleiben, nutze die folgenden Rituale. Sie verleihen dir Schutz und ein gutes Gefühl.

ÜBUNG: Energien lösen

Diese Übung hilft dir in Situationen, in denen du das Gefühl hast, negative Energien aufgenommen zu haben, die nicht deine sind.

Schließe die Augen, verbinde dich mit dir. Spüre deinen gesamten Energiekörper. Lokalisiere die Bereiche, die sich anders, dunkler anfühlen, und sage: »All die Energie, die nicht zu mir gehört, geht jetzt ins Licht.« Oder: »Alle negativen, niederen Energien gehen jetzt ins Licht.« Wiederhole diese Sätze so lange laut, bis du dich innerlich leichter fühlst.
Im Anschluss hole dir die positive Energie zurück, die du vielleicht verloren hast. Dazu sage: »All die positive Energie, die ursprünglich zu mir gehört hat, die ich verloren habe, kommt nun in gereinigter Form wieder zu mir zurück.« Wiederhole dies so oft, bis du die positive Energie stark in dir spürst.
Dann lasse deine Energien sich noch harmonisieren. Dazu sage: »Alle meine Energien harmonisieren sich.« Sage auch dies so lange, bis du das Gefühl hast, dich wieder im energetischen Gleichgewicht zu befinden.

TIPP:

Mache diese Übung ruhig jeden Morgen und Abend, sie stärkt deinen Energiekörper.

ÜBUNG: Lichtkugel

In dieser Übung stellst du dir eine Lichtkugel vor, die alle negativen Energien abhält und deine positive Energie schützt.
Stelle dir vor, wie aus deinem Zentrum (Solarplexus) ein Lichtstrahl nach vorn, nach hinten, nach oben, nach unten und zu allen Seiten ausströmt. Nun verbinde alle Seiten miteinander, und fülle diesen Raum mit Licht. Du kannst die Kugel, die dabei entsteht, größer oder kleiner werden lassen, je nachdem, was sich für dich gerade angenehm anfühlt.

TIPP:

Wenn du möchtest, kannst du dir zudem vorstellen, dass blaues oder violettes Licht deine Kugel zusätzlich schützt. Oder du stellst dir vor, wie violettes Licht alle negativen Energien reinigt.

ÜBUNG: Spiegel

Wenn du dich einer Person mit sehr starken negativen Energien gegenübersiehst, kannst du dich und deine Zellen schützen, indem du dir Spiegel vorstellst. Visualisiere vor dir einen großen Spiegel, der alles, was die andere Person aussendet, zurückwirft. Oder stelle dir vor, wie in jeder einzelnen Zelle deines Körpers ein Spiegel angebracht ist. So bist du jederzeit komplett beschützt.

TIPP:

Diese Übung habe ich in meiner Ausbildung zum Journey Practitioner gelernt und finde sie sehr wirkungsvoll.

IMPULS: Mantel

Bevor du das Haus verlässt, stelle dir vor, wie du dir einen imaginären Mantel anziehst und den Reißverschluss zuziehst, um dich zu schützen.

IMPULS: Heilsteine

Es gibt viele wundervolle Heilsteine, die dir helfen können, deine Energie zu halten, egal, ob du sie als Talisman bei dir trägst oder als Kette oder Armband. Ich zum Beispiel habe eine Kette mit einem Bergkristall, der vor negativen Energien schützt und die lichtvolle Energie unterstützt. Wenn du dich näher mit Heilsteinen beschäftigst, wirst du feststellen, wie spannend dieses Thema ist. Es gibt so tolle Steine, die dich und deine Emotionen unterstützen können.

ÜBUNG: Schutzmeditation

Stelle dir vor, wie du rotes Licht aus der Erde über deine Füße in dich aufnimmst. Und dann stelle dir vor, wie du weißes, helles Licht über deinen Kopf (Kronenchakra) in dich aufnimmst. Spüre, wie sich diese Farben in deinem Herzen verbinden und eine wunderschöne rosa Energie entsteht. Stelle dir intensiv vor, wie in deinem Brustraum ein großes rosa Herz entsteht. Und lasse diese rosa Energie in deinen gesamten Körper fließen und um dich herum. Lasse sie deine Aura ausfüllen. Lasse diese liebevolle Energie ganz groß werden und sich wie eine Schutzkugel um dich herum entfalten. Diese rosa Energie ist die Energie der Selbstliebe. Und Selbstliebe ist es, was dich schützt.

IMPULS: Räuchern

Ich räuchere grundsätzlich gern und nutze auch ätherisches Öl im Diffusor und Räucherstäbchen, um die Energien in meinen Räumen zu klären und mich und meine Familie zu schützen. Meine Favoriten sind Weißer Salbei und Weihrauch zum Räuchern und diverse ätherische Öle, wie zum Beispiel White Angelica. Gerade wenn du das Gefühl hast, dass dich in bestimmten Zimmern in der Wohnung, an bestimmten Orten oder nach dem Zusammensein mit bestimmten Personen etwas bedrückt, ist das Räuchern eine gute Möglichkeit, um negative Energien zu entfernen.

IMPULS: Mantras

Ich liebe es, Mantras zu chanten, um mich sicherer zu fühlen. Eines meiner Lieblingsschutzmantras ist: Ad Gureh Nameh. Es soll dich schützen, dir Glück bringen und dir helfen, positive Situationen und Menschen anzuziehen:

»Ad Gureh Nameh
Jugad Gureh Nameh
Sat Gureh Nameh
Siri Guru Deveh Nameh«

TIPP:

Snatam Kaur und Jai-Jagdeesh singen sehr schöne Versionen dieses Mantras. Mehr Informationen dazu findest du auf S. 198.

IMPULS: Universelle Unterstützung

Das Universum unterstützt und schützt dich, wenn du es erlaubst. Mehr darüber erfährst du ab S. 193. Nutze gern auch die Meditation auf S. 199, um um Unterstützung und Schutz zu bitten.

Nicht vergessen: Dein Licht ist viel größer und stärker als alles, was dich negativ beeinflussen könnte. Wenn du dich mit dir und deinem Licht verbindest, es um dich herum ausweitest, so weit, wie du möchtest, kannst du damit alle negativen Energien auflösen. Du hast alles in dir, was du brauchst.

ÜBUNG: Bleibe in deiner Kraft

Wenn wir für andere da sein möchten, brauchen wir Kraft. Die Linie zwischen Mitfühlen und Mitleiden ist oft fließend. Wenn wir Menschen positiv unterstützen möchten, ist es sehr wichtig, auf diese Linie zu achten und in unserer Kraft zu bleiben. Andernfalls geben wir unsere Ängste, unsere Erfahrungen und Sorgen mit in den Prozess. Manchmal müssen wir uns erlauben, dass wir bei uns bleiben dürfen und uns nicht im anderen verlieren müssen, um ihn zu verstehen. Manchmal dürfen wir uns erlauben, das zu tun, was uns guttut, auch wenn andere das vielleicht gerade nicht können. Denn dann sammeln wir Kraft und können anderen, die Hilfe brauchen, wieder die Hand reichen. Die folgende Übung unterstützt dich dabei.

Stelle dir vor, du bist in deiner Kraft. Stelle dir vor, wie diese Kraft hell aus dir herausstrahlt. Sie bildet eine wunderschöne, leuchtende Blase um dich herum, die dich schützt. Durch die nur das hineinkommt, was zu deinem Besten ist. Und durch die all deine Strahlkraft nach außen leuchtet. Und dann sieh, wie du in deiner leuchtenden Kugel durch die Gegend rollst und überall eine Spur aus Licht, Liebe und Freude hinterlässt. Überall.

Entwicklung und Wachstum

Es ist okay, wenn es wehtut

Sich weiterzuentwickeln oder sich der eigenen Seele wieder anzunähern, wird von Zeit zu Zeit auch wehtun. Betrachte diese Schmerzen als Wachstumsschmerz. Dieser ist wichtig für dein Wachstum. Denn ohne die Ursachen zu ergründen und tiefer zu schauen, kannst du innere Blockaden nicht lösen. Dazu gehört all das, was wir schon in den vorangegangenen Kapiteln behandelt haben: Gefühle zu fühlen, statt sie zu verdrängen. Mit dem Inneren Kind zu arbeiten. Und vor allem Vergebung als eine der wichtigsten Methoden, um zu heilen. In ihr liegt unglaublich viel Kraft. Aber um zu vergeben, musst du dir deiner Themen bewusst werden und hinsehen. Von allein heilen diese Wunden nicht.

Meiner Meinung nach ist es ein Trugschluss, zu glauben, dass die Zeit alle Wunden heilt. Vielmehr ist es deine Verantwortung, dass du heilst. Damit meine ich nicht, alte Wunden aufzureißen und ins Drama zu gehen, sondern vielmehr, lösungsorientiert an den Themen zu arbeiten. Genau das liebe ich am Coaching. Es gibt so wundervolle Techniken, die lösungsorientiert unterstützen. Und meine liebsten teile ich mit dir in diesem Buch.

Für mich fühlt sich spirituelle Entwicklung immer ein wenig so an wie das Schälen einer Zwiebel. Lage für Lage, Schicht für Schicht an Ängsten und falschen Identifikationen dürfen wir abstreifen, um uns unserem wahren Kern zu nähern. Das kann wehtun, es kann uns zu Tränen rühren, und doch bringt es das Beste und Größte in uns hervor: unsere Schöpferkraft, unsere Liebe, unser Vertrauen, unsere Kreativität, unsere Verbundenheit.

Es ist also okay, wenn es wehtut. Es ist okay, traurig oder ängstlich zu sein. Solange du nicht langfristig in Selbstmitleid verfällst und dich darin suhlst, ist der Schmerz sogar wichtig für deine Heilung. Weil du endlich fühlst. Weil du DICH endlich fühlst. Weil du Mitgefühl mit dir entwickelst und sanfter zu dir wirst. Weil du lernst, dass du nicht perfekt sein und funktionieren musst, sondern einfach sein darfst. So, wie du bist. Denn genau so bist du wertvoll. Einfach nur durch deine Existenz. Deine Existenz ist ein Geschenk, vergiss das nicht.

Was Schicksalsschläge dich lehren

Sowohl privat als auch beruflich habe ich viele Menschen mit schweren Schicksalsschlägen begleitet. Was ich daraus lernen und mitnehmen durfte, ist:

1. Wir sind mehr als die Erfahrung, die wir machen. Wir sind stärker und größer als das. In der Situation sehen wir das nicht. Erst, wenn wir unseren Blick weiten, unser Herz öffnen und in uns ankommen, mit unserer Seele verbunden sind, spüren wir, dass ein Schicksalsschlag uns, unserem Licht und unserer Liebe nichts anhaben kann. Dass wir mehr sind als die Gefühle und Gedanken zur Situation. Dass wir grenzenloses Bewusstsein sind. Dass dieser menschliche Körper, der die Erfahrungen macht, hier ist, um diese Erfahrung zu machen, uns dies aber nicht definiert.

2. Wir leiden, wenn wir uns zu sehr mit dem Schicksalsschlag identifizieren, zu sehr festhalten, zu sehr kontrollieren. Wir leiden, wenn wir Widerstand haben. Loslassen, Fließen-Lassen, Vertrauen, Hingabe (surrender), Annahme sind der Schlüssel aus dem Leid. Höre auf, zu kämpfen. Das Leben kann sich ungerecht anfühlen und ist manchmal nicht zu durchschauen. Wenn du jedoch innerlich gegen die Situation, die du nicht ändern kannst, oder gegen Gefühle ankämpfst, vergrößern sie sich nur. All der Druck und der Widerstand verstärken das Leid. All das bringt dich nicht weiter, ändert nichts zum Besseren und schützt dich nicht. Lasse den Widerstand los. In deinem inneren Kampf gibt es keinen Gewinner.

3. Wenn wir dem, was wir erleben, mit Liebe begegnen, löst es sich auf. Schmerz und Angst lösen sich auf, wenn wir Liebe hineinfließen lassen. Der Grund dafür ist, dass Liebe der Kern von allem ist und im Grunde das Einzige, was wirklich existiert. Alles andere ist Hülle und Illusion.

4. In Situationen, die uns psychisch und emotional sehr fordern, entwickeln wir eine enorme innere Kraft. Wir erhalten Zugang zu unserer inneren Stärke, unserer Intuition, die uns führt. Wir können viel mehr aushalten, als wir zuvor geglaubt haben.

5. Es geht immer weiter. Das Leben ist ein Trainingsfeld für unsere Seele. Hier lernt und erfährt sie, was sie erleben wollte. Und auch, wenn das Leben in Wellen verläuft, können wir lernen, nicht mehr so tief zu fallen, indem wir unser inneres Zuhause schön und mit viel Liebe einrichten und uns darum kümmern, innerlich aufgeräumt und mit unserer inneren Kraft und Intuition verbunden zu sein. Im Wissen um unsere Liebe. Im Wissen um unsere grenzenlose Existenz, die weit mehr als dieses Leben umfasst. Wenn wir lernen, aus unseren Erfahrungen zu schöpfen, statt uns durch sie erschöpfen zu lassen, fallen wir in schwierigen Situationen nicht mehr so tief. Das heißt nicht, dass wir keine Angst, keinen Schmerz oder keine Trauer mehr spüren. Es heißt nur, dass wir besser damit umgehen können und uns frühzeitig selbst auffangen können, anstatt uns verloren zu fühlen. Haben wir einmal die Erfahrung gemacht, wirklich mit dem grenzenlosen Bewusstsein unserer Seele verbunden zu sein, fällt es uns leichter, mit Schicksalsschlägen umzugehen.

6. Alles, was du erlebst, ist eine Aufforderung, dich wirklich zu erkennen. Weg von den äußeren Hüllen. Weg von Identifikationen. Hin zur Verbundenheit und Unendlichkeit.

Vielleicht möchtest du deine Erfahrungen hinsichtlich dieser Punkte reflektieren. Was bedeuten das Leben und die Erfahrungen in diesem für dich?

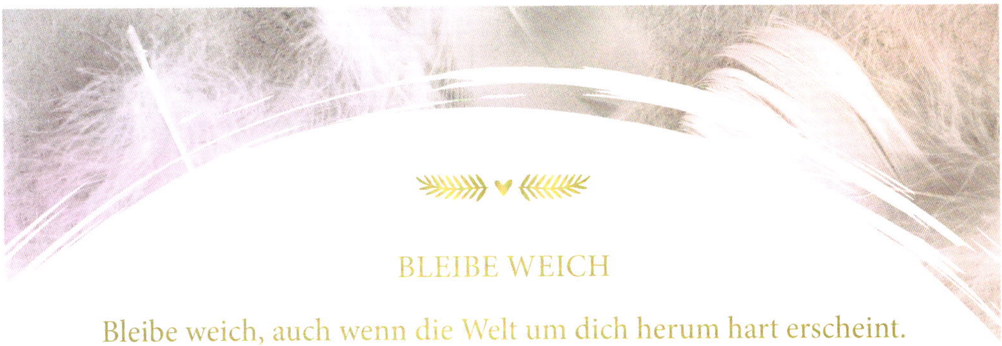

BLEIBE WEICH

Bleibe weich, auch wenn die Welt um dich herum hart erscheint.
Bleibe offen, auch wenn sich um dich herum alles verschließt.
Bleibe in deiner Liebe, auch wenn du Angst neben dir spürst.
Bleibe in deinem Licht, auch wenn um dich herum
Dunkelheit ausbricht.
Denn wenn du weich und verletzlich mit offenem Herzen
deine Liebe zeigst und lebst, öffnest du die Türen
für mehr Liebe und Licht in dieser Welt.
Alles beginnt in dir und darf nach außen wachsen.
Weit um dich herum.
So, als ob du einen Samen setzt, der sich verbreitet und vermehrt.
Du entscheidest, was wachsen darf.
Entscheide dich immer wieder
für Liebe, Mitgefühl, Vertrauen und Licht.
Glaube der Angst und den Zweifeln nicht.

Liebe ist immer da, wenn du nur hinsiehst.
Liebe, die durch dich gegeben und geteilt werden will,
spürst du dann, wenn du in dich gehst.

Jeder Mensch trägt diesen großen Wunsch in sich,
geliebt und verstanden zu werden, nicht allein zu sein.
Doch ein Leben in Misstrauen, Angst und Härte
lässt die gesuchte Liebe in kein Herz hinein.

Also bleibe weich, verletzlich, und öffne dein Herz.
Nimm alle Gefühle an, sei es dir wert.
Denn dann öffnen sich die Tore zu deinem wahren Sein.
In Liebe verbunden, niemals allein.

Vertrauen in dich und das Leben

Warum Vertrauen uns glücklich macht

Was ist die wichtigste Erkenntnis, die ich aus den Themen meiner Klienten und auch aus meinen privaten Erfahrungen ziehen konnte? Dass das Vertrauen in sich selbst und das Vertrauen in das Leben das Wichtigste sind, um sich frei und glücklich zu fühlen. Vertrauen in das, was ist. Vertrauen in das, was wird.

Vertrauen bedeutet Annahme. Vertrauen bedeutet Hingabe. Vertrauen bedeutet Geduld. Vertrauen bedeutet, dem Herzen und der Intuition mehr zu glauben als dem rationalen Verstand. Vertrauen bedeutet, sich fallen zu lassen. Vertrauen bedeutet, Frieden mit dem Leben und seinen Herausforderungen zu schließen. Vertrauen bedeutet, mit deiner göttlichen Kraft verbunden zu sein. Mit dem Teil in dir, der mit allem, was ist, verbunden ist. Der zeitlos, endlos, grenzenlos ist. Vertrauen bedeutet, mit dir im Reinen zu sein.

Um wirklich vertrauen zu können, ist es notwendig, dir all das anzusehen, was dich einschränkt: all deine Ängste, deine Verletzungen, deine Zweifel. Und zwar nicht nur mit dem Verstand, sondern mit deiner Intuition. Nur so kannst du heilen. Denn wie wir bereits festgestellt haben, ist auch die Angst nur ein Zeichen dafür, dass du noch Heilung brauchst. Dass du noch nicht ganz mit dir, deiner Intuition und der Liebe in dir verbunden bist. Dass deine Seele noch keinen Raum findet. Ein Zeichen dafür, dich an deine innere Wahrheit zu erinnern.

Du kannst es dir so vorstellen: Deine Seele besteht komplett aus Liebe. Eine pure, bedingungslose Liebe wohnt in ihr. Ob du diese Liebe spüren und leben kannst, hängt maßgeblich davon ab, wie viel Raum du ihr gibst. Wie viel Raum sie einnehmen darf. Wenn in deinem inneren Raum noch viele Ängste, Zweifel und Verletzungen wohnen, hat deine Seele und somit die Liebe wenig Platz, sich zu entfalten. Sie fühlt sich beengt. Und das spürst du an emotionalen und körperlichen Reaktionen.

Deine Seele möchte frei sein. Die Liebe möchte frei fließen. Wie ein niemals endender Strom, aus dir hinaus und wieder in dich herein. Stelle dir vor, du könntest diesen Strom an Liebe in dir wie eine Quelle noch mehr sprudeln lassen. Drehe diese Quelle auf, und fülle dich und die Welt mit Liebe. **Das ist deine Aufgabe. Darum ist deine Seele hier. Darum ist jede Seele hier. Um zu erkennen, dass sie Liebe ist, diese Liebe zu sein und in die Welt zu bringen.**

Wenn du also noch Ängste in dir trägst, stelle dich ihnen. Stelle dich all den dunklen Schatten. Reinige dein inneres Zuhause. Alle Räume. Löse alles auf, was dich davon abhält, dich frei und voller Liebe zu fühlen. Vielleicht ist dies eine lebenslange Aufgabe. Denn solange wir auf dieser Erde leben, haben wir ein Ego, und unser Ego ist mit Ängsten und Vermeidungsstrategien verbunden. Vielleicht haben Buddha oder Jesus ein Leben frei vom Ego gelebt, ein Leben in reiner Liebe.

Genau das ist es, was unsere Seele auf dieser Erde im menschlichen Körper erleben möchte: sich immer wieder an die Liebe zu erinnern. Immer wieder zur Liebe zurückzukommen. Ganz gleich, was wir erleben, uns immer wieder auf unsere innere Wahrheit, unser wahres Selbst zu besinnen und zu lernen. Trotz Angst, Zweifeln, Wut, Unsicherheit, dem Gefühl der Wertlosigkeit weiterzugehen und tiefer zu schauen. Unsere Seele möchte Dualität im menschlichen Körper und auf dieser Welt erleben und sich in dieser – oder trotz dieser – immer wieder an sich erinnern, sich wiederfinden. Das große Ganze sehen. Sich entfalten, wachsen, lernen, sich ausdrücken. Die Liebe in deiner Seele möchte gelebt werden.

Ich finde, es ist eine wundervolle Aufgabe, uns von alldem zu lösen, was unsere Seele kleinhält, was uns begrenzt. Wenn wir die Ängste als Einladung zum Heilen und als Lehrer betrachten, sind wir auf dem richtigen Weg. Dann sind wir auf dem Weg unserer Seele.

Daher vertraue deinem Weg. Vertraue deiner Seele. Vertraue der universellen Führung.

Was kannst du tun, um wieder mehr zu vertrauen?

Im Grunde dienen alle Übungen und Meditationen, die du bisher gemacht hast, dazu, dein Vertrauen in dich und deine Intuition zu stärken. Im Folgenden habe ich noch einmal die wichtigsten Punkte für mehr Vertrauen für dich zusammengefasst.

Stelle dich deiner Angst

Wenn du das Buch bis hierhin gelesen und die Übungen gemacht hast, hast du dich deiner Angst schon intensiv gestellt. Der Angst zu begegnen, ist ein bisschen, wie durch einen Tunnel zu gehen. Auch wenn es kurz unangenehm und dunkel ist, müssen wir durch den Tunnel hindurch, können keine Abzweigung nehmen, und am anderen Ende wartet das Licht auf uns.

Wenn du diesen Prozess noch vertiefen möchtest, widme dich noch einmal den Übungen aus Kapitel 2. Du kannst sie so oft wiederholen, wie du es brauchst.

Eigenverantwortung übernehmen

Zu vertrauen, heißt nicht, die eigene Verantwortung abzugeben. Sei dir darüber bewusst, dass du selbst der Künstler deines Lebens bist. Dass du den Pinsel in der Hand hast und durch deine Gedanken und deine Schöpferkraft dein Leben gestalten kannst. Dass du das, was du dir wünschst, anziehst, aber auch das, wovor du dich fürchtest. Deine Gedanken und dein Unterbewusstsein sind stark und mächtig, du kannst damit sehr viel bewirken. Wenn du schon denkst, warum dann nicht gleich positiv?

Deine Energie folgt deiner Aufmerksamkeit

Was möchtest du in deinem Leben fühlen? Wie kannst du dieses Gefühl verstärken? Durch welche Tätigkeiten bringst du mehr Leichtigkeit, Liebe und Freude in dein Leben? Was passiert, wenn du das tust? Was fühlst du im Körper? Wie ist deine Energie dann? Welche Farbe hat sie? Welche Form? Welche Melodie? Verstärke dieses Gefühl in dir, und setze eine Erinnerung, zum Beispiel, indem du eine Hand auf dein Herz legst und das Gefühl fokussierst. Komme immer wieder in dieses Gefühl zurück, wenn du deine Hand auf dein Herz legst. Denn das, worauf du dich fokussierst, wächst. Frage dich also ganz bewusst: »Was möchte ich wachsen lassen?«

Finde deinen Flow

Was lässt dein Herz höherschlagen? Was machst du so gern, dass du die Zeit darüber vergisst? Wenn wir mit uns selbst im Einklang sind, geschieht etwas Wunderbares: Wir reiten auf einer Welle des Vertrauens, der Sinnhaftigkeit, der Leichtigkeit, der Dankbarkeit und der Liebe. Wir sind im Flow und vertrauen, wie du bereits im Abschnitt über Kreativität gelesen hast. Wir können akzeptieren, dass alles so ist, wie es ist. Es gibt dann kein Falsch und Richtig. Alles darf sein. Wir spüren, dass wir Liebe sind. Wir spüren, dass wir tief in uns vertrauen und annehmen. Mache das, was dich ganz bei dir sein lässt, so oft wie möglich.

Die Situation annehmen und loslassen

Vertrauen hat mit Loslassen zu tun, mit Akzeptanz, mit der Annahme dessen, was ist, und mit dem Glauben, dass alles einen Sinn hat und sich so zutragen und fügen wird, wie es sein soll. Es ist das Vertrauen darin, dass das Bestmögliche passiert für uns selbst und das größere Ganze. Wenn du dich wirklich traust, zu vertrauen, legst du die Kontrolle ab und lässt Sorgen und Zweifel los. Du nimmst die Dinge an, wie sie kommen, und erkennst, dass du sowieso nie wirklich die Kontrolle hattest. Es ist wichtig, dass du mit Themen der Vergangenheit abschließt und alte Wunden heilst, damit sie dein weiteres Leben nicht mehr negativ beeinflussen.

Wecke dein Inneres Kind

Vermisst du auch manchmal die Unbeschwertheit und Leichtigkeit deiner Kindheit? Damals hast du einfach vertraut, und das Leben war viel leichter. Wie wäre es, wenn du dir mal wieder Zeit nimmst, dein jüngeres Ich zu wecken, und etwas machst, was dir auch als Kind Spaß gemacht hat. Kinder sind ganz im Hier und Jetzt, sie vergessen alles um sich herum, wenn sie spielen. Lasse dich darauf ein, spiele mit einem Kind, und bleibe ganz im Augenblick. Ohne Handy, ohne Uhr, ohne Verpflichtungen, einfach im Jetzt.

Erkenne dein Lernthema

Was sollst du aus der Situation, in der du gerade bist, lernen? Was will sie dir sagen? Nimm die Vogelperspektive ein, und betrachte deine Situation aus einem anderen Blickwinkel. So gewinnst du Abstand, kannst die Umstände klarer sehen und Neues für dich erkennen. Du kannst dich auch fragen, was du deiner besten Freundin in dieser Situation raten würdest.

Nutze Affirmationen

Affirmationen bereichern dein Unterbewusstsein mit positiven, bestärkenden Informationen und stärken dein Vertrauen in dich selbst und das Leben. Lies sie dir immer wieder durch und wiederhole sie, oder hänge deine liebsten Affirmationen an einen Ort, wo dein Blick immer wieder auf sie fällt. So verfestigen sich die positiven Botschaften in deinem Unterbewusstsein.

Meine Lieblingsaffirmationen zum Thema »Vertrauen« sind:

- Magisch ziehe ich alles Gute an.
- Ich bin der Künstler meines Lebens. Ich bin verantwortlich für meine Zukunft.
- Ich vertraue mir selbst und dem Leben.
- Das Leben liebt mich.
- Liebe und Licht fließen durch mich.

- Es gibt nichts, was ich kontrollieren muss. Es gibt nichts, was ich schützen muss. Mein Licht ist ewig, unzerstörbar und rein.
- Ich vertraue meiner Intuition, meinem Herzen und meinem Leben.
- Das Universum ist für mich, ich werde unterstützt und getragen.
- Ich liebe – denn ich bin.
- Ich kann in jedem Moment neu wählen.
- Je weiter ich mein Herz öffne, desto größer wird die Liebe.
- Ich vertraue der Ungewissheit und erkenne, welche Wunder des Neubeginns sie mit sich bringt.
- Ich bin Urvertrauen.
- Ich bin ruhig, ich bin stark, ich vertraue.
- Frieden beginnt in mir.
- Ich akzeptiere, ich lasse los, ich bin hier. Danke.
- Wo ich bin, ist Liebe.
- Danke, dass sich alle auf Angst basierenden Gedanken lösen.
- Ich bin frei. Alle Freiheit ist in mir.
- Alles, was ich suche, ist in mir. Alles, was ich brauche, ist da.
- Ich erinnere mich heute mit jedem Atemzug daran, dass ich geführt werde, geleitet von einer unsichtbaren, wundervollen Kraft, die meinen Weg kennt. Ich kann mich fallen lassen und vertrauen.
- Ich verzeihe mir. Jeden Tag. Denn ich erkenne, dass ich mein Bestes gebe und dass es keine Fehler gibt, nur Erfahrungen.
- Möge ich ein Kanal für Liebe und Licht sein und mit dem, was ich tue, sage oder denke, Seelen berühren.
- Möge alles, was ich tue, mehr Liebe in die Welt bringen.
- Das, was ich wirklich bin, ist endlos, grenzenlos und frei.
- Ich bin hier, um mein wundervolles, strahlendes Licht zu zeigen.
- Ich gestalte mir ein wundervolles Leben. Mit jedem Gedanken in jeder Sekunde wähle ich.
- Es gibt keinen Grund, mit anderen zu konkurrieren. Meine Talente sind einzigartig.
- Heute sehe ich alles mit den Augen eines Kindes. Ich entdecke all die Wunder um mich herum.
- Die Liebe in mir ist immer da, ich muss sie nur fließen lassen.
- Ich entscheide mich heute dafür, alles leichtzunehmen, was ich nicht ändern kann.
- Sanft zu mir selbst zu sein, ist mir wichtig.
- Ganz gleich, was ich tue oder erreiche, alles darf aus Liebe entstehen.

Vertrauen ist das Wichtigste. Vertrauen gibt dir Kraft. Vertrauen schenkt dir Hoffnung und Glauben. Vertrauen ist das, was dich erfüllt und leitet. Vertrauen ist das, was dich fröhlich durchs Leben gehen lässt. Ich persönlich habe mich entschieden, immer das Gute zu sehen. Immer das Beste zu erwarten, obwohl wir in einer Gesellschaft leben, in der es anerkannt ist, mit dem Schlimmsten zu rechnen, also das Worst-Case-Szenario durchdacht zu haben. Ich habe mich mit ganzem Herzen dazu entschieden, dem Vertrauen meine volle Aufmerksamkeit zu schenken. Natürlich gelingt mir das nicht immer, und ich muss mich manchmal selbst an dieses Versprechen erinnern. Und ich weiß, dass es auch wichtig ist, meine Gefühle anzusehen, zu fühlen und loszulassen. Aber ich tue dies im Vertrauen. Ich fühle die Angst und vertraue darauf, dass sie mir etwas zeigen möchte. Ich fühle die Wut und vertraue darauf, dass sie mir Kraft schenkt. Ich fühle den Zweifel und weiß, dass ich dennoch tief in mir ganz fest vertraue. Dem Leben. Der Welt. Und besonders mir selbst. Auch du kannst dich entscheiden. Es liegt in deiner Hand. Wem glaubst du mehr: der Angst oder dem Vertrauen?

ÜBUNG: Täglich dein Vertrauen stärken

Notiere dir täglich, mindestens über die nächsten 21 Tage, alles, was dir Gutes widerfährt. Das Lächeln einer Person, die dir auf der Straße begegnet, Sonnenstrahlen auf deiner Haut, die liebe Geste eines dir nahestehenden Menschen, das richtige Buch zur richtigen Zeit.

Je mehr du diese kleinen und großen Momente wahrnimmst, desto mehr richtest du deinen Fokus aus. Ähnlich wie bei der Dankbarkeitsübung (S. 190) richtest du deine Aufmerksamkeit auf das Schöne in deinem Leben, und du wirst merken: Je mehr du das Schöne wahrnimmst, desto eher wird es sich vermehren.

SELBSTREFLEXION: Das Leben ist für mich

Erinnere dich an all die Momente in deinem Leben, die dir geholfen haben, zu wachsen und zu lernen. Auch wenn du schwierige Situationen erlebt hast:

- Was solltest du aus ihnen lernen?
- Was wollten die Situationen dir aufzeigen?
- Welchen »Fehler« machst du immer wieder? Wozu ist das gut?
- Warum suchst du ähnliche Erfahrungen immer wieder? Was sollen sie dir aufzeigen?
- Was hast du bisher nicht erkannt?
- Was ist der rote Faden in deinen Erfahrungen?

- Was kannst du tun, um dieses Muster aufzulösen? Gefühle fühlen? Vergeben? Die Situation mit Mitgefühl und aus einer anderen Perspektive betrachten? Was sagt dir deine Intuition?
- Wie bist du in diesen Situationen über dich hinausgewachsen? Inwiefern haben sie dich positiv bestärkt?
- Was hast du durch diese Erfahrungen gewonnen?

Um dich zu trauen, loszulassen und zu vertrauen, ist es wichtig, dass du erkennst, wie stark du bist. Viel stärker, als du ahnst. Du trägst eine unendliche Kraft in dir, die größer und mächtiger ist als alles, wovor du Angst hast. Eine innere Sicherheit, ein inneres Wissen, eine innere Stärke, die endlos, grenzenlos ist. Verwurzelt und dennoch frei. Wie ein frei stehender Fels, der fest im Boden verankert ist. Wenn du in diese Energie eintauchst, dich mit deiner inneren Kraft verbindest, spürst du, wie stark du wirklich bist. Erinnere dich:

Du bist stark. Viel stärker, als du denkst. Du bist grenzenlos. Viel umfassender als dein Körper. Du bist frei. Viel freier, als dein Kopf dich glauben lässt. Du bist voller Vertrauen. Viel mehr Vertrauen als Angst. Das alles ist deine Seele: stark, grenzenlos, frei, voller Vertrauen. Wenn du dich mit ihr verbindest, spürst du diese Kraft.

MEDITATION: Loslassen und vertrauen

Schließe deine Augen. Lege deine Hände auf dein Herz. Atme tief ein und wieder aus. Komme in dir an. Stelle dir vor, wie du all die Ängste, all den alten Ballast abgibst. Gehe zurück an den Ursprung des Gedankens oder Gefühls, gib den Ballast an die Person zurück, von der du die Angst vielleicht übernommen hast. Streife alles ab, was du nicht mehr brauchst. Befreie dich von dem, was dir nicht entspricht, was nicht deins ist. Von dem, was dich zweifeln lässt, was dich kleinhält, was dich beengt. Als würdest du endlich ausziehen, was nicht zu dir gehört, vielleicht nie zu dir gehört hat. Und dann spüre in dich hinein. In deine Energie. In das, was du ohne all den Ballast bist. In dein freies Ich. Spüre, wie weit und leicht es sich anfühlt. Wie stark und sicher. Bleibe in dieser Energie. Deiner Energie. Lasse sie groß und intensiv werden. So groß wie möglich. Sieh dich in dieser Energie. Sei diese Energie, und spüre deine Stärke. Und dann komme langsam wieder zurück ins Hier und Jetzt, und öffne deine Augen.

MEDITATION: Finde dein Vertrauen in dir

Eine Methode aus dem Coaching, die ich sehr liebe, ist der Ressourcentransfer. Bei dieser Übung verbinden wir uns mit unserem früheren oder unserem zukünftigen Ich, das genau die Ressourcen und Eigenschaften hat, die wir derzeit benötigen. So schöpfen wir aus unserer eigenen Quelle. In der Tiefe lernst du diese Übung in meinem zum Buch gehörenden Online-Kurs kennen. An dieser Stelle habe ich eine Meditation für dich vorbereitet, in der du deinem ressourcenreichen Ich begegnest und es dir Vertrauen schenkt.

Schließe deine Augen, und atme tief ein. Stelle dir vor, wie du Ruhe und Entspannung einatmest. So viel Entspannung, dass sie deinen ganzen Körper durchströmt. Spüre, wie du immer lockerer und entspannter wirst. Angefangen bei deinem Kopf, breitet sich die Entspannung über deinen Oberkörper, deinen Bauch, deine Beine bis in die Füße aus. Alles wird locker und entspannt.
Und nun stelle dir vor, du bist an einem wunderschönen Ort, an deinem Lieblingsort. Dem Ort, an dem du dich sicher und geborgen fühlst. Der Ort, der dich beruhigt und zufrieden sein lässt. An diesem wunderschönen Ort kommt jetzt dein ressourcenreiches Ich auf dich zu. Dein Ich, das genau die Eigenschaften hat, die du derzeit benötigst. Dein Ich, das voller Vertrauen ist.
Wie sieht es aus? Wie bewegt es sich? Welche Energie hat es?
Dieses Ich möchte dir nun Vertrauen schenken. Vielleicht legt es seine Hand auf dein Herz, sodass das Vertrauen in dein Herz hineinfließt. Oder es umarmt dich und integriert sich in dich, sodass sein Vertrauen fester Bestandteil von dir wird. Wie dein ressourcenreiches Ich dir sein Vertrauen überträgt, ist ganz dir überlassen.
Öffne dich für das Vertrauen, das dir geschenkt wird und sich in dich, dein Herz integriert. Welche Farbe hat dieses Vertrauen? Welche Form? Bewegt es sich? Wie riecht es? Wie fühlt es sich an? Welchen Ton oder welche Melodie hat es?
Sieh und spüre es so intensiv wie möglich, und lasse das Vertrauen in dir wachsen. Lege deine Hand auf dein Herz, und spüre noch einmal ganz intensiv die Farbe. Diese Farbe wird dich von nun an immer an das Vertrauen in dir erinnern. Atme tief ein, und öffne langsam deine Augen.

Je weiter ich gehe.
Je näher ich komme.
Desto mehr entferne ich mich.

Entferne mich von der Hülle.
Der Oberfläche.
Der Maske.
Die nicht meinem wahren Selbst entspricht.

Je weiter ich reise.
Je mehr ich sehe.
Desto mehr brauche ich Zeit nur für mich.

Denn in einer Masse von Menschen
Mit vielen Masken

Erkenne ich mich nicht.
Nein.
Vergesse ich mein wahres Ich.

Nicht mehr
Mich selbst vergessen.

Nicht mehr so tun als ob.

So gehe ich weiter weg von den Oberflächlichkeiten.
Tiefer in mich hinein.

Weil ich mich dort finde.
Mein Selbst.
Die Wahrheit und Liebe.
Das wahre Sein.

Dankbarkeit öffnet Türen

Vielleicht hast du für dich schon erkannt, wie wichtig Dankbarkeit für eine positive Entwicklung im Leben ist. Das Gefühl von Dankbarkeit hat eine sehr hohe Schwingung, und immer, wenn wir sie fühlen, heben wir unsere eigene Energie an. Vielleicht kennst du das: Wenn du wirklich von Herzen dankbar bist für einen Menschen oder einen Moment, bist du direkt mit der Liebe in dir verbunden. Dankbarkeit zu fühlen, ist also eine großartige Möglichkeit, uns mehr mit uns zu verbinden.

Wir können für alles in unserem Leben dankbar sein. Für die guten und nicht so guten Erfahrungen, denn sie alle helfen uns, zu lernen, wie du weißt. Wenn du aufzählst, wofür du dankbar bist, richtest du den Fokus auf die Fülle in deinem Leben. Du kommst aus dem Mangeldenken heraus und spürst und siehst, was schon alles da ist. Das verändert deine Sichtweise, deine Emotionen und öffnet dein Herz. So kann dich auch Schönes wieder erreichen. Du erlaubst dir, das Positive zu sehen und zu erkennen. Auf diese Weise verstärkt die Dankbarkeit auch dein Vertrauen. In dich und das Leben. Sie zeigt dir, dass alles einen Sinn ergibt. Sie zeigt dir das große Ganze.

Es gibt viele wunderschöne Dankbarkeitsübungen und viele wundervolle Bücher zu dem Thema. Doch vielen dieser Übungen fehlt häufig etwas: die Dankbarkeit für sich selbst.

Für sich selbst dankbar zu sein, ist so wertvoll:
Es unterstützt unsere Selbstliebe und stärkt unser Vertrauen,
unseren Weg zu gehen.

Probiere es aus: Bedanke dich über den Tag verteilt immer wieder bei allem, was dir begegnet. Angefangen beim fließenden Wasser, dem Tee am Morgen, deinem Bett über deine Freunde und Familie oder das nette Lächeln der Nachbarin bis hin zur Natur und deiner Gesundheit. Mache dir einmal all diese Dinge bewusst, und fühle die Dankbarkeit dafür. Und sei auch immer wieder dankbar für dich. Dieses Gefühl wird einiges in dir verändern.

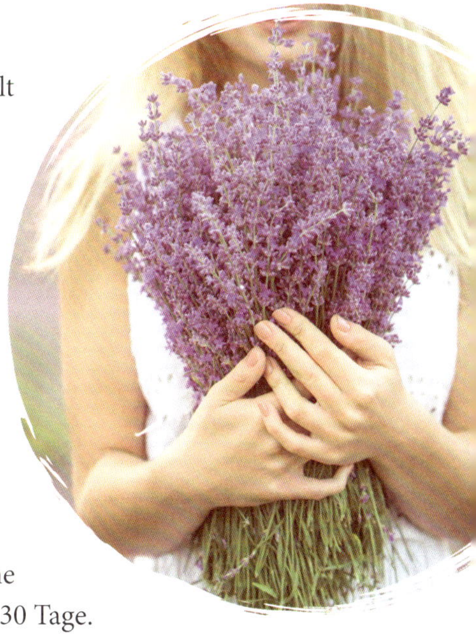

Wenn dir diese Dankbarkeitspraxis nicht gleich gelingt, ist das kein Problem. Bis unser Gehirn eine Gewohnheit verinnerlicht hat, dauert es meist ca. 30 Tage. Doch wenn du sie in deinen Alltag integrierst, zum Beispiel, indem du ein Dankbarkeitstagebuch führst, wird es dir immer leichter fallen.

Auch bei der Manifestation von Wünschen spielt die Dankbarkeit eine große Rolle. Eines der ersten spirituellen Bücher, die ich als Jugendliche zu dem Thema gelesen habe, war »Bestellungen beim Universum« von Bärbel Mohr. Ich habe dieses Buch geliebt und vieles daraus für mich umsetzen können. Ich weiß, dass »Bestellungen« wahr werden, habe es immer wieder erlebt. Das Geheimnis ist, die Dankbarkeit so zu fühlen, als wäre der Wunsch schon erfüllt. Tief ins Vertrauen zu gehen. Und den Wunsch loszulassen. Nicht mehr zu zweifeln, sondern ihn durch Dankbarkeit zu manifestieren.

Ein Beispiel: Ich hatte mir ein neues Zuhause gewünscht – mit separatem Eingang und Räumen für meine Coachingpraxis, einem schönen Garten, in dem wir Gemüse und Obst anbauen können. Es sollte in der Nähe eines kleinen Ortes mit Geschäften und Restaurants sein, aber doch im Grünen liegen. Eine sehr präzise Vorstellung und sehr schwer zu finden. Innerlich wusste ich aber, dass sie sich erfüllen würde. Da waren ein ganz tiefes Vertrauen und eine Dankbarkeit in mir, als würden wir bereits genau so wohnen. Und so kam es, dass wir nach gar nicht langer Suche genau dieses Haus fanden. In vielen Punkten war es sogar noch besser als in meiner Vorstellung. Denn ich hatte mir schon lange gewünscht, dass meine Schwester, mein Schwager und meine Mutter in unserer Nähe wohnen könnten. Obwohl es auf dem Immobilienmarkt mit Wohnungen und Häusern in unserer Gegend schlecht aussah, wusste ich, dass es klappen würde. Ich sah es regelrecht vor mir. Und so kam es, dass auf dem Nachbargrundstück ein Haus mit einer Anliegerwohnung frei wurde, dessen Garten genau an unseren grenzt und durch einen gepflasterten Weg mit ihm verbunden ist, während unser Garten sonst zu allen Seiten komplett zugewachsen ist. Es war, als sollte es schon immer so sein, dass sie dort einziehen. Und so kam es auch. Ich bin jeden Tag unendlich dankbar für diese Fügung.

Was ich dir damit sagen will, ist:
Glaube an deine Träume. Vertraue auf deine Wünsche. Stelle dir vor, sie wären schon wahr. Fühle die Dankbarkeit. Fühle die Freude in dir, dass dein Wunsch bereits erfüllt ist. Und: Höre auf die Zeichen, und handle.

Ich selbst hatte damals von einer Nachbarin erfahren, dass das Haus nebenan frei wird, in das meine Schwester dann zog. Wäre ich daraufhin nicht spontan rübergegangen und hätte nicht dort geklingelt und nachgefragt, wäre womöglich ein anderer der vielen Interessenten in das Haus gezogen.

Tiefes Vertrauen, Dankbarkeit und intuitives Handeln sind bei der Erfüllung deiner Wünsche der Schlüssel.

Coachingbeispiel: Dankbarkeit verändert alles zum Positiven

Als Isabell zur mir zum Coaching kam, war sie sehr gekränkt und fühlte sich als Opfer ihres eigenen Lebens. In unserem ersten Gespräch sagte sie zu mir: »Ich verstehe nicht, warum immer ich so ein Pech habe. Immer bin ich es, die die falschen Männer kennenlernt, alle guten sind schon vergeben. Ich bin es, die Probleme hat. Als würde ich sie magisch anziehen.«
Und im Grunde tat sie genau das. Isabell war tief im Opfer-Mangel-Denken gefangen. Sie glaubte fest, dass nur sie ein Pechvogel war und alle anderen es viel besser hatten, und die negativen Geschichten über sich bestärkten sie in ihrer Annahme. Die Möglichkeit, dass sie auch Glück hatte, kam ihr gar nicht in den Sinn.

Im Coaching arbeiteten wir daran, die Wurzeln ihrer Selbstzweifel und Angst vor dem Leben zu lösen. Der tief verankerte Glaubenssatz »Ich bin nicht«, der noch stärker wirkt als »Ich bin nicht wichtig« oder »Ich bin nicht gut genug«, war ein wichtiger Schlüssel zu ihrem Verhalten. Denn unser Unterbewusstsein glaubt alles, was wir denken. Es glaubt alles, und es führt alles aus. Denn es leitet und steuert unser Verhalten unbewusst.
Daher ist es kein Wunder, dass wir, wenn wir negativ von uns und dem Leben denken, auch genau diese Negativität erfahren. Im Coaching arbeiteten wir also mit den unterbewussten Glaubenssätzen und integrierten neue, unterstützende Glaubenssätze wie »Ich bin«. Zudem lösten wir alte Versprechen, die Isabell sich als Kind gegeben hatte, wie »Ich darf nicht vertrauen«, »Ich werde mich immer in Acht nehmen«. Diese unbewussten Versprechen, die aufgrund einer schwierigen Situation in Isabells Kindheit entstanden waren, waren die Ursache für ihre Ängste. Als wir diese lösten, entstand viel Raum für Neues. Mehr innere Freiheit, mehr Möglichkeiten, mehr Liebe, mehr Vertrauen, mehr Leichtigkeit, mehr Lebensfreude. Und auch mehr Dankbarkeit. Denn nun war Isabell in der Lage, zu sehen, was alles schon wundervoll in ihrem Leben war. Sie sah auf einmal all die Geschenke in ihrem Leben, für die sie zuvor blind gewesen war. Es konnte ein Perspektivenwechsel stattfinden, der zuvor nicht möglich gewesen war. Sie hätte sich vor dem Coaching zwar einreden können, dass sie dankbar ist, aber sie hätte die Dankbarkeit nicht gefühlt.
Erst als wir die inneren Blockaden gelöst hatten, konnten die Impulse der Liebe und Dankbarkeit der Seele Isabells Herz erreichen, und sie konnte sie wirklich fühlen. Diese Gefühle waren neu für sie. Auch, dass sich die positiven Gedanken der Dankbarkeit und der Freude allmählich vermehrten. Dies äußerte sich auch in Isabells Handlungen. Sie meditierte jetzt jeden Morgen und spürte die Dankbarkeit in ihrem Herzen. Jeden Tag schrieb sie alles auf, wofür sie dankbar war. Dankbarkeit und der Wechsel vom Mangeldenken in ein Füllebewusstsein veränderten ihr gesamtes Leben.
Als Isabell mich einige Monate nach unserem Coaching anrief, sagte sie zu mir: »Du wirst es kaum glauben, aber ich bin so dankbar für mein Leben und vor allem für mich. Ich war früher nie dankbar für mich selbst. Mittlerweile bin ich glücklich darüber, dass ich so bin, wie ich bin, und kann alles, was passiert, viel besser annehmen. Denn ich weiß, dieses Gefühl in meinem Herzen kann niemals weggehen. Denn das bin ich.«

ÜBUNG: Danke für alle Gedanken

Wenn sich trotz intensiver Übungspraxis immer wieder kritische, negative Gedanken in dir auftun, lege ich dir folgende Übung ans Herz.
Beim nächsten negativen Gedanken sage zu dir: »Ich verzeihe mir. Es ist okay, dass ich diesen Gedanken gedacht habe. Danke, dass er mich darauf aufmerksam gemacht hat, mich neu zu fokussieren.« Und dann formuliere den Gedanken ins Positive um, indem du Dankbarkeit ausdrückst. Erlaube dir einen Perspektivenwechsel. Wenn dein negativer Gedanke zum Beispiel war: »Hoffentlich stecke ich mich nicht bei XY mit der Grippe an«, dann formuliere neu: »Danke, dass ich gesund bin. Danke, dass meine Familie gesund ist. Danke, dass ich ein starkes Immunsystem habe.«
Merkst du, welchen Unterschied der Perspektivenwechsel macht? Beim ersten Gedanken suggerierst du deinem Unterbewusstsein: »Ich kann mich anstecken, ich bin schwach.« Mit dem zweiten Gedanken bestätigst du deinem Unterbewusstsein: »Ich bin gesund, ich bin stark. Es gibt keinen Grund zur Sorge.«

HINWEIS:

Dass unser Unterbewusstsein sehr mächtig ist und unser gesamtes System beeinflusst, ist mittlerweile wissenschaftlich erwiesen. Daher arbeiten wir im Coaching auch intensiv damit. Je mehr du es übst, den Zustand, den du anstrebst, schon jetzt zu spüren und dich dafür zu bedanken, als wäre er bereits eingetreten, desto leichter wird es dir fallen.

ÜBUNG: Das Leben genießen und feiern

Dein Leben ist ein Geschenk. Es muss nicht hart sein. Es muss nicht schwer sein. Es darf leicht sein. Du darfst es genießen. Und du darfst einfach sein. Hast du dich schon einmal gefragt, auf wessen Erlaubnis du eigentlich wartest, um das Leben in vollen Zügen zu genießen?
Oftmals denken wir: »Alles muss funktionieren«, »Wenn wir erst … erledigt haben, dann können wir genießen.« Glaubenssätze wie »Erst die Arbeit, dann das Vergnügen«, »Ohne Fleiß kein Preis« oder »Das Leben ist hart« hast du vielleicht nur übernommen. Du darfst dir erlauben, anders zu denken und zu leben. Du darfst sogar selbst entscheiden, wie du lebst.
Wie möchtest du dein Leben leben? Was möchtest du glauben? Welches Weltbild möchtest du haben?

Hier ein paar Fragen zum Reflektieren und Glücklichsein:

- Was machst du heute, um die Dankbarkeit für dein Leben auszudrücken?
- Was kannst du heute tun, um zu genießen und glücklich zu sein?
- Zu welchem Lied tanzt du am liebsten? Tue es!
- Welche Dinge machen dich froh? Umgib dich mit ihnen.
- Hast du heute schon zum Himmel geschaut?
- Was fällt dir ein, wenn du an Sommer denkst?
- Was gibt dir neue Energie?
- Wem gönnst du das Allerbeste?
- Welche gute Idee hattest du zuletzt?
- Was ist dein Lieblingszitat?
- Was war deine beste Entscheidung im vergangenen Jahr?
- Was war deine letzte gute Tat?
- Was wünschst du dir für die Welt?
- Welches Gedicht magst du sehr?
- Welche ist deine Lieblingsblume?
- Wofür bist du von Herzen dankbar?
- Wer ist dein Herzensmensch? Spüre die Liebe für diesen Menschen. Konzentriere dich auf das Gefühl. Was macht das mit dir?
- Was kannst du augenblicklich tun, um diesen Tag besonders zu machen?

ÜBUNG: Einfach da sein

Immer wenn deine Gedanken abdriften und das Gedankenkarussell kreist, sage dir: »Sei da.«

Erinnere dich ähnlich wie beim Tanzen immer wieder daran, präsent in diesem Moment zu sein, den nächsten Schritt zu tun und dennoch zu genießen, dich treiben zu lassen im Rhythmus der Musik. Lasse dich treiben wie die Wellen im Meer, wie die Blätter im Wind, wie die Wolken am Himmel. Einfach treiben, fließen, vertrauen und dennoch da sein und den Moment wahrnehmen.

Ganz gleich, was du heute also tust, ganz gleich, wohin deine Gedanken wandern, erinnere dich immer wieder daran, da zu sein – jetzt, in diesem Moment.

ÜBUNG: Dein Lieblingsort in dir

Wenn du den Zugang zu deiner Seele wiedergefunden hast und nach dem Soulfulness-Prinzip lebst, also deine Intuition die Impulse für dein Fühlen, Denken und Handeln gibt, bist du ganz in Harmonie mit dir selbst. Du spürst einen inneren Frieden, eine innere Ruhe und Ausgeglichenheit. Und zugleich spürst du so viel Kraft, Lebensfreude und Liebe, die sich zeigen und manifestieren möchten. Vielleicht spürst du schon, dass deine Kreativität entfacht wird, dass du auf einmal wieder Tätigkeiten aufnimmst, für die du dir sonst keine Zeit gegönnt hast, oder Hobbys aus deiner Jugend. Denn gerade im kreativen Schöpfungsprozess spricht unsere Seele aus uns und hat Raum, sich zu leben. Und du spürst dann, dass du im Flow bist. Mit dir selbst und dem Augenblick. Du spürst, dass deine Gedanken immer ruhiger werden und du dir nicht mehr so viele Sorgen machst. Du wirst selbstsicherer und resilienter.

Und dann weißt du, dass dein liebster Ort bei dir ist. Dass da, wo du bist, zu Hause ist. Egal, wo du bist oder was geschieht, du hast einen sicheren Platz in dir, an dem du dich wohlfühlst und an den du immer wieder zurückkehren kannst, weil du ihn immer bei dir hast. Dann fragst du dich auch nicht mehr, wo du hingehörst, oder lebst nicht mehr in der Illusion, dass es irgendwo anders besser sei. Denn du selbst bist immer dabei. Egal, wo du hingehst. Du bist dein Zuhause.

FRAGE DICH:

Was kannst du tun, um diesen Ort in dir zu deinem Lieblingsort zu machen? Welche Übungen helfen dir dabei? Was kannst du täglich tun, um dich mit dir und deiner Intuition zu verbinden?

Glaube und universelle Führung

Woran glaubst du?

Nicht nur Vertrauen, auch Glaube ist enorm wichtig, um ausgeglichen zu leben und der Seele zu folgen. Vertrauen basiert auf Glauben. Wir glauben immer etwas. Sogar dann, wenn wir denken, dass wir nicht glauben.

Glaube hat für mich nichts mit Religion zu tun. Vielmehr setze ich Glauben mit Lebenswahrheit, Lebenssinn, Lebensmotto gleich. Das, was du über dich und dein Leben, was du über die Welt glaubst, bestimmt deine Realität. Daher ist es deine Entscheidung oder sollte es deine Entscheidung sein, ob und woran du glauben möchtest. Wie möchtest du dich fühlen, wie möchtest du leben? Im Grunde kommt es nur darauf an. Es gibt nicht nur die eine Wahrheit, sondern viele, und unsere Wahrheit ist die, an die wir glauben.

- Woran glaubst du?
- Woran glaubst du nicht?
- Was bringt es dir, das zu glauben?
- Was würdest du gern glauben? Was hält dich davon ab, es zu tun?
- Was macht dein Glaube mit dir, und wie beeinflusst dies dein Leben?
- Wenn du frei wählen könntest, woran möchtest du ab heute glauben?

Sich des eigenen Glaubens bewusst zu werden, ist der erste wichtige Schritt.

Wie Glaube dein Leben positiv verändern kann

Unser Glaube kann unser gesamtes Leben verändern, denn er setzt unseren Fokus. Er lässt uns das in der Welt sehen, was wir glauben möchten. Denn unbewusst suchen wir nach Bestätigung für ihn und erleben genau das, was unseren Glauben bekräftigt. Wäre es dann nicht viel schlauer und schöner, das zu glauben, was uns wirklich unterstützt und glücklich macht? Wäre es nicht schön, zu sagen:

- Ich glaube an das Gute im Menschen.
- Ich glaube an die Liebe und ihre Kraft.
- Ich glaube an Mut und Vertrauen.
- Ich glaube an Engel, an Feen und himmlische Helfer.
- Ich glaube an Unterstützung auf all meinen Wegen.
- Ich glaube an eine universelle, himmlische Kraft, die bedingungslose Liebe ist und uns alle umgibt.
- Ich glaube daran, dass wir alles erreichen können, wenn wir daran glauben.
- Ich glaube daran, dass Licht jede Dunkelheit erhellt und wir unser Licht nur zeigen müssen, um unser Leben freundlicher und schöner zu machen.
- Ich glaube an mich, an meine Schöpferkraft.
- Ich glaube an mein inneres Wissen und die Macht meines Unterbewusstseins.
- Ich vertraue meiner Intuition und weiß, dass sie mich nie fehlleitet.
- Ich glaube an das Leben und daran, dass meine Liebe mich glücklich macht.

Wenn du beginnst, an himmlische, universelle Unterstützung zu glauben, wirst du sie auch erfahren. Dazu musst du nur dein Herz öffnen, dich mit der universellen Quelle, der Liebe in dir verbinden. Dann spürst du die liebevolle Umarmung des Universums.

Ich persönlich glaube in diesem Zusammenhang auch fest daran, dass jedes Lebewesen einen Schutzengel hat. Auch du. Er ist immer bei dir, begleitet dich Tag und Nacht. Du kannst jederzeit Kontakt mit ihm aufnehmen und dich bei ihm bedanken. Ich bedanke mich zum Beispiel beim Universum und meinem Schutzengel dafür, dass sie mich schützen und leiten, sodass das Höchstmögliche für mich, meine Familie und alle Lebewesen geschehen kann.

Dich am Höchstmöglichen für alle auszurichten, ist sehr wichtig. Du wirst spüren, welche wunderschöne und beruhigende Wirkung es hat, dies auszusprechen und dich mit deinem Schutzwesen – welches auch immer es sein mag – zu verbinden. Du weißt, dass du nie allein bist, dass du geschützt und getragen wirst, was immer auch geschieht. In dem Vertrauen, dass genau das dann das Richtige ist, da es am Höchstmöglichen ausgerichtet ist.

Vielleicht fällt es dir schwer, zu glauben, und es kommen Zweifel auf. Dein innerer Kritiker sagt dir vielleicht, es wäre naiv und realitätsfern, und fragt dich, warum es Leid und Katastrophen auf der Welt gibt, wenn wir doch alle beschützt sind. Vielleicht empfindest du diesen Glauben auch als schräg oder hast Angst, dass er zu verrückt klingt. Es geht jedoch hier nicht um imaginäre Freunde. Es geht um eine universelle Führung, in welcher Form sie sich auch immer ausdrücken mag. Ob du sie dir als Universum, größere Kraft, Gott, Engel, Elfe, Energie, Heiliger, Krafttier, Farbe oder Ähnliches vorstellst, ist im Grunde zweitrangig. Wenn ich von Engeln schreibe, dann deshalb, weil es die Form ist, die ich der universellen Führung gegeben habe, weil es mit mir am meisten korrespondiert.

Vielleicht hat die universelle Führung für dich eine andere Form. Darauf kommt es nicht an. Es geht nur darum, uns bewusst darüber zu sein, dass uns der Glaube an eine universelle Führung positiv beeinflusst und uns helfen kann, unser Leben leichter, freier, liebevoller und glücklicher zu gestalten. Wenn du dich tiefer mit dem Thema befasst und darin einsteigst, wirst du merken, wo es dich hinzieht.

Für mich ist die himmlische Unterstützung spürbar, ich spüre sie als liebevolle Energie, die mich umgibt, wenn ich meditiere oder bete. Es ist Liebe, die mich umhüllt und durch mich fließt.

Ob wir nun daran glauben, dass es eine höhere Kraft gibt, die uns unterstützt, oder daran, dass wir unser Unterbewusstsein einfach positiv beeinflussen, bleibt jedem selbst überlassen. Hier gibt es keinen richtigen Weg, nur den, der sich für uns selbst richtig anfühlt. Und für mich fühlt sich die Verbindung zum Universum richtig an. Wir dürfen uns selbst und anderen diese Toleranz entgegenbringen, ohne zu bewerten, wer woran glaubt oder nicht glaubt.

Meine Klientinnen sagen mir oft, dass sie ein schlechtes Gewissen haben, wenn sie das Universum um Hilfe bitten. So tief sitzt unser Gefühl der Wertlosigkeit. Du kannst immer um Hilfe bitten, du brauchst deshalb kein schlechtes Gewissen zu haben. Sei dir aber bewusst: Es kann nichts ohne deine Erlaubnis geschehen, daher ist es wichtig, dass du um Hilfe oder Unterstützung bittest. Ob du deine Bitte an dein Unterbewusstsein, das Universum oder an Engel und Heilige richtest, ist im Grunde nebensächlich. Wichtig ist dein Glaube und, dass du dich für die Führung und Unterstützung bedankst und alles so fühlst, als wäre es schon geschehen. Darauf gehe ich auch im Abschnitt »Wünsche wahr werden lassen – Die Kraft der Manifestation« näher ein.

Ich mache das zum Beispiel jeden Morgen und jeden Abend, indem ich mich für die Liebe und himmlische Führung bedanke. Ich hatte schon viele Erlebnisse, bei denen ich wusste, dass universelle Hilfe im Spiel war. Und auch wenn ich es manchmal im ersten Moment nicht erkenne, sehe ich es nach einiger Zeit: Alles, was geschieht, hat einen Sinn. Vielleicht war es nicht immer das, was ich mir vorgestellt hatte. In vielen Fällen wurde es sogar besser. Es ergaben sich Möglichkeiten, die ich vorher nicht sehen konnte.

Wenn wir beten oder das Unterbewusstsein, das Universum, die Engel, eine höhere Kraft um Unterstützung bitten, geben wir den Drang zur Kontrolle auf. Wir üben uns in Hingabe. In dem Wissen, dass wir nicht alles wissen können. Wir vertrauen darauf, dass das Universum das große Ganze im Blick hat. Und ich kann für mich sagen, dass es sich auch immer so bewahrheitet hat.

Natürlich können wir nicht die Erfahrungen vermeiden, die unsere Seele in diesem Leben machen möchte. Aber durch den Glauben werden wir daran erinnert, unser Herz zu öffnen, zu vertrauen, Liebe zu spüren und uns hinzugeben. Und das macht den Seelenweg aus. Wenn wir auf diesem Weg gehen, sind wir richtig.

Beten als Ausdruck deiner Seele und Verbindung mit ihr

Vielleicht hast du negative Glaubenssätze in Bezug auf das Beten aus deiner Kindheit. Ich war auf einer katholischen Grundschule, auf der ich leider nicht so gute Erfahrungen gemacht habe. Der Begriff »Gebet« hatte für mich lange einen angestaubten und negativen Klang. Wenn ich jetzt aber über das Gebet schreibe, ist dies unabhängig von Religion. Es ist für mich Ausdruck meiner Seele. Es geht für mich nicht darum, vor einem allmächtigen Gott niederzuknien und aus Angst vor Strafe zu bitten, alle meine Sünden reinzuwaschen. Vielmehr geht es um die Verbindung zum Universum, zu dem höheren Bewusstsein, mit dem wir alle verbunden sind. Das Gebet ist für mich eine bewusst gestaltete, gelebte Form, dieser Ausdruck zu verleihen. Unsere Seele erhält auf diese Weise die Möglichkeit, sich zu verbinden. Das erleichtert uns und macht uns glücklich.

Für mich ist das Wichtigste am Gebet: Dankbarkeit. Dankbar zu sein für die Führung und Unterstützung des Universums. Wirkliche, gefühlte Dankbarkeit. Und Demut. Demütig zu sein angesichts dieses Lebens, das wir geschenkt bekommen haben. Und weil wir immer unterstützt und geführt werden.

Diese Verbindung zum Universum, zur universellen Liebe ist besonders durch Mantras spürbar. Das Singen von Mantras in Sanskrit setzt diese Verbindung und Energie frei und kann viel bewirken. Mantras sind sehr kraftvoll, heilend und herzöffnend.

Meine Lieblingsmantras und ihre Bedeutung habe ich hier zusammengefasst:

- Ardas Bhaee: Segen
- Aaad Guray Nameh: Herzöffnung, Schutz
- Ek Ong Kar Sat Gur Prasad: intuitives Wissen erweitern
- Ong Namo: Verbindung mit der unendlichen Weisheit
- Sohung (Sa Ta Na Ma): Intuition erhöhen und die eigene Bestimmung leben
- Om Shree Danvantre Namaha: Heilung, Loslassen
- Ra Ma da Sa (Sa Se So Hung): Heilung. Dieses Mantra aktiviert die Selbstheilungskräfte und unterstützt die Heilung anderer.

- Aham Prema: Übersetzt bedeutet dieses Mantra: »Ich bin Liebe.« Es erinnert uns an die bedingungslose Liebe in uns und allem, was uns umgibt.
- So Ham: So Ham ist der Klang unseres Atems. Einatmen »So« und Ausatmen »Ham«. Übersetzt bedeutet dieses Mantra: »Ich bin das.« Es erinnert uns an unsere Vollkommenheit und unterstützt uns dabei, uns selbst zu erkennen.
- Lokah Samastah Sukhino Bhavantu: Frieden, Harmonie. Übersetzt bedeutet dieses Mantra: »Mögen alle Wesen in allen Welten glücklich sein.« Es erinnert uns an unsere Verbundenheit, an Liebe und Mitgefühl.
- OM oder AUM: Dreieinigkeit wie Vergangenheit, Gegenwart und Zukunft oder die drei Hauptgötter im Hinduismus Vishnu, Shiva und Brahma. Der Klang dieser Silbe beschreibt den Urklang des Universums und bringt eine harmonische Schwingung in den Körper, vom Bauchnabel bis zum Scheitel.
- Gayatri Mantra: Dieses Mantra wendet sich an das göttliche Licht, es ist sehr wirkungsvoll.
- Devi Prayer: Ein wundervoll beruhigendes Mantra. Devi ist die höchste göttliche Energie (Shakti) und Schöpferin des Universums. Sie repräsentiert die göttliche Mutter aller. Dieses Mantra öffnet dein Herz und verbindet dich mit der universellen Liebe.

Ich liebe es, diese Mantras zu hören und mitzusingen. Sie beruhigen, öffnen das Herz, bringen Freude und haben eine sehr kraftvolle und heilende Energie. Probiere es einmal aus, du wirst merken, wie heilsam diese Musik ist. Du kannst Mantras aber auch sprechen oder flüstern. Im Grunde sind Mantras ein Gebet. Ein heiliges Wort oder ein Vers aus dem Sanskrit, in dem eine heilige Schwingung steckt. Mantras verändern unser Empfinden, unsere Emotionen, und beruhigen unsere Gedanken. Sie funktionieren auch, wenn wir nicht an sie glauben. In musikalischer Form gibt es wunderschöne Versionen von diversen Künstlern. Ich mag Jai-Jagdeesh, Snatam Kaur, Deva Premal und Ajeet besonders. Meine Lieblingsauswahl habe ich in einer Spotify-Playlist für dich zusammengefasst. Du findest die Playlist »Mantra Liebe« auf meinem Profil amo2402.

SELBSTREFLEXION: Was sind meine inneren Bilder zum Thema »Glaube«?

Es kann sein, dass du religiösen Begriffen gegenüber Ablehnung verspürst. Auch wenn ich sie hier ohne jeden religiösen Bezug verwende, verknüpfst du sie doch mit deinen Erfahrungen und unbewussten Überzeugungen. Falls du also noch blockierende Gedanken hast, die dich davon abhalten, zu beten, ist dies eine Einladung, dir diese genauer anzusehen: Woher kommen sie? Welche allgemeinen und individuellen Annahmen liegen diesen Gedanken zugrunde? Sind diese Gedanken förderlich für dich? Möchtest du sie weiterhin glauben? Welche neue Wahrheit würde dich eher unterstützen?

Vielleicht möchtest du diese alten, blockierenden Glaubenssätze mit der Meditation aus Kapitel 2 (S. 130) endgültig auflösen.

MEDITATION: Um Unterstützung bitten

Du kannst jederzeit bitten. Um Hilfe. Um Unterstützung. Du kannst jederzeit beten. Denn Beten ist Bitten. Deine Bitte um Unterstützung des Universums. Dabei geht es nicht ums Beten im religiösen Sinne, sondern ganz einfach um das Loslassen und Abgeben der negativen Gedanken. Es geht um den Glauben und das Vertrauen darin, dass alles einen Sinn hat. Du kannst dich jederzeit bedanken. Für dein Leben. Die Liebe. All die Wunder auf dieser Welt. Beim Universum für seine unendliche Kraft. Dafür brauchst du nichts. Dafür brauchst du niemanden. Nur dich.

Schließe deine Augen. Stelle dir vor, wie du in dein Herz atmest. Wie dein Herz dadurch ganz weit wird. Spüre die Liebe und das Licht in dir. Bedanke dich für alles, was dir einfällt. Sprich deine Herzenswünsche aus. Bitte um Unterstützung. Stelle dir vor, wie du deine Wünsche ans Universum abgibst. Sie loslässt und vertraust. Bedanke dich für die Erfüllung deiner Wünsche. Und dann achte ab jetzt jeden Tag auf die kleinen Impulse, die du erhältst. Die kleinen Impulse, die dir den Weg weisen. Den Weg in das Leben deiner Träume. Atme tief ein, und öffne langsam deine Augen.

WIRKLICH GLÜCKLICH

Wirklich glücklich wirst du, wenn das, was du tust,
deinem Inneren entspricht.
Wenn deine Ziele aus deiner Seele heraus entstehen.
Wenn das Leben sich durch dich ausdrückt.
Wenn deine Seele das Steuer übernimmt und dich führt.

Deine Seele möchte sich entfalten.
Sie möchte frei sein, sich ausdrücken,
sich ausbreiten in ihrem gesamten Potenzial.

Tief in dir spürst du das.
Tief in dir weißt du schon,
wie du dein ganzes Seelenpotenzial leben kannst.

Tief in dir spürst du, dass da mehr ist. Mehr, als du jetzt lebst.
Mehr, das sich endlich zeigen möchte.
Mehr, das sich endlich entfalten möchte.
Mehr, das durch dich leben und sich ausdrücken möchte.

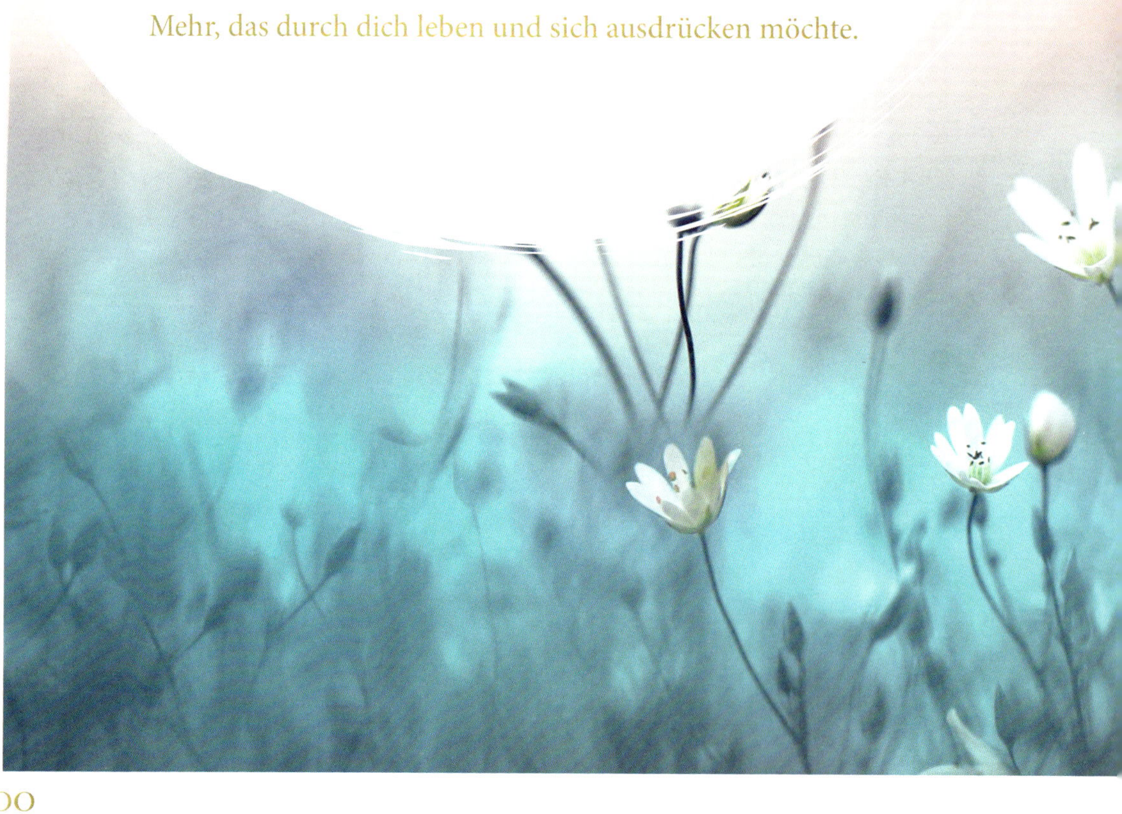

Wenn du bereit bist, dich öffnest und erlaubst,
dass das Universum sich durch dich ausdrücken darf.
Wenn du bereit bist, die Liebe durch dich fließen zu lassen
und weiterzugeben.
Wenn du bereit bist, das Leben durch dich leben zu lassen.

Dann tauchst du ein in den Flow.
Dann tauchst du ein in unendliche Möglichkeiten.
Dann tauchst du ein in das,
wofür deine Seele auf diese Welt gekommen ist.

Dann erkennst du, dass du nicht begrenzt bist und nie getrennt warst.
Dass du immer eins mit allem bist und alles eins mit dir.
Dann kannst du wahrhaft loslassen, dich hingeben und vertrauen.

Weil du weißt, dass das, was du in Wahrheit bist,
endlos, zeitlos, grenzenlos und immer verbunden ist.

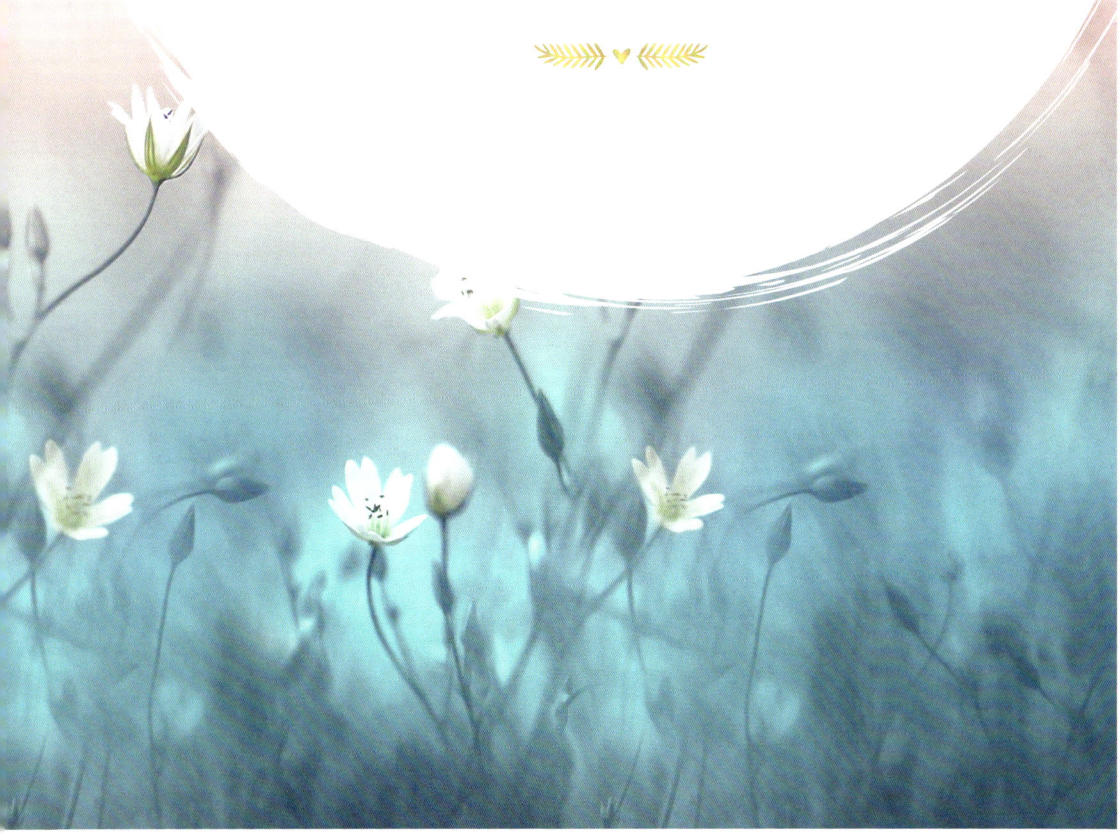

Wünsche wahr werden lassen – die Kraft der Manifestation

Seit dem Buch und Film »The Secret« sprechen sehr viele Menschen darüber, ob und wie man seine Wünsche richtig manifestieren kann. Doch einige merken, dass das Manifestieren nicht so funktioniert, wie sie es sich vorstellen. Was ist also das Geheimnis, um richtig zu manifestieren?

Für mich ist das Geheimnis Dankbarkeit, Freude, Hingabe, Geduld und intuitives Handeln. Es ist das tiefe Vertrauen, dass genau das, was geschieht, das Richtige ist und alles zu seiner Zeit zu mir kommt.

Wie bereits angesprochen, müssen wir uns, um einen Wunsch wirklich zu manifestieren, so fühlen, als wäre er schon Wirklichkeit. Als wäre es ganz klar, dass es so und nicht anders sein muss. Und wir müssen diese Freude und Dankbarkeit unmittelbar spüren. So, als wenn es schon geschehen wäre und wir nur noch nicht in der Zeit angekommen wären. Du kannst das Gefühl mit Vorfreude vergleichen. Du fühlst dich so, als ob du sicher weißt, dass dein Wunsch erfüllt wird, und freust dich schon jetzt darauf.

Diese Sicherheit ist das Vertrauen ins Universum, in deine innere Führung, von dem ich spreche. Die Hingabe und das Vertrauen, dass genau die richtige Zeit gewählt wird. Ein tiefes inneres Vertrauen, dass das Leben für dich ist. Und besonders wichtig: dass das Leben sich durch dich ausdrücken darf.

In der Hingabe liegt meines Erachtens die größte Kraft. Hingabe bedeutet nicht Aufgeben. Keinesfalls. Hingabe bedeutet auch nicht, nichts zu tun. Hingabe bedeutet, das zu tun, was das Universum durch dich ausdrücken möchte. Es bedeutet, auf das zu vertrauen, was ist, was war, was kommt. Hingabe bedeutet, dich zu lösen von all den Identifikationen und ganz anzukommen in dem, was du jenseits davon bist. Hingabe bedeutet, das Leben durch dich fließen zu lassen. Die Liebe zu empfangen und weiterzugeben. Hingabe ist das, was deine tiefsten Wünsche wahr werden lässt. Denn Hingabe bedeutet, dass du im Flow bist.

Wenn ich etwas manifestiere, stelle ich mir vor, dass es schon so ist. Ich sehe, spüre, fühle die Situation so, wie ich es mir wünsche. So, als ob es ganz natürlich ist, dass es schon so ist. Dass es klar ist, dass es eintreffen wird. Und ich bedanke mich dafür, dass es so ist. Das mache ich jeden Tag. Und ich warte und vertraue darauf, dass das Universum genau den richtigen Zeitpunkt finden wird. Ich höre auf die kleinen Impulse, die mich weiter zu meinen Wünschen bringen. Ich höre auf meine Intuition.

Es ist gut, ein klares Bild von den Wünschen zu haben. Und dennoch offen dafür zu sein, dass es vielleicht anders kommt als erwartet. Und vielleicht auf andere Weise, als erwartet. Dass es nicht darauf ankommt, wie, sondern, was erfüllt wird. Vielleicht ist der Weg dahin nicht der, den wir uns vorgestellt haben. Aber in dem Vertrauen und mit der Botschaft an das Universum, dass das Best- und Höchstmögliche für alle geschehen soll, kommt es nicht auf den Prozess an, sondern das Ergebnis. Und das ist oft viel besser, als du dir vorstellen kannst.

Wenn du also deinen Wunsch formulierst, aufschreibst oder auf andere Weise visualisierst, bitte darum, dass das Höchstmögliche für alle geschieht. Dein Wunsch darf niemandem schaden, sondern sollte nur das Beste für alle ermöglichen. Dann stelle dir dein Ziel vor. Wie fühlst du dich, wenn du es erreicht hast? Was machst du? Erlebe wirklich das Gefühl, als wäre es bereits da. Und bedanke dich dafür, dass es bereits da ist. Immer wieder, jeden Tag. Und jedes Mal, wenn du deinen Wunsch wieder visualisierst, füge mehr Details hinzu, so wird dein Bild immer klarer. Und besonders wichtig: Komme ins Handeln. Handle nach den intuitiven Impulsen.

Ich formuliere jeden Abend meine Dankbarkeit für mein Leben und auch für meine Wünsche schriftlich. Außerdem nutze ich das Soulboard, ähnlich dem Visionboard. Mir ist bei meinem Soulboard wichtig, dass alles, was ich dort aufnehme, wirklich aus meiner Seele kommt. Also keine Ego-Wünsche, sondern innere Rufe meiner Seele. Ich würde also nicht die neue Uhr, das Haus oder das Auto auf mein Soulboard nehmen, sondern eher die Gefühle, die ich erfahren möchte (zum Beispiel Liebe, Freude, Leichtigkeit), Gesundheit, Familie, all meine Werte gehören aufs Soulboard. Und auch Orte, die ich gern sehen würde, in Form eines Bildes von einer bestimmten Natur oder Stadt. Wenn ich zum Beispiel ein erfolgreiches Buch schreiben möchte, würde ich auf mein Soulboard schreiben: »Danke, dass ich Autor bin und unzähligen Menschen mit meinen Büchern helfen kann.« Oder wenn ich Coach werden möchte, würde ich schreiben: »Danke, dass ich als Coach viele Menschen unterstütze und sie in ihrem Entwicklungsprozess begleite.«

Es geht darum, die Dankbarkeit für die Erfüllung schon direkt mit aufzunehmen und den Wunsch in einen größeren Zusammenhang zu setzen. Wozu dient er der Welt? Meine Erfahrung ist, dass genau die Wünsche, die unserer Erde und den Menschen dienen und die von unserer Seele kommen, auch die sind, die universell unterstützt werden.

Damit sich diese Wünsche jedoch erfüllen, musst du natürlich auch ins Handeln kommen und zum Beispiel das Buch schreiben und bei einem Verlag einreichen. Deine Seele weiß, wann der richtige Zeitpunkt dafür gekommen ist.

ÜBUNG: Dein Soulboard

Jetzt bist du dran! Gestalte dein eigenes Soulboard. Besorge dir eine schöne Unterlage, vielleicht eine Leinwand, einen Rahmen oder einfach ein großes, etwas dickeres Papier, und werde kreativ. Nimm dir wirklich Zeit, auf deine Seele zu hören, zu spüren, was sie möchte. Vielleicht kommen Wünsche auf dein Soulboard, von denen du noch gar nichts wusstest. Weil sie eben aus der Seele kommen und nicht aus dem Verstand. Nicht aus dem Ego, sondern aus deinem wahren Selbst. Nutze deine Intuition, und suche dir Bilder aus Zeitschriften, male, bastle, schreibe das auf dein Soulboard, was dich berührt und wo du hinmöchtest in deinem Leben. Mit deinen Gefühlen und Gedanken.

Wichtige Fragen zur Erstellung deines Soulboards:

- Was ist das Beste und Schönste, was mir in meinem Leben passieren kann?
- Was liebt meine Seele?
- Was bestärkt und beflügelt meine Seele?
- Was sind ihre Sehnsüchte und Träume? Wenn alles möglich wäre, was möchte ich leben, wie möchte sich meine Seele entfalten?
- Wie möchte meine Seele sich fühlen?
- Was möchte meine Seele erschaffen?
- Was möchte sie geben?
- Wie und auf welche Weise möchte sie sich ausdrücken?
- Welche Vision hat meine Seele für mein Leben?
- Und was kann ich tun, um diese Seelenvision zu leben?
- Was darf ich verkörpern?
- Was darf ich fühlen?
- Was darf ich denken? Welche Überzeugungen brauche ich, um meine Seelenvision zu verwirklichen?
- Welche konkreten Handlungen muss ich unternehmen, um meine Vision zu leben?
- Was kann ich jeden Tag tun, um meine Vision zu verwirklichen?
- Was kann ich schon heute konkret dafür tun?

Dein Soulboard darf wachsen. Achte auf die Zeichen auf deinem Weg. Ich wünsche dir viel Spaß bei diesem kreativen Schaffensprozess.

EIN KLEINER TIPP VON MIR:

Stelle dein Soulboard an einen Platz, an dem du es immer siehst. Vielleicht in dein Wohn- oder Schlafzimmer. Wenn du es ansiehst, spüre Dankbarkeit. Stelle dir vor, wie all das, was sich auf deinem Board befindet, bereits wahr ist. Spüre die Freude und Dankbarkeit dafür. Mehrmals täglich. Das ist ein wahrer Booster für deine Wunscherfüllung. Ich wünsche dir so sehr, dass sich all deine Herzenswünsche erfüllen und du die Träume deiner Seele leben kannst. Ich glaube fest daran und freue mich über dein Feedback, wenn du mir bald eine E-Mail schreibst, in der steht: »Alexandra, du wirst es nicht glauben, aber nachdem ich mein Soulboard erstellt und deine Tipps beherzigt habe, hat sich mein größter Wunsch erfüllt.« Darauf freue ich mich jetzt schon, danke dir!

MEDITATION: Manifestiere deine Seelenwünsche

Schließe deine Augen. Atme tief ein und wieder aus. Nimm dir Zeit, in dir anzukommen. Verbinde dich mit deiner Intuition, deiner inneren Weisheit. Und spüre die Dankbarkeit in deinem Herzen. Die Dankbarkeit für den Weg, den du schon gegangen bist. Die Dankbarkeit dafür, dass du dir nun erlaubst, deiner Seele zu folgen und dir ein Leben zu erschaffen, das dich wirklich erfüllt und glücklich macht. Spüre tief in dich hinein. Was ist der größte Wunsch deiner Seele? Was möchte sie dir sagen? Vielleicht siehst du Bilder oder hörst Wörter, vielleicht spürst du auch einfach ein bestimmtes Gefühl.
Lasse deine Seele antworten. Höre genau zu. Spüre genau hin. Was ist das Höchstmögliche, was für dich geschehen kann? Wie kannst du dem Leben und der Welt mit deiner Gabe dienen? Wie kannst du deine Aufgabe in die Welt bringen? Bitte um innere Führung hin zum Höchstmöglichen. Und nun sieh deinen Weg vor dir, wie er hell strahlend vor dir liegt. Gehe los, und spüre die Dankbarkeit in dir, dass du nun deinen Seelenweg erkannt hast. Und bereit bist, ihn zu gehen.
Sieh die Erfüllung deiner Visionen und Wünsche auf deinem Weg. Spüre, wie es sich anfühlt, wenn sich deine größten Wünsche erfüllt haben. Spüre die Dankbarkeit für ihre Erfüllung. Du musst dabei nicht jeden Schritt, der zur Erfüllung geführt hat, sehen, sondern nur das Ergebnis fühlen. Voller Dankbarkeit.
Lasse das Gefühl der Freude über die Erfüllung deiner Wünsche ganz groß werden. Und lasse auch die Dankbarkeit noch intensiver werden. Sieh dich selbst, wie du dich fühlst, wie du aussiehst, wie du lebst, wenn sich deine Herzenswünsche erfüllt haben. Spüre, wie es sich anfühlt, und sei mittendrin. Und spüre, dass dieses Wissen in dir ist, dass es genau so sein soll. Dass all das bereits da ist. Dann komme langsam wieder zurück, atme tief ein und aus, und öffne deine Augen.

HINWEIS:

In meinem vertiefenden Online-Kurs zum Buch leite ich dich durch weitere kraftvolle Übungen zur Manifestation deiner Herzenswünsche.

Heile dich, und du heilst die Welt

Frieden beginnt in dir

Weisst du, was ich mir wünsche, wovon ich träume, vielleicht schon viele Leben lang? Dass wir wieder eins sind. Erkennen, uns erinnern, dass wir verbunden sind durch alle Zeit. Weißt du, was ich mir schon immer tief in mir wünsche, wonach meine Seele sich sehnt? Nach Liebe, Einheit und Mitgefühl. Ich glaube, tief im Inneren sehnen wir uns alle danach. Das zu leben, was wir wirklich sind. Endlich alle Masken und falschen Identifikationen abzulegen und wirklich unserer Seele zu folgen.

Ich wünsche mir, dass das, was in jedem von uns verankert ist unter all den Schichten aus Selbsthass, Zweifel und Ironie, dass das, worauf es wirklich ankommt, das ist, was für uns zählt.

Es macht mich traurig, schmerzt mich, dass wir als Menschen so oft Rollen vorspielen, uns Masken aufsetzen und uns hinter Groll verstecken. Wo wir doch im Grunde tief in uns nur eines wirklich möchten: geliebt werden. Wir alle haben den Wunsch, geliebt zu werden. Jede Handlung ist entweder ein Ausdruck von Liebe oder des Wunsches danach. Jede Handlung von uns verfolgt nur einen Sinn: Liebe zu spüren und Verbundenheit. Warum fällt es uns so schwer, dies zuzugeben? Dies vor anderen zu zeigen? Dies zu leben?

Es ist, als ob Liebe, Mitgefühl und Wärme von manchen Menschen als Schwäche ausgelegt werden. Als wären dies nur Gefühle für Romantiker, für Träumer und Sensible. Als ob der tiefe Wunsch nach liebevoller Nähe ignoriert werden müsse, um Stärke zu zeigen. Gilt es doch gemeinhin als stark, seine Gefühle zu »beherrschen«, »sich nicht so anzustellen«, »nicht so ein Weichei zu sein«, »realistisch zu sein«, »nicht so empfindlich zu sein«. Wie traurig und wie schade ist dies für all diejenigen, die diese Lügen als Wahrheit annehmen.

Sich von der Liebe zu trennen, sie als nicht so wichtig zu nehmen, ist nicht stark. Es zeigt eher, wie sehr wir uns am Außen orientieren und wie wenig wir auf unsere innere Stimme hören. Und doch ist es so, dass jeder Mensch wieder lernen kann, diese Liebe in sich zu aktivieren, sie zu erkennen.

Es gibt keine von Grund auf bösen Menschen. Jeder Mensch, der geboren wird, ist rein und voller Liebe. Und dieser strahlende Kern ist immer noch in jedem von uns vorhanden. Es ist unsere Verantwortung, diesem Kern wieder Leben einzuhauchen. Ihn wieder zu aktivieren, uns mit ihm zu verbinden.

Ich bin der festen Überzeugung, dass, wenn man den Menschen, die schlechte Taten begangen haben, hilft, sich wieder mit ihrer Seele zu verbinden und alte Wunden zu heilen, sodass all der Schmerz und der Selbsthass sich lösen können, diese Menschen die Liebe in sich entdecken können. Und dass das im Grunde das ist, was sie immer gesucht haben. Natürlich muss man selbst dazu bereit sein. Man muss diesen Schritt gehen wollen. Sich trauen, sich sich selbst gegenüber zu öffnen. Sich selbst ernst nehmen und ehrlich zu sich sein.

Ich wünsche mir eine Welt, die von Liebe regiert wird. Eine Welt, in der keine Armut, kein Hunger, keine Kriege herrschen. Eine Welt, die von Mitgefühl und Licht genährt wird. Vom Miteinander. Ohne Gier und Macht. Ich wünsche mir, dass wir in einer schönen Welt leben. In der wir auf uns und unsere Erde achten. Gut mit der Natur umgehen. Gut mit den Tieren. Gut mit anderen Menschen. Eine Welt, die von Wertschätzung und Respekt geprägt ist. Ich wünsche mir eine Welt, in der das Leben aller Lebewesen gleich viel zählt. Ich wünsche mir eine Welt, in der wir voller Freude und Liebe sein können. Eine Welt voller Wunder.

Das ist kein Traum. Es ist sogar ganz und gar realistisch, wenn wir alle bei uns anfangen. Jeder Einzelne.

Du kannst die Welt ganz einfach verändern: Sei Liebe. Du kannst sie ganz einfach verändern, indem du dich selbst heilst. Indem du wieder lernst, zu fühlen. Deiner Intuition zu vertrauen. Den Weg deiner Seele gehst und dadurch innerlich freier und friedlicher wirst. Weil du aufhörst, gegen etwas anzukämpfen, sondern dich ganz annimmst, wie du bist. Wenn du in dir friedlicher wirst, wird auch die Welt um dich herum friedlicher. Wenn du dich heilst, heilst du auch deine Vergangenheit, dein Jetzt und deine Zukunft. Wenn du Vertrauen in dich hast, kommt Vertrauen zu dir zurück. Und je mehr Liebe du gibst und je mehr du aus der Liebe heraus lebst, desto mehr Liebe kommt zu dir zurück. Denn Frieden beginnt in dir. Nicht in deinem Umfeld oder den Menschen um dich herum. Nicht in dem, was andere tun, sagen oder wie sie mit dir umgehen.

Frieden beginnt damit, dich für Frieden zu entscheiden. Dich dafür zu entscheiden, dass du nicht länger an Ärger, Groll oder den Geschichten festhältst. Dass du für dich klar entscheidest: »Ich lasse den Kampf, den Streit, den Stress los. Ich lasse nicht mehr zu, dass er meine innere Harmonie stört.« Indem du diese Grenze für dich setzt und dabei weicher wirst. Sanfter mit dir, sanfter mit deinem Umfeld. Indem du dich daran erinnerst, dass jeder Mensch seine Geschichte mit sich trägt, seine Ängste, seine Erfahrungen. Tiefer schaust und dich fragst: »Was ist der Schmerz des anderen? Warum handelt er so? Was fühlt er im Herzen? Was soll ich daraus lernen?« Und wenn du dies erkannt hast, dich für Mitgefühl entscheidest.

Frieden beginnt mit dir. Mit deiner Vergebung dir selbst und anderen gegenüber. Mit deiner Vergebung dir selbst zuliebe. Frieden beginnt jede Sekunde in dir, wenn du dich für ihn entscheidest. Wie sieht das Gefühl von Frieden für dich aus? Hat es eine Form? Eine Farbe? Eine Melodie?

Für mich ist Frieden eine weiße, weiche Wolke, die sich von meinem Herzraum aus in mir ausbreiten darf. Die ich immer wieder größer machen und fühlen kann, wenn ich sie brauche. Vielleicht möchtest du dir ab heute mehr Zeit nehmen, den Frieden in dir zu spüren. **Denn er ist da. Du musst dich nur für ihn entscheiden.**

Vielleicht inspiriert dich dieses Buch dazu, mehr in deiner Liebe zu sein. Liebe zu leben, zu geben, zu sein. Und damit die Welt, dein Leben und dich selbst zu verschönern.

Die Lösung liegt in dir

»Du bist in allem. Alles ist in dir.«

Alles, was in der Welt geschieht, hat eine Bedeutung. Alles ist verbunden. So, wie das Baby bereits zu Beginn seines Lebens durch die Nabelschnur mit seiner Mutter verbunden ist, sind wir auch mit Mutter Erde verbunden. Wir trinken das Wasser und essen die Nahrung dieser Erde. Das, was wir der Erde zufügen, fügen wir uns selbst zu.

Ich bin der festen Überzeugung, dass es Zeit ist, dass wir dies erkennen und vor allem leben, dass wir bewusster mit uns und unserer Welt umgehen, dass wir nicht meinen, es betrifft uns nicht, sondern Verantwortung übernehmen.

Wie erstaunlich es doch ist, dass eine Krise die ganze Welt dazu gebracht hat, anzuhalten, runterzufahren, das Tempo rauszunehmen. Die innere Unruhe und das Getrieben-Sein in jedem von uns spiegeln sich in der Welt wider. Und da wir selbst nicht anhalten konnten, hat uns diese »Krise« dazu gebracht, runterzufahren. Die Natur hatte dadurch die Chance, sich zu erholen. Und wir hatten die Chance, in uns zu blicken und uns mit uns und unseren Familien zu beschäftigen, statt uns immer wieder im Außen abzulenken. Menschen sind kreativ geworden, sie haben auf einmal Zeit gefunden, ihre Seele zu hören. Sie haben die Zeit gehabt, sich selbst wieder wahrzunehmen.

Natürlich mussten wir uns mit unseren Ängsten beschäftigen. Doch auch dies ist ein Geschenk. Wie hast du die »Krise« genutzt, um deine Ängste wirklich anzusehen und dich ihnen zu stellen, damit sie sich auflösen können? Was hast du für dich gelernt? Woran bist du innerlich gewachsen?

Ich bin der festen Überzeugung, dass das Jahr 2020 der Beginn eines neuen Bewusstseins war. Eines neuen Zeitalters des Miteinanders. Der Beginn der neuen Erde, wie Eckhart Tolle es in seinem Buch »Eine neue Erde« beschreibt. Und unsere Seelen sind hier, weil sie genau dies erleben wollten. Sie haben sich schon lange darauf vorbereitet, bei diesem Sprung, dieser Transformation in ein neues Bewusstsein dabei zu sein.

Vielleicht dient alles, was geschieht, einem höheren Ganzen. Einer neuen Ordnung. Einem neuen Bewusstsein. Was, wenn alles, was geschieht, dazu dient, dass wir aufwachen? Und erkennen, dass wir nicht allein auf diesem Planeten sind? Dass dieser Planet nicht endlos ausgenutzt werden kann? Was, wenn das alles uns zeigen möchte: **Du bist mit allem verbunden. Du bist in allem. Und alles ist in dir.** Du kannst nicht unabhängig agieren. Alles, was du denkst, fühlst und machst, hat einen Einfluss auf dein Umfeld. Was, wenn all das geschieht, damit wir in diesem neuen Bewusstsein ankommen? Unser physischer, emotionaler und spiritueller Körper sich vorbereiten auf diese neue Form der Existenz? Was, wenn alles genau so geplant ist? Universell geplant? Und wir vertrauen dürfen? In dem Wissen, dass all das genau so sein soll?

Im Grunde können wir sehr dankbar sein, dass wir die Chance erhalten, zu heilen. Unser Inneres Kind. Urängste. Heilen heißt für mich, in der Liebe ankommen. Und wenn wir heilen und Liebe leben, heilt auch diese Welt. Denn wir sind alle eins. Alle verbunden.

Im Grunde sind die hungernden Kinder in dieser Welt ein Zeichen dafür, dass wir uns nicht genügend um unsere Inneren Kinder kümmern, sie verhungern lassen. Die verschmutzte Luft und vermüllten Meere sind ein Zeichen für all den Müll, all die destruktiven Gedanken, die wir haben. Für die verschwenderische Lebensweise und den vom Egoismus angetriebenen ungezügelten Konsum. Die Brände in den Wäldern dieser Erde spiegeln die Wut in uns Menschen wider. Die kollektive Panik bringt unsere verborgenen Ängste zum Vorschein.

All das, was geschieht, will uns sagen: »Schaue hin. Wach auf, bevor es zu spät ist. Wache auf, und kümmere dich – um dich. Kümmere dich um die Erde. Werde selbst heil, damit die Erde heilen kann. Sei Liebe, damit diese Welt liebevoller sein kann. Schaue in dich hinein, und erkenne die Zusammenhänge.«

Du kannst ganz einfach die Welt ändern: Sei Liebe. Denn Liebe ist, was du in Wahrheit bist.

Um eins zu sein mit dem Universum,
musst du ihm einfach nur vertrauen.

ÜBUNG: Da, wo ich bin, ist Liebe

Eine meiner Lieblingsübungen, die ich in meine Morgenroutine eingebaut habe, ist diese:

Stelle dir vor, wie du heute überall, wo du hingehst, dem Gefühl der Liebe begegnest. In jeder Situation, in jeder Person. Und vor allem – in dir. Stelle dir vor, wie du eine große Menge Liebe über deinen Tag ausschüttest. Über die Situationen, die du heute erleben wirst. Die Menschen, denen du heute begegnen wirst. Über die Wege, die du gehst. Die Straßen, auf denen du fährst. Die Orte, die du siehst. Über dich, deine Gedanken, deine Gefühle, deine Erfahrungen. Schütte so viel Liebe wie möglich über deinen Tag. Stelle dir vor, wie es sein wird, wie du dich fühlst. Stelle dir vor, wie überall, wo du heute bist, Liebe ist. Wiederhole das Mantra »Da, wo ich bin, ist Liebe« heute immer wieder, sooft du möchtest. Und beobachte, was passiert.

Lasse dich fallen.
Lasse dich fallen in das Licht.
Lasse dich fallen in alles, was ist.
In den Schmerz, die Trauer, die Liebe, die Scham.
Lasse dich fallen in alle Gedanken, alle Gefühle,
alles, was an dir nagt.
Lasse dich fallen, immer weiter hinein.
Denn nur so gelangst du hindurch.

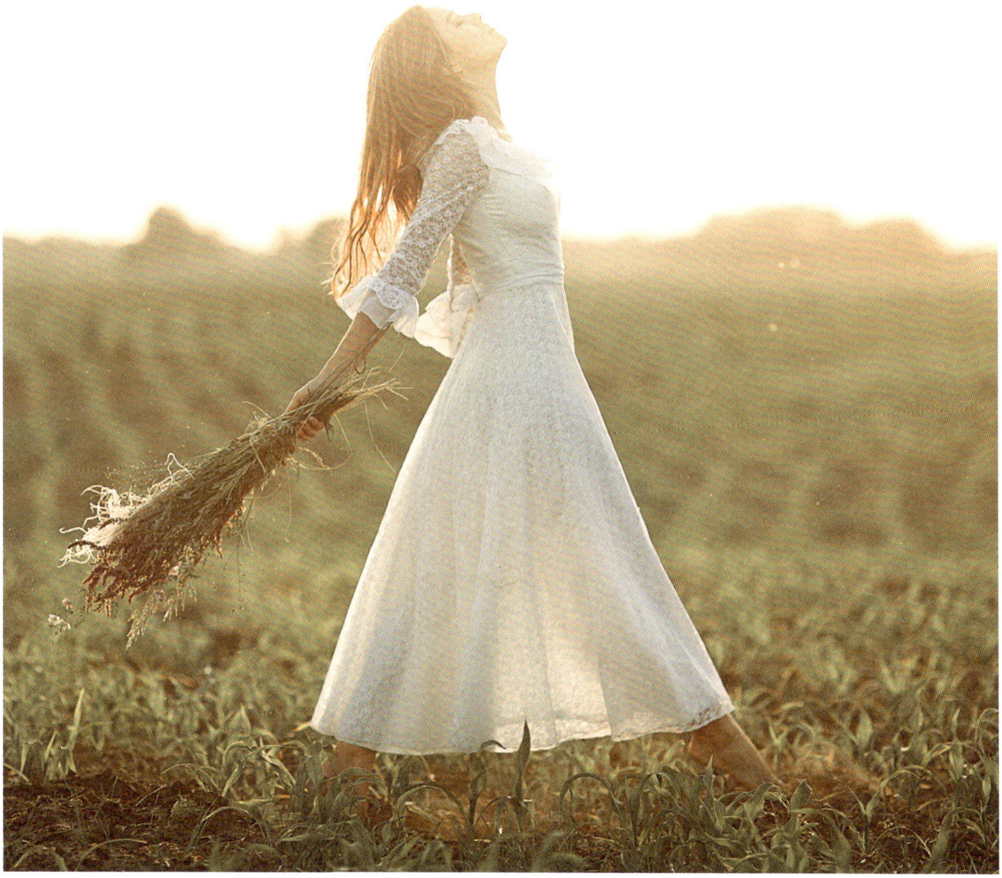

Das im Gedicht beschriebene Sich-fallen-Lassen bedeutet Annehmen. Sich in das Gefühl oder die Situation hineinfallen zu lassen, bedeutet, sich dem ganz hinzugeben. Allen Widerstand loszulassen. Denn nur so kann Freiheit entstehen. So ist das bewusste Leben ein Kreislauf des Annehmens, des Genießens, des Beobachtens, des Seins. Immer wieder. So, wie die Jahreszeiten sich dem Fluss des Lebens hingeben. Darum geht es doch, oder?

Der Baum wehrt sich nicht, wenn ihm im Herbst seine Blätter abfallen. Denn er weiß, es ist nur eine Phase. Er weiß, es ist die Natur. Er weiß es nicht nur, er gibt sich hin. Vielleicht sollten wir uns ein Beispiel an der Natur nehmen. Wie die Wellen des Meeres durchs Leben gleiten. Das können wir, wenn wir mit uns, unserer Intuition, unserer Kreativität, unserem weiten, freien Bewusstsein verbunden sind. Denn dann ist keine Angst da, sondern inneres Wissen. Dann entsteht ein inneres Gleichgewicht, und die Seele führt uns. Weil wir sie lassen. Harmonie entsteht in uns. Und wenn wir diese innere Harmonie, Soulfulness, leben, spiegelt sich diese auch in unserem Umfeld wider. Wir erleben dann Harmonie um uns herum. Und das ist es doch, wonach wir uns sehnen.

»Wer in Harmonie mit sich selbst lebt,
lebt in Harmonie mit dem Universum.«
Marcus Aurelius

Erinnere dich, wer du bist

Vor einiger Zeit habe ich meine wichtigsten Lektionen aus den vergangenen Jahren notiert. Erfahrungen und Werte, die ich einmal meinen Kindern mit auf ihren Weg geben will, die ich auch mit dir teilen möchte und die die Erkenntnisse aus diesem Buch noch einmal zusammenfassen:

- Alles, was du dir wünschst, ist möglich. Vertraue deinen inneren Bildern. Lasse dich von deiner Intuition leiten, und folge der Freude.
- Alles, was du suchst und brauchst, ist in dir. Schaue öfter in dein Inneres.
- Du bist viel stärker, als du denkst. Manchmal zeigt uns das Leben erst durch schwierige Situationen, was wir alles schaffen können.
- Der Weg zum Glücklichsein ist der Weg in dein Herz. Denn hier bist du verbunden mit deinem Licht, deiner Liebe und deinem grenzenlosen Potenzial.
- Lebe dein Leben nach deinen eigenen Regeln und Werten, denn niemand ist wie du. Niemand muss dich verstehen. Du bist der Boss in deinem Leben.
- Widerstand hält fest, Annahme lässt los.
- Entscheide dich immer wieder für die Liebe. Denn sie ist die größte Kraft und das, was wir alle brauchen und was diese Welt braucht.
- Du bist mit allem verbunden, bist nie allein. Du bist ein wichtiger Teil dieses Universums, das dich und dein Licht, deine Liebe und Freude braucht.
- Auf deine Intuition kannst du immer vertrauen. Sie ist die Stimme deiner Seele, die nur das Beste für dich will.
- Werde innerlich ruhig, um den Moment wirklich wahrzunehmen. Denn dieser Moment ist dein Leben.
- Mache dir nichts vor, laufe vor deinen Gefühlen nicht weg, sei lieber ehrlich zu dir selbst.
- Erinnere dich immer wieder, dass du mehr bist und zu mehr hier bist, als du denkst, siehst, tust oder fühlst. Viel mehr …

Ist es nicht wundervoll, wie viel wir in diesem Leben ausprobieren und lernen dürfen als Seele? Der Weg zurück zu uns, zu der Liebe in uns, zu der Liebe, die wir sind, ist manchmal nicht einfach. Es gibt tiefe Täler, und vielleicht denken wir, wir würden fallen. Aber genau dieses Fallen zeigt uns, dass wir immer wieder aufgefangen, getragen werden.

Alles, was wir erleben, will uns zeigen: Schaue hin, schaue dich an, tief in dir ist ein wertvoller Schatz. Und tief in dir bist du immer verbunden, eins mit allem.

Du bist hier, um dich zu erinnern. Immer wieder. Um aufzuwachen aus der Illusion, getrennt oder allein zu sein. Du bist hier, um Liebe zu sein und zu geben und aus vollem Herzen zu leben. Du bist hier, um all das zu erfahren, was dich näher zu dir selbst bringt. Wenn du bereit bist, zu erkennen, tiefer zu sehen und deine Ängste anzunehmen. Wenn du nicht mehr wegläufst, dich nicht mehr betäubst, dich nicht mehr verstellst, sondern den Weg zurück zu dir findest.

Das Wichtigste ist, dass du dein Herz öffnest. Denn wenn du das tust, gibst du deiner Liebe Raum. Raum, sich zu entfalten. Raum, zu sein. Wenn du deiner Liebe Raum gibst, lebst du deinen Sinn. Den Grund, aus dem deine Seele auf diese Erde gekommen ist. Denn deine Seele ist Liebe. Und sie ist hier, um dies zu erleben. In allem, was ist. Auch wenn sie in eine Welt geboren wurde, die aus Dualität besteht. Denn sie will ihre Liebe, ihr Sein in genau dieser Dualität erleben. Und sich immer wieder daran erinnern, dass im Grunde nur Liebe wahr ist. Alles andere nur Illusion ist. **Nur Liebe bleibt, wenn alles andere wegfällt.**

Wenn du also deine Spiritualität leben möchtest, lebe deine Liebe. Wenn du deiner Seele Raum geben möchtest, sei diese Liebe. Gib in alles, was du tust, Liebe. Atme Liebe. Ein und aus. Heiße alle Gefühle willkommen, und erlebe sie in deiner Liebe.

Mache alle Erfahrungen, die du in diesem Leben machen musst, um zu wachsen. Aber erinnere dich immer wieder daran, dass die Liebe die größte Macht und größte Kraft in diesem Universum ist. Und auch du diese Kraft in dir trägst. Denn Liebe ist, wer du wirklich bist.

Nachwort

Ich danke dir von Herzen. Es bedeutet mir sehr viel, dass du dieses Buch gelesen hast, weil es aus meiner inneren Wahrheit kommt. Den Ruf, dieses Buch zu schreiben, habe ich schon lange gespürt. Umso dankbarer bin ich nun, dass du es in deinen Händen hältst, und ich würde mir wünschen, dass du es immer wieder einmal hervorholst, wenn du dich an dein wahres Selbst erinnern möchtest.

Aus tiefstem Herzen hoffe ich, dass dir dieses Buch dabei geholfen hat, zu vergessen, wer du sein sollst. All das Sollte, Müsste, Könnte endlich loszulassen und in deinem wahren Selbst anzukommen. In dem, was du wirklich bist. Ich hoffe, dass dieses Buch dir dabei geholfen hat, dich daran zu erinnern, wer du wirklich bist, wer du immer warst und sein wirst. Hinter all den Masken, Geschichten und Identifikationen. Dass du eine endlose, zeitlose, bedingungslose Liebe in dir trägst und diese mit der Welt teilen darfst. Denn die Welt braucht dich und deine innere Wahrheit. Du bist hier, um sie zu leben und auszudrücken. Es ist sicher, deine Liebe zu teilen und damit die Welt zu verbessern, du darfst es dir erlauben.

Ich hoffe, dieses Buch hat dir geholfen, deinen Weg zu finden. Den Weg zu deinem inneren Glück. Den Weg zu deiner inneren Erfüllung. Den Weg zu deiner Seele, deiner Intuition, die dir die Richtung weist und dein Vertrauen in den Sinn deines Lebens bestärkt. Und ich hoffe, dieses Buch wird dir immer wieder helfen, zurückzukommen, ganz gleich, was in deinem Leben geschieht. Zu dir, deinem Weg und deiner wahren Bestimmung, deinem Sinn. Und dich ermutigen, auf deine Weise auch andere daran zu erinnern, wie unendlich wichtig und wertvoll sie für diese Welt sind.

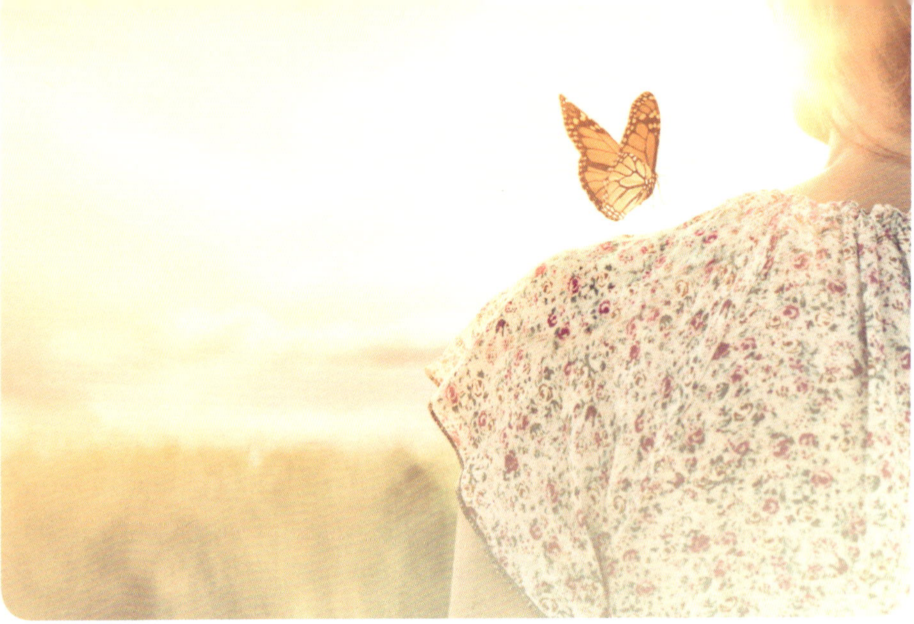

Wenn du deine Reise gern vertiefen möchtest, möchte ich dir meinen zum Buch gehörenden Online-Kurs ans Herz legen. In diesem Kurs erlebst du tiefe Coachingprozesse und Meditationen, die das Gelesene vertiefen und erweitern. Denn manchmal brauchen wir Unterstützung, damit diese inneren Prozesse auch wirklich wirken können. Alle Informationen zum Kurs findest du unter www.alexandramolina.de.

Ich freue mich sehr, wenn wir in Kontakt bleiben. Schaue gern auf meinem Instagram-Profil @alexandramolina1 vorbei, oder informiere dich auf meiner Website über alle aktuellen Projekte, Kurse und Veranstaltungen.

Lasse uns gemeinsam diese Welt verschönern. Lasse uns jetzt bei uns selbst beginnen, Liebe leben und teilen. Denn sie ist die stärkste Kraft, die es gibt.

Nur Liebe für dich, deine Alexandra

Danksagung

Danke an den Schirner Verlag, besonders an Heidi und Markus Schirner sowie meine Lektorin Kerstin Noack-Zakel für eure Unterstützung und euer Vertrauen.

Danke an meinen geliebten Mann Joaquin, der mich auch bei diesem Buch unterstützt, beraten und kritisch hinterfragt hat.
Und an meinen Mio, mein größtes Geschenk. Du bist mir immer ein wertvoller Spiegel.

Danke an meine Ausbilder Brandon Bays und Ulrich Dehner, durch die ich so viel lernen und wachsen durfte.

Danke an meine Freundin und Mentorin Yvonne Hertach, die mich immer wieder unterstützt und auf meinem Weg begleitet hat.

Und von Herzen danke an Stefanie Mannheim für das Mitfiebern, Unterstützen und Mitfreuen.

Und an alle anderen, mit denen ich in diesem Leben wachsen, lernen und mich erinnern darf. Ohne euch alle wäre dieses Buch nicht so, wie es jetzt ist.

Literaturverzeichnis

Bays, Brandon: The Journey – Der Highway zur Seele. Technik zur Heilung von Körper und Seele. WunderbarMedia, 2020

Cameron, Julia: Der Weg des Künstlers – Ein spiritueller Pfad zur Aktivierung unserer Kreativität. Knaur MensSana, 2019

Choquette, Sonia: Deine heimlichen Helfer – Das Geheimnis der inneren Stimmen. Allegria, 2009

Maitri, Sandra: Neun Porträts der Seele – die spirituelle Dimension des Enneagramms. J. Kamphausen, 2018

Mohr, Bärbel: Bestellungen beim Universum – Ein Handbuch zur Wunscherfüllung. Silberschnur, 2016

Landwehr Engle, Debra: Sieben kleine Worte – Das einzige Gebet, das Sie wirklich brauchen. Heyne, 2015

Murphy, Dr. Joseph: Die Macht des Unterbewusstseins. Ariston, 2016

Nidiaye, Safi: Wieder fühlen lernen – Wie wir uns selbst und die Welt heilen können. Heyne, 2014

Riso, Don Richard; Hudson, Russ: Die Weisheit des Enneagramms – Entdecken Sie Ihren inneren Reichtum. Goldmann, 2000

Schucman, Dr. Helen: Ein Kurs in Wundern, Textbuch, Übungsbuch, Handbuch für Lehrer. Greuthof, 2004

Sha, Dr. Zhi Gang: Seelenweisheit – Kostbarkeiten zur Transformation deines Lebens. Koha, 2009

Sha, Dr. Zhi Gang: Seele Geist Körper Medizin – Anleitung zur Selbstheilung durch Seelenkraft. Koha, 2014

Stahl, Stefanie: Das Kind in dir muss Heimat finden – Der Schlüssel zur Lösung (fast) aller Probleme. Kailash, 2015

Tolle, Eckhart: Eine neue Erde – Bewusstseinssprung anstelle von Selbstzerstörung. Arkana, 2015

Über die Autorin

Alexandra Molina, 1980 in München geboren, lebt mit ihrer Familie in Krefeld am Niederrhein. Nach erfolgreichen Jahren in verschiedenen Funktionen im Personalwesen, zuletzt in einem internationalen Konzern, widmete sich die BWLerin ihrer eigentlichen Leidenschaft: der Psychologie, Persönlichkeitsentwicklung und Spiritualität. Sie machte Ausbildungen zum Personal und Business-Coach, Journey Practitioner nach Brandon Bays sowie Kinder- und Jugendcoach. Seitdem unterstützt sie Frauen dabei, sich wieder mit deren Intuition zu verbinden, Vertrauen aufzubauen, innere Freiheit zu erlangen sowie deren Seelenaufgabe zu finden und zu leben. Ihr erstes Buch »Mehr leben, mehr lieben mehr lachen« erschien 2020 im Schirner Verlag.

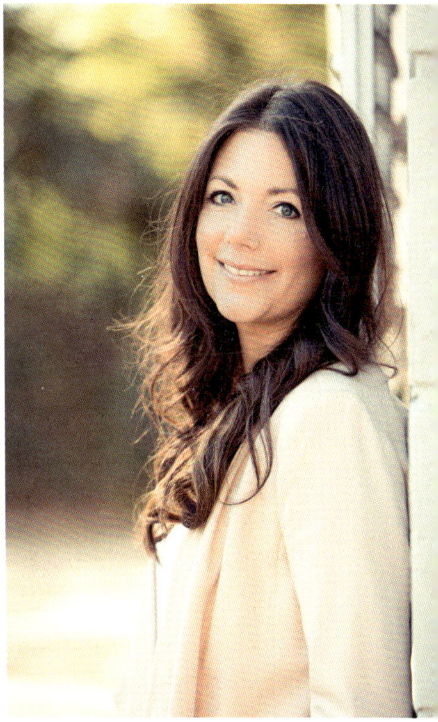

www.alexandramolina.de

»Mehr leben, mehr lieben, mehr lachen« –

unser neues Glücksmantra für ein entspanntes und erfülltes Leben

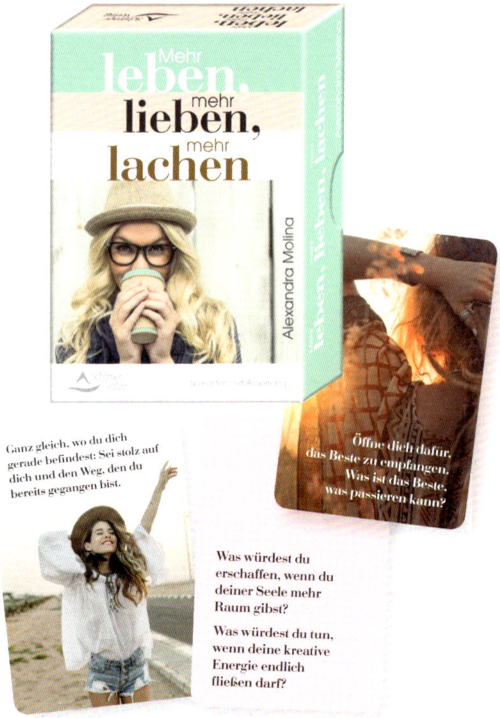

Alexandra Molina
Kartenset: Mehr leben, mehr lieben, mehr lachen
50 Karten mit Anleitung
ISBN 978-3-8434-9152-5

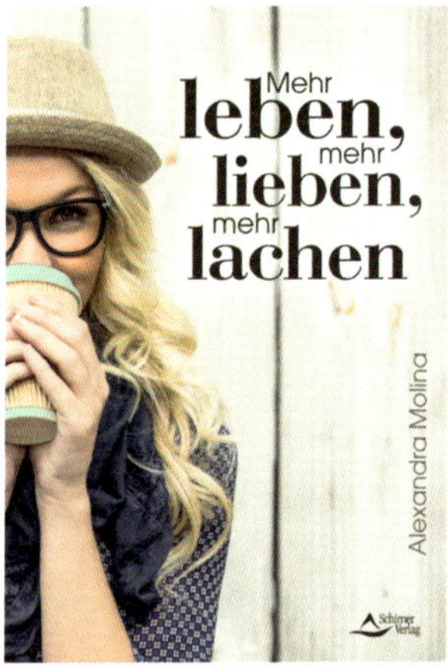

Alexandra Molina
Buch: Mehr leben, mehr lieben, mehr lachen
144 Seiten
ISBN 978-3-8434-1445-6

Zum Glücklichsein braucht es gar nicht viel: Einen Moment der Besinnung, ein paar liebevolle und aufmunternde Worte, und schon können wir uns selbst wieder besser spüren und die wundervollen Momente des Lebens genießen. Das Buch stärkt mit inspirierenden Impulsen, Gedichten und Achtsamkeitsübungen das Gefühl von Leichtigkeit und Selbstliebe in uns – es ist Balsam für die Seele und Kraftnahrung für den Geist.

Die Karten erinnern uns daran, wie stark, frei und unendlich wertvoll wir sind. Die inspirierenden Weisheiten und liebevollen Gedanken zeigen uns den Weg zu mehr Achtsamkeit und Selbstliebe. Im Alltag schenken sie uns kleine Auszeiten für die Seele und erinnern an die wirklich wichtigen Dinge. Verbringen wir mehr Zeit damit, die wundervollen Momente des Lebens zu entdecken und in vollen Zügen zu genießen!

Schirner Verlag

Bildnachweis

Bilder von der Bilddatenbank www.shutterstock.com:

Schmuckelemente:
Ornament Gedichte: #1269879577 (© Tartila); Pfeile: #412568428 (© Nikolaeva); Ornamente auf Rosa: #92278453 (© blue67design); Rosa Aquarell: #626116226 (© chyworks); Fläche Tipps: #92978041 (© soosh); Fläche Coachingbeispiele: #225509881 (© alanadesign); Kreis Kapitel und Gedichte: #475212322 (© Olga_C)

Weitere Bilder:
S. 6: #151127717 (© Jan Nechvile), S. 8: #268830206 (© Anton Watman), S. 11: #518506141 (© Katiekk), S. 17: #650498689 (© graphbottles), S. 20: #127447856 (© stef brown), S. 22: #690012241 (© Jacob_09), S. 25: #1816890017 (© yay.design), S. 27: #258650342 (© KieferPix), S. 29: #477370573 (© Maria Markevich), S. 31: #1291081144 (© Masson), S. 37: #217599499 (© aslysun), S. 41: #704710573 (© Milos Batinic), S. 45: #183256475 (© Galyna Andrushko), S. 47: #1909132315 (© MaryShutterstock), S. 47: #1092799319 (© Svetlana Iakusheva), S. 48: #284113427 (© AstroStar), S. 51: #127447856 (© stef brown), S. 58: #1664650972 (© Juergen Bauer Pictures), S. 66: #1829695424 (© Alena Ozerova), S. 72: #731401186 (© noicherrybeans), S. 76 #248940832 (© Ivan Kruk), S. 87: #1729048510 (© Evgenii Emelianov), S. 98: #709654909 (© Stanislaw Mikulski), S. 101: #1822482785 (© Yanya), S. 114: #1379139965 (© Nikki Zalewski), S. 121 #532318585 (© erkaly), S. 131: #141978301 (© nature photos), S. 134: #1144918274 (© BLACK-WHITEPAILYN), S. 139: #92746549 (© Petar Paunchev), S. 142: #500948017 (© Alena Ozerova), S. 151: #186721406 (© Grisha Bruev), S. 156: #786269569 (© LedyX), S. 157: #211315735 (© tomertu), S. 159: #1199640196 (© Reephotoeasy), S. 159: #149888912 (© Dark Moon Pictures), S. 175: #1379139965 (© Nikki Zalewski), S. 185: #731401186 (© noicherrybeans), S. 187: #697178665 (© Grekov's), S. 200: #549094105 (© LedyX), S. 213: #656575099 (© Stasia04), S. 218: #1095091028 (© Cristina Conti)

Danke für deine REZENSION

– Gemeinsam sind wir mehr –

Liebe Leserin, lieber Leser,

von Herzen danken wir dir, dass du dieses Buch in den Händen hältst und es bis zum Ende gelesen hast. Das bedeutet uns, dem Schirner Verlag und seinen Autoren, sehr viel. Aus voller Überzeugung und mit Hingabe widmen wir uns seit vielen Jahren Themen, die unser aller Lebensqualität und Bewusstwerdung dienlich sind, und hoffen, einen Beitrag für eine lichtvollere Welt leisten zu können. Wenn dir unsere Arbeit gefällt, möchten wir dich bitten, dir einige Minuten Zeit zu nehmen, um dieses Buch zu rezensieren. Warum? Die meisten Menschen lesen Rezensionen, bevor sie ein Buch kaufen, da sie hierdurch einen Eindruck bekommen, ob und wie der Inhalt des Buches den Leser erreicht hat. Eine kurze Rezension ist dabei ebenso hilfreich wie eine lange, sehr ausführliche. Um es auf den Punkt zu bringen:

Eine Rezension ist heutzutage die beste Werbung für ein Autorenwerk!

Wenn du den Schirner Verlag und seine Autoren neben dem Buchkauf auch anderweitig unterstützen willst, dann bitten wir dich: Schreibe für jedes Werk eine Rezension – vielleicht als persönliche Leseempfehlung für die Buchhandlung in deiner Nähe oder online, z. B. beim Schirner Verlag. Das wäre nicht nur eine Wertschätzung für die Autoren, sondern kann dazu beitragen, dass die Verkaufszahlen steigen und der Schirner Verlag auch in herausfordernden Zeiten Bestand hat.

WIE SCHREIBT MAN EINE REZENSION?

Grundsätzlich sollte eine Rezension aus der eigenen, subjektiven Sicht geschrieben werden, da es sich um eine persönliche Meinung handelt. Du kannst in zwei Sätzen deine Gefühle zu dem Buch äußern oder eine längere Rezension verfassen. Falls du nicht weißt, wie du beginnen sollst, hier ein paar Anregungen:

- War das Buch leicht verständlich geschrieben? Wie hat dir die Sprache gefallen? Wie war die Aufteilung zu den verschiedenen Themen?
- War es unterhaltsam? War es deiner Meinung nach mit Herzblut und Liebe geschrieben? Wie hat es auf dich gewirkt?
- Hat es dein Herz berührt? Konntest du dich wiederfinden?
- War es tief greifend genug? Hast du viel Neues gelernt?
- Hat es gehalten, was der Titel und die Buchbeschreibung versprochen haben? Hat es deine Erwartungen erfüllt?
- Was macht das Buch besonders? Warum sticht es heraus im Vergleich zu anderen Büchern, die ein ähnliches Thema behandeln?
- Würdest du das Buch weiterempfehlen oder verschenken?

Dankeschön

lesen, fliegen, landen
Schirner Verlag